人間栄養と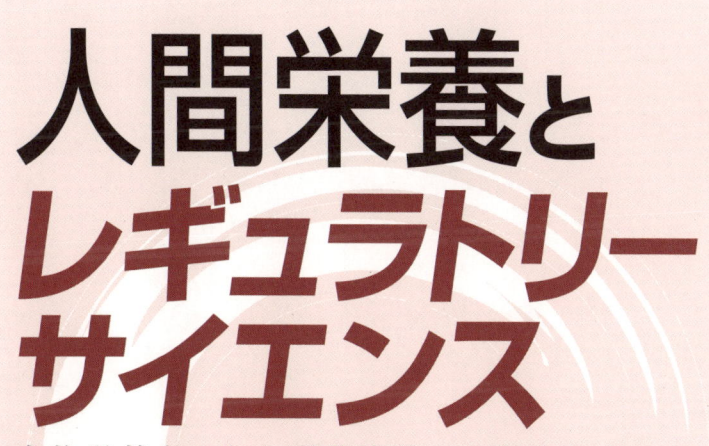レギュラトリーサイエンス

食物栄養学から人間栄養学への転換を求めて

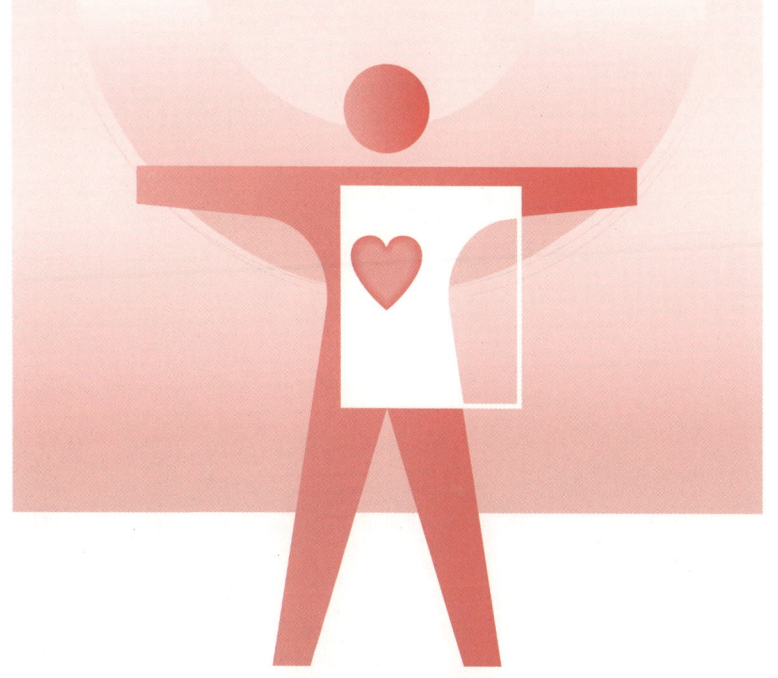

東京大学名誉教授
細谷 憲政

第一出版

はじめに──栄養の実際活動は「評価科学」そのものである

●近代日本栄養学のパラダイムと「人間栄養」の起点

　「油断大敵」といえば、〈油断は物事の失敗の原因となる大敵である〉ということです。昨今はこの言葉から"原油価格の高騰と世情の混乱"を思い合わせる人が多いかもしれません。しかし、「油断大敵」の語源は、"油断ち（あぶらたち）"であり、これは「油を摂らないと大変な事態になる」という意味が含まれています。

　弥生時代からの長い農耕社会で形成された日本人の食生活は、歴史的にも環境的にも、また生産物の市場としても、油脂資源に極めて乏しい側面がありました。肉食の食習慣がなかったこともあり、日本人は油脂摂取の不足した伝統的食生活に甘んじてきた背景があるからです。

　そのため2000年もの歴史的経過にわたり、日本人は小柄で貧弱な体格を持ち、「栄養素の欠乏症」に悩まされてきたといって過言ではありません。とくに第二次世界大戦から戦後の社会にかけては、物質の不足・欠乏が日常化して国民の食生活は窮乏し、魚や肉などからの脂質摂取は困難を極めました。その点では、まさに国民生活は「油断大敵」といってよい危機的状況に瀕していたのです。

　こうした状態を根本から覆し、改善したのは占領下におけるアメリカの栄養政策です。当時、アメリカは自国の経済擁護の立場から、日本の経済的復興を支援し、食糧の援助並びに栄養指導によって日本人のたんぱく質摂取の増大、油脂類摂取の増大を企図しました。このことは、日本人の食生活における栄養の質の変化を推進し、牛肉類並びに油脂資源などのアメリカからの輸入増大をもたらしていきます。日米間の協調はその後もさらに進展し、1955（昭和30）年から始まる55年体制（自民・社会の二大政党による経済・社会・外交・文化の全般に広がる戦後日本の体制）の布石となっていきます。

　これらの食糧施策によって日本人の栄養状態は大きく改善され、栄養素欠乏症、栄養素の欠乏に関連する結核などの感染症は世界でも例を見ない短期間（10年以内）のうちに解消していきます。こうした展開がなぜ可能になったのか？　それは従来からあった「食品、食糧」の観点に止まることなく、さらに「栄養の人体影響まで」を視野に入れた新しい栄養施策によって成し遂げられた成果ともいえるのです。

　栄養・食生活の課題の取り組みは、明治維新以後、私たちの摂取している食事は十分かどうかの栄養摂取の検討から始まり、それ以降約150年近くの間"food and nutrition 食品（食べ物）と栄養"の課題として取り組まれてきました。しかし、日本の近代工業

社会が成熟期を迎え、「55年体制」による高度成長期が終焉するとともに、「栄養素の欠乏症の問題」が解消し、それと入れ代わるように「栄養素の過剰の問題」が浮上してきました。国民の生活は、そうした栄養状態の変化に起因して、「肥満症、高血圧症、糖尿病、脂質異常症」等の生活習慣病や、メタボリックシンドロームなどの新たな健康障害の危機に直面することとなりました。「油断大敵」はここにおいて、「油断最適」といった事態に180度転換し、従来からの栄養学の基軸となっていた"食物・栄養"は、食物に応じた比喩を用いれば、その「賞味期限を終了」したといってよいのです。そして、新しい時代の健康障害の危機と向き合うために、栄養の人間的側面を評価・検討する"人間栄養　human nutrition"の視点が必要とされることとなりました。

　日本においては、最初の取り組みが"食物・栄養"であったため、食べ物（農系）と人体側面（医系）とに区分けされ、縦割りのまま、学術・研究、教育、行政、政治・経済、社会・文化に至るまで、すべての分野が個別に進展してきたという過程があります。日本の近代社会の大きな特徴であるこの「縦割り制度」は、産業社会を形成するための国家的緊急措置体制でもありましたが、しかし、その一方ではさまざまな取り組みや問題意識、あるいは実施方法といったものが別々に分散し、互いに補完し合わないまま、今日に至っているという側面があります。

　たとえば農系の人たちは「食の科学」や「食文化」が重要であると提唱し、医系の人たちは栄養問題に一向に関心を示さず、相互に乖離し、連携と協調性を希薄にしている現状があるわけです。わが国の栄養問題の取り組みは、「欠乏の時代」は終焉した後でも、「食べ物系（農系）」と「人体側面系（医系）」の研究対象に二分され、両者が別々の方法によって学術・研究、教育、行政、政治・経済、社会・文化という側面に関与し、互いに折り合うことなく進展を重ねているわけです。本来は「人と食」として不可分の関係にあるものが縦割りに「一刀両断」されてしまったわけです。そうした学問や行政の取り組みの流れが、現在の日本の社会に尾を引いていて、私たちの思考や発想や判断の仕方のパラダイムをつくっているといっても過言ではないでしょう。

　「人と食」は本来、別々に語るものではありません。それは、相関し、影響し合い、危険を回避し、補完される統合であり、全体として検討されるべきものです。日本の場合は欠乏を解消して、約半世紀になるにもかかわらず、「食物・栄養」のパラダイムを抜け出せず、「総合調整」へのアプローチは足踏みをしたまま、拡散していっている状況があります。

　こうした意味において、一つの総合として人と食の全体を見渡そうとする視点が「人間栄養」という言葉です。これまた、大変抽象的な語感を持った日本語かもしれません

が、文字どおりのものとして解釈していただいて結構です。人と食物、欠乏と過剰、"農系"と"医系"など問題を個々に抱え、別々に進展し、拡散したものの百年の歳月を経た邂逅と集成が〈人間栄養〉という言葉には込められているからです。

●レギュラトリーサイエンス──科学的根拠に基づいた実際活動

こうした日本の特異な歴史性を離れて、〈栄養・食生活〉という課題は、国際的にはどのように考えられているのでしょうか。この点はわが国の個々に散らばった様相とは異なり、一体化したものとして全体を考え、「批判・協調・連携」するという試みが意欲的に行われてきています。

アメリカ、イギリスなどでは、医系の人たちよりもむしろ栄養を専門領域とする専門職の人たちや非医系の学術研究者（PhDの人たち）などによって、この課題は取り上げられ、豊かな成果をあげています。

国際的な取り組みを行う最先端として位置づけられるアメリカでは、混乱してきた従来からの用語を整理し、統一し、その上で「栄養管理の手順 nutrition care process, NCP」を作成しています（1996年）。

また、これを科学的根拠に基づいた栄養の実際活動として標準化し、第14回国際栄養士会議（14th ICD, Chicago, 2004）に提出して国際的に標準化していくことを提案しています。

これは、だれにでも理解され、検証され、共有され、評価された成果が「標準化」として整理され、さらにまた国際的な批判と理解と連携を得ることで、客観的な評価方法を確立し、共有し、実施していこうという試みであるといってよいでしょう。

現在、国際的には、科学、科学技術等については人間影響と社会に対する問題を考えないものは必要がないとする見方が主流となっています。「人間影響」とは、健康の問題ですが、私は栄養学を専攻しているので、健康な状態は栄養のよい状態であると見なしています。人間が健康に生存していく生活とその環境を整えていくことが、現在、学術・研究の重要課題となっています。

ところで学術・研究には大別して、基礎（純粋）科学と応用科学とがあるといわれてきました。基礎科学は実験研究室などを中心として科学の基礎的分野が研究され、新知見、独創性のある成果 originality が求められてきました。応用科学は、私たちの生活や環境改善に関連する新技術や新材料、新製品などを生み出すことを目的としてきました。

これに対して、私たちが実施していく栄養の実際活動においては、栄養に関連する基礎科学や応用科学が直接的に活用されているわけではありません。

したがって、栄養に関連する学術資料を収集し、検討して（学術論争）、できるだけ正統性のある科学的根拠を獲得することにしています。これに基づいて「予測」を立てて、栄養の実際活動において十分な効果が得られるかどうか、また国民、生活者のためになっていくかどうかを評価・検討し（評価論争）、その上で公的機関等における立案・策定者decision maker 等によって調整 regulation され、施策や指針等の策定が行われています。

　しかしながらこれらの施策は、一定の期間を経過すると、生活環境や生活条件の変化などによって再調整することが必要になっています。それゆえ、栄養の実際活動は上手くいって当たり前ということになり、効果があげられない場合は実際活動を担当する専門職の人たちの能力が問題になってきます。また倫理の問題も起こってきます。さらには、これらの策定などに関係した人たちの倫理問題も問われることになってきます。

　こうした栄養の実際活動の進め方においては、経口摂取する食事、食生活の場合には食べ物、食品の安全性と人体側面から見た有効性の問題について、社会的正統性 legitimacy が得られるかどうかが問題となり、主要なリスクを監視し、調整する役割を持った視点の導入が必要になります。

　そのためにどのような方向づけが好ましいかという根拠と結論を導き出すことを目的とした科学が必要となってきますが、このような目的の科学は、既存の科学にはなかったものです。内山充（現・薬剤師認定制度認証機構代表理事、前・国立衛生試験所長）は、これをレギュラトリーサイエンス regulatory science と名付けることにしました（1987（昭和62）年）。

●科学の所産を人間との調和の上で望ましい形として調整する

　内山充によれば、「レギュラトリーサイエンス」には、規制政策に科学的根拠を与える「行政科学」の側面と、既存の基礎科学や応用科学とは異なる「評価科学」の２つの側面があるとされています。

　内山はさらに、「レギュラトリーサイエンス」は有史以来、人間の文明を切り開き、築き上げてきた科学の所産を人間との調和の上で最も望ましい形として調整regulateし、方向づけていくための科学であり、健康や環境（生活の条件など）に対する有害性を予測し、防止する（評価する）ことを目的とした科学であるとしています。

　内山の提唱した「行政科学」の側面は、現在では「公共政策 public policy」と呼ばれています。こうした科学における新しい方向と展開に沿って考えてみると、「栄養の実際活動に関連した科学」は、「評価科学」そのものであることに気づくでしょう。この場合、

栄養に対する人間の体を科学的所産に対する社会の実態としてとらえてみれば、よりわかりやすくなると思います。

国民・生活者の健康を保持・増進し、さまざまな障害から回避するには、栄養素の欠乏症を引き起こすリスク（危険要因）を除去し、過剰の状態（肥満、高血圧など）を誘発するような生活習慣病などのリスクを低減・除去していくことが重要です。

それは、言い換えれば、科学的根拠に基づいた客観的評価で私たちの身体を検討し、「リスク評価」を行って管理・調整していくことです。要するに、「人間栄養―栄養の実際活動」は「評価科学」の発想と手法によって、「評価科学」そのものとして行われるべきものと考えられるのです。

人間は一つの生命体ともいえる数多くの細胞から成り立っています。多くの国民が構成している一つの集合体としての国、県、政令市のようなものと考えてもよいでしょう。住民が明るく楽しく生きていくためには、生活物資の流れにともなう経済・社会の問題も必要ですが、保健・福祉に関連する政治・文化の課題等も重要になってきます。栄養の課題というと、すぐさま食品、食べ物を取り上げて、献立・調理に取り組み、そこで完了し、終止符が打たれ、済まされてきました。これは栄養への取り組みを生活の一つの手段として「モノ」に限定してきたためでしょう。さらに視点を拡大して、流通・分配・利用が円滑に行われ社会的影響が好転するように配慮されると、見方がかわり、生活者の健康や福祉の課題までが注目されるようになってきます。

新しい栄養の取り組みとしての栄養の実際活動と「評価科学」との出合いは、このようなトータルな展望において、個々の分担と相互の流通を調整し、機能性と効率化を高めていくことになります。

こうした全体的な予測・調整を「人間栄養学とレギュラトリーサイエンス」、すなわち、人間を中心とした新しい栄養への取り組みと呼ぶことができます。

端的にいえば、「人間栄養とは、栄養管理である」ということができるはずです。実際活動に即していうならば、具体的には、対象となる人の栄養状態を評価し、栄養診断して、その人の病状に見合って適切な栄養補給（経口栄養・経腸栄養・経静脈栄養）を実施していくことでしょう。日本でもそうした一連の作業は、医師をはじめとして管理栄養士・栄養士、また、保健・医療・福祉の領域に関与する専門職の人たちの取り組むべき課題とされています。

栄養指導や栄養補給に必要とする手立て、つまり食事摂取基準、食品成分表、また各種の指針等は、国レベル、あるいは公的機関等で調整されています。これを用いて機能していく専門職の人間（管理栄養士・栄養士など）は、こうした評価科学によって成果

をあげるように検討されています。

　そのため、適切な評価・検討が行われ、正しく調整するためには、専門家によるシステム分析が必要となり、できうるかぎり多くの資料を収集して検討し、予測を立てて評価するとともに、十分な科学論争、学術論争、評価論争によって多面的に対象をとらえ直し、その結果に基づいて意志決定者が政策にしたがって調整していくことが求められます。

　さらにいえば、こうした一連の評価・検討は、専門家と称する人たちだけではなく、消費者、住民など、一般の生活者も参加した多数の視点から相互に批判・影響・発展を積み重ねていくプロセスが検証可能なものとして必要となってきます。

　レギュラトリーサイエンスによる検証・成果は、国民、生活者のためになっているかどうか、という評価も必要になりますが、よりよい結果や効率性が見られない場合には再調整が必要となってきます。そのためには広く多面的に検討し評価するところから、それを受け入れる住民、生活者の参加が大きな意味を持ってくるわけです。

　本書はこのような〈人間栄養学の実際と方法〉について、できるだけ具体的にまた実行しやすいように、その道筋を整理して示した新しい栄養学の入門書です。さまざまな分野の人たちによる検討と評価、連携と参加が結集する「レギュラトリーサイエンス」の方法と可能性が本書によって広く理解され、より多くの現場活動に役立っていくことを期待しております。また、一般の人たちが、本書の内容を一般教養として受け入れ、日常の生活活動の新しい原動力として活用し、健康で、明るく、楽しく送っていただければ著者として望外の喜びです。

　本書の作成にあたっては第一出版㈱の編集担当の石川秀次氏、㈱メディットの伊藤広実氏に資料整理等のご協力をいただき感謝する次第です。また出版にあたっては第一出版㈱の安斎正郷社長並びに栗田茂取締役に一方ならぬお世話になり深謝しております。

2010年　早春の日に

著　者

目 次 ─── 人間栄養とレギュラトリーサイエンス

はじめに

I 新しい「栄養学」へのアプローチ

1-1 欠乏症の時代と食物・栄養の課題 ─── 2
- 1-1-1 "脚気論争"に始まるわが国の「栄養学事始」 ─── 2
- 1-1-2 低栄養と欠乏症、「油断大敵」の日本の近代社会 ─── 4
- 1-1-3 ヨーロッパ全土を震撼させた「欠乏症」の時代 ─── 5
- 1-1-4 抗脚気因子の発見とビタミンB_1、B_2の命名 ─── 6
- 1-1-5 「食事の違い」で「壊血病」を防ぐことができた… ─── 7
- 1-1-6 「少な過ぎたら」欠乏症、「多過ぎれば」健康障害を招く ─── 8

1-2 新しい栄養学の進展、「人間栄養」の始まり ─── 10
- 1-2-1 欠乏症の解消を迎えた戦後の日本社会 ─── 10
- 1-2-2 人間を中心とした栄養学の体系化に向けて ─── 11

II 日本の現代社会と栄養対策の歩み

2-1 栄養学への歴史的視点と健康づくり対策 ─── 16
- 2-1-1 「栄養」を学問として独立させた佐伯矩 ─── 16
- 2-1-2 食事と疾患に関する栄養疫学の登場 ─── 17

2-2 わが国の健康づくり対策の歩み ─── 18
- 2-2-1 日本の国民健康づくり対策の始まり ─── 18
- 2-2-2 生活習慣病予防の指標とメタボリックシンドローム ─── 19

2-3 人間栄養を基盤にした生活習慣病予防 ─── 21
- 2-3-1 集団から個々人の栄養状態の評価、そして食事の提供へ ─── 21
- 2-3-2 国民の間に広く浸透する健康づくりを求めて ─── 22

2-4　人間栄養の起点となるものについて ——— 23
- 2-4-1　戦後社会の栄養学と対策の成り立ちの起点 ——— 23
- 2-4-2　南原繁先生のリアリズム——根拠に基づいた実際活動に向けて ——— 24
- 2-4-3　人間栄養学の体系化と普及に努力 ——— 26
- 2-4-4　アメリカの占領政策と栄養の問題 ——— 27
- 2-4-5　天皇が行う祭儀はお米を中心とした"米教" ——— 28

2-5　日本の栄養計画における4つの時代区分 ——— 29
- 2-5-1　戦後の社会的混乱期と「低栄養時代」 ——— 29
- 2-5-2　栄養学的見地からの食糧供給の時代へ ——— 31
- 2-5-3　健康づくりのための食生活改善へ ——— 33

III 「評価科学」としての栄養学原論を求めて

3-1　食物栄養学から人間栄養学への転換 ——— 34
- 3-1-1　三大栄養素、微量栄養素、非栄養素 ——— 34
- 3-1-2　「食物栄養」から「人間栄養」へ ——— 37
- 3-1-3　国際化と標準化の中での栄養学の再検討が迫られている ——— 38

3-2　レギュラトリーサイエンスの定義と位置づけ ——— 39
- 3-2-1　生活・環境を改善するレギュラトリーサイエンス ——— 39
- 3-2-2　「人間栄養の実際活動」の推進に向けて ——— 41
- 3-2-3　予測の妥当性と評価法の見直し、モニタリングの必要性 ——— 42
- 3-2-4　「評価科学」の視点・方法からのアプローチ ——— 43
- 3-2-5　化学としての"栄養素"と食品成分表の"栄養成分" ——— 46

3-3　機能性食品・サプリメントをめぐって——— 50
　3-3-1　機能性食品と特定保健用食品——— 50
　3-3-2　成分・経口摂取の（補助）成品（サプリメント）——— 51
　3-3-3　健康に対する影響と効果を評価する食品保健——— 52

IV　危害因子とリスク評価をめぐって

4-1　リスク評価の方法と実際——— 54
　4-1-1　O-157による食中毒とフード・セーフティ——— 54
　4-1-2　危害因子（ハザード）と危険度（リスク）——— 55
　4-1-3　リスク評価——危険度評価について——— 58
　4-1-4　リスク管理とリスク情報交換——— 59

4-2　日本におけるリスク評価について——— 61
　4-2-1　日本の食品の安全性評価——— 61
　4-2-2　栄養の評価・判定とリスク管理——— 62
　4-2-3　「国民健康・栄養調査」——日本独自の栄養調査——— 63
　4-2-4　近年の栄養調査の結果報告と国民の健康状態——— 64

V　人間栄養の評価・判定の実際

5-1　生命の始まりへ向けられた問い——— 68
　5-1-1　「万物の根源」は何から作られているのか？——— 68

5-2　5つの身体構成レベルと栄養パラメーター——— 69

CONTENTS

  5-2-1 人体栄養の評価を可能とした2つの科学的根拠 —— 69
  5-2-2 レベルⅠ（原子）——身体構成と元素 —— 70
  5-2-3 レベルⅡ（分子）——水分＋脂質＋タンパク質＋グリコーゲン＋ミネラル＋その他 —— 72
  5-2-4 人間を構成する成分の割合 —— 74
  5-2-5 レベルⅢ（細胞）——身体構成と細胞 —— 76
  5-2-6 レベルⅣ（組織・器官）——筋肉、脂肪組織、骨、血液 —— 77
  5-2-7 レベルⅤ（個体）——一つの系統立った構造と機能 —— 78

5-3 人体の成分組成と生体内の働き —— 80
  5-3-1 体組成——水分、脂質、タンパク質、無機質 —— 80
  5-3-2 身体構成と人体の栄養状態を理解する —— 82

5-4 栄養学と生化学の違いについて —— 84
  5-4-1 「生化学イコール栄養学」ではないこと —— 84
  5-4-2 栄養・栄養学は、細胞レベル、組織レベル、個体レベルで —— 85
  5-4-3 栄養学の国際的な歴史の流れ——古代の哲学と医学 —— 86
  5-4-4 栄養学の国際的な歴史の流れ——近代生理学の礎 —— 87
  5-4-5 栄養学の国際的な歴史の流れ——「ゲノムの時代」の始まりへ —— 88
  5-4-6 「遺伝子から個体へ」あるいは「分子からヒトへ」 —— 89
  5-4-7 わが国の栄養学への歴史的経過として —— 90

5-5 人体の栄養素と食事の栄養成分 —— 93
  5-5-1 「栄養素」と「栄養成分」は異なるもの —— 93
  5-5-2 人体の栄養成分をめぐって —— 96
  5-5-3 動物はエネルギーの保有形態として何を選んだか？ —— 97
  5-5-4 学術用語のタンパク質と食品成分表のたんぱく質 —— 99
  5-5-5 脂質は、単純脂質と複合脂質と誘導脂質に分かれます —— 103
  5-5-6 飽和脂肪酸と不飽和脂肪酸 —— 105

5-5-7　いわゆる「差し引きによる炭水化物」って？——— 107
5-5-8　人間が1日に必要とする炭水化物は最低でも150g ——— 109
5-5-9　脂溶性ビタミンと水溶性ビタミン ——— 111
5-5-10　多量ミネラルと微量ミネラル ——— 115

VI 食物の消化・吸収と代謝、排泄のプロセス

6-1　食物は消化吸収され、はじめてエネルギーになる ——— 128
　6-1-1　よりよい栄養状態を維持するための第一関門 ——— 128
　6-1-2　「口→食道→胃→小腸→大腸→肛門」まで ——— 129
　6-1-3　消化管内の食物と分泌液の流入、体内への移行 ——— 132

6-2　代謝作用と三大栄養素 ——— 134
　6-2-1　エネルギーや生命の維持に必要な物質に変えられるまで ——— 134
　6-2-2　発酵と腸内細菌 ——— 136
　6-2-3　排便の機構 ——— 137

VII 栄養状態の評価・判定と個別栄養管理

7-1　なぜ、栄養状態を評価・判定するのか？ ——— 140
　7-1-1　その人の病状に見合った個別的栄養状態の管理 ——— 140
　7-1-2　糖尿病の栄養評価と管理 ——— 144

7-2　個別的栄養管理計画の実際とリスク管理 ——— 146

CONTENTS

  7-2-1 栄養ケアマネジメントの目標と過程 —— 146
  7-2-2 評価・判定の対象領域——正常域、移行域、異常域 —— 149

7-3 栄養状態の評価・判定のプロセス —— 151
  7-3-1 栄養状態の評価は客観的データにより総合的に判定 —— 151
  7-3-2 栄養状態の評価から栄養補給の展開へ向けて —— 152

7-4 栄養状態の評価・判定のA・B・C・D —— 155
  7-4-1 身体計測 Anthropometric methods —— 155
  7-4-2 生理・生化学検査 Biophysical and Biochemical methods —— 156
  7-4-3 栄養状態の指標と考え方 —— 157
  7-4-4 臨床診査 Clinical methods —— 158
  7-4-5 食事調査 Dietary methods —— 158

7-5 栄養の質と食事の質の評価 —— 162
  7-5-1 「栄養の質」に関する評価とFAO/WHO合同食品規格計画コーデックス委員会 —— 162
  7-5-2 人間栄養における利用効率 —— 163
  7-5-3 利用効率とガソリンの燃焼比率（燃費） —— 165
  7-5-4 食品の質の評価と人間栄養としての効率性を求めて —— 166
  7-5-5 食品の質の評価 —— 167
  7-5-6 栄養成分の変動範囲と人体栄養の成分値 —— 169
  7-5-7 栄養成分値の単位の比較考察 —— 170
  7-5-8 食品の質のさまざまな変化と人体影響 —— 172

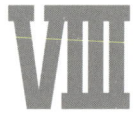 栄養の質の評価と糖尿病の食事療法

 8-1 集団から個人、食品・栄養から人間栄養へ —— 174

8-1-1　「過栄養と個別管理」という栄養学の2つの命題 ——— 174
　　　8-1-2　人間栄養としての利用効率は個人個人で異なる ——— 176

8-2　栄養の質の評価・検討と糖尿病 ——— 179
　　　8-2-1　現在の糖尿病の食事療法 ——— 179
　　　8-2-2　すべての糖尿病患者をカバーする画一した基準はない ——— 180

8-3　グリセミック・インデックスと血糖のコントロール ——— 182
　　　8-3-1　食物繊維の摂取が食後の血糖上昇を抑制する ——— 182
　　　8-3-2　食品の質の評価とGI ——— 183
　　　8-3-3　ＧＩは人体へ投与したときの反応を数量化した値 ——— 186

8-4　糖尿病の栄養ケア計画と目標となるもの ——— 191
　　　8-4-1　摂取エネルギーの算出と安静時エネルギー消費量 ——— 191

8-5　糖尿病予防の栄養ケア計画と個人の参画 ——— 195

IX　生活習慣病の症状・予防と食事療法のポイント

9-1　肥満症の症状・予防と食事のポイント ——— 198

9-2　高血圧症の症状・予防と食事のポイント ——— 200

9-3　脂質異常症の症状・予防と食事のポイント ——— 202

9-4　動脈硬化の症状・予防と食事のポイント ——— 205

9-5　脂肪肝の症状・予防と食事のポイント ——— 208

9-6　胆石症の症状・予防と食事のポイント ——— 210

CONTENTS

9-7 胃・十二指腸潰瘍の症状・予防と食事のポイント ― 211

9-8 腸炎の症状・予防と食事のポイント ― 213

9-9 貧血の症状・予防と食事のポイント ― 214

9-10 骨粗鬆症の症状・予防と食事のポイント ― 215

X レギュラトリーサイエンスと専門職の倫理

10-1 評価科学――科学技術の実践と倫理意識 ― 218
    10-1-1 過剰摂取・食品の安全性とリスク分析の方向性 ― 218
    10-1-2 安全性に関する情報を共有し、システム化すること ― 221
    10-1-3 社会的コンセンサスと倫理面でのルールづくり ― 222

10-2 評価科学の振興と有効性や安全性の評価 ― 223
    10-2-1 包括的な領域の実現と消費者としての国民参加 ― 223
    10-2-2 「機能性食品と特定保健用食品」と倫理の問題 ― 224

10-3 専門職における倫理と課題 ― 226
    10-3-1 栄養の領域における専門職の倫理 ― 226
    10-3-2 専門職の倫理と他職種との連携について ― 227

◎巻末資料／検査の基準値 ― 231
①体重管理 ― 232　②身体計測 ― 233　③筋タンパク質の検査 ― 233　④内臓タンパク質の検査 ― 234　⑤脂質の検査 ― 234　⑥肝機能の検査 ― 235　⑦膵臓・尿酸の検査 ― 238　⑧電解質・ミネラルの検査 ― 238　⑨腎疾患の検査 ― 239　⑩糖尿病の検査 ― 240　⑪貧血系の検査 ― 241　⑫甲状腺の検査 ― 242　⑬炎症・免疫・アレルギーの検査 ― 242　⑭肺疾患の検査 ― 244

◎索引 ― 245

◎著者略歴 ― 252

人間栄養と
レギュラトリー
サイエンス

食物栄養学から人間栄養学への転換を求めて

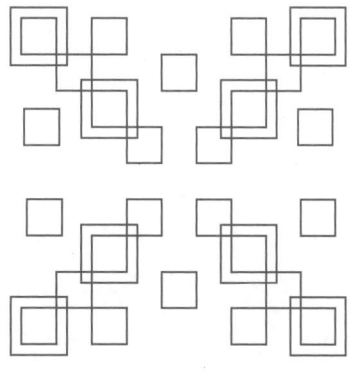

第Ⅰ章 新しい「栄養学」へのアプローチ

1-1 欠乏症の時代と食物・栄養の課題

1-1-1 "脚気論争"に始まるわが国の「栄養学事始」

　人類の歴史は、「食べることの歴史」であり、「栄養素の欠乏との闘いの過程」であったといってよいでしょう。人間はそれぞれの時代、それぞれの国や地域において、栄養素の欠乏との闘いに苦しめられてきました。

　栄養状態の悪化は種々の健康障害を引き起こし、さまざまな疾病のリスクを高めます。自然科学の成立と産業化の時代を迎えた近代栄養学の課題は、そうした栄養素欠乏時代の課題の解決を図るために、口からとり入れる食べ物が、「生きるために十分なものかどうか」という観点から吟味・検討し、整理体系づけることでした。

　わが国における「食物・栄養学の夜明け」は、明治・大正時代の国を挙げての"脚気（かっけ）論争"から始まるともいわれています。

　"脚気"は、**ビタミンB_1欠乏症**によって起こる「多発性神経炎」のことですが、当時の日本の軍隊は全兵員の3〜4割が「脚気」に罹患していたといわれています。脚気論争は一言でいえば、炭水化物過多の"白米食"にこだわった陸軍の森林太郎（森鷗外）（1862〜1922年）と、ビタミンB_1を含む"麦食（パン）"

にこだわった海軍の高木兼寛（1849〜1920年）との兵食改善論争でした。

　ビタミンB_1を多く含む食物には肉類、魚介類、野菜、穀物などがあり、植物性食品では穀類やゴマ、ピーナッツなどの種子類に多く、動物性食品では豚肉に多いのが特徴です。

　ごはんは日本人の主要なB_1摂取源ですが、玄米のB_1含有量を100とすると、胚芽の部分を残して精米した胚芽米は63、7分ずき米は50、精白米は19にすぎません。B_1が欠乏すると、脳への栄養素やエネルギーが不足して不安症状を引き起こします。

　これはB_1が脳と関係のあるビタミンだからです。

　足などの末梢神経の司令塔は脳ですが、その脳を働かせるエネルギー源はブドウ糖で、これを利用するにはビタミンB_1の働きが必要となります。B_1が不足していては、脳にエネルギーが供給されなくなって、末梢神経を働かせることができなくなり、運動能力が低下して足がしびれたり重くなったりします。

　また、体内にも疲労物質がたまり、全身の倦怠感や知覚過敏、心悸亢進、さらには手足のしびれ、歩行障害などをともない、悪化すると心臓肥大、呼吸困難等の循環器不全に陥り、ショック状態を起こす「死に至る病」です。

　白米を食べるようになった18〜19世紀頃から、アジアの各地ではビタミン欠乏症である脚気が流行し始めました。稲作が日本に伝わったのは縄文時代の終わり、紀元前4世紀頃のことですが、この時代には玄米を食べていたため、脚気の症状は広く見られなかったようです。

　日本では江戸中期の頃から、脚気の罹患・流行が始まります。

　当時は貧しい農民たちが麦、粟、ひえなどの雑穀を主食としていたのですが、江戸では白米を主食とする習慣が広まり、これが脚気の流行を招くことになりました。

　江戸に出た農村の若者が白米を主食にして脚気になり、国元に帰ってまた雑穀を主食にすると脚気が治ってしまうということから、脚気は"江戸わずらい"とも呼ばれ、江戸の風土病のように思われていました。

　明治時代に入り、白米を主食とする習慣が広く浸透すると、脚気はさらに蔓

延し、「結核と並ぶ二大国民病」といわれました。当時は年間1万人もの死者を出し続け、1925（大正14）年には、脚気により死者数が3万人近くのピークに達し、深刻化の一途をたどりました。

　脚気論争は、このような社会的事件となった脚気の原因をめぐって、細菌による「感染症説」を主張するドイツ医学派の森林太郎と、「栄養障害説」を主張するイギリス医学派の高木兼寛が激論を交わしたものです。

1-1-2 低栄養と欠乏症、「油断大敵」の日本の近代社会

　脚気による日本海軍の被害は甚だしく、272日間の航海で376名中169名（45％）が罹患し、うち25名が死亡したという記録が残っています。

　1884（明治17）年、海軍軍医・高木兼寛は「白米・野菜主体の日本食からパン・動物性脂肪中心の洋食」へ切り替えて287日間の航海をしました。当時の日本食の一般的献立内容と比べて、パンや肉類、穀物・野菜等を豊富に含む洋食には、より多くビタミンB_1が含まれていたのです。

　その結果、脚気患者の発生を333名中14名（4％）に食い止めることができました。この疫学研究の成果は現在も欧米の栄養学の教科書にしばしば引用されているほど有名です。

　1900年代の前半、すなわち明治、大正期から昭和の第二次世界大戦前の日本人の栄養摂取状態は、およそ糖質83％、脂質3％、たんぱく質14％といわれてきました（重量比）。国民の多くは低栄養状態で、油脂類の摂取が極端に少なく、「油断大敵」といわれるような欠乏症の時代でした。

　女性や子どもたちはやせていて、冬季には極寒と辛い水仕事のために手にはしもやけ、あかぎれができるという暮らし向きが庶民一般の日常の光景でした。現代日本の庶民が抱え持つ「飽食による過栄養」や「生活習慣病の不安」、「ダイエットの苦労」などほど遠いものだったのです。

1-1-3 ヨーロッパ全土を震撼させた「欠乏症」の時代

　ビタミンは「体内で不足するとたちまち欠乏症を引き起こし、健康な生命活動を維持することができなくなる微量栄養素」ですが、脚気、壊血病、ペラグラ、悪性貧血、くる病はビタミンの「五大欠乏症」と呼ばれています。

　最古の医学的記録としては、すでに紀元前5世紀、古代ギリシャの"医聖"と呼ばれたヒポクラテス（紀元前460～377年）が、歯ぐきの出血などの「壊血病」と見られる諸症状の観察を残しています。

　また、中世のヨーロッパでは、天候の異常などにより凶作が発生するたびに、新鮮な野菜や果実が大量に不足し、治療法がわからない「壊血病」の流行が多くの人々を苦しめました。

　人類は、これら種々の欠乏症により、おびただしい生命を奪われ、限りない犠牲を払い続けてきたのです。

　イギリスの衛生学の創始者ジェームズ・リンド（1716～1794年）は、イギリス海軍10万人が壊血病で死者を出した英仏7年戦争（1756～1763年）にふれて、「戦時中、難破、拿捕、飢え、火災、あるいは刀剣で死んだ船員の数は、船員固有の病気や不摂生な風潮による普通の病気に比べれば、ほんのわずかであった」と記録しています。

　ビタミンB_1の欠乏症には、脚気の他に、「ウェルニッケ脳症」というものがあります。脚気は末梢神経系障害として現れるものですが、「ウェルニッケ脳症」は眼球運動障害、運動失調、精神障害などの中枢神経障害をともなうものです。

　これは、欧米に多いアルコール中毒者に見られるビタミンB_1欠乏症であり、アルコール中毒の患者の中には、記憶障害や日付や場所の感覚が失われる見当識の障害、作話などの特殊な精神症状が見出されることから、1887年にこれらの障害は「多発性神経炎神経病」と名づけられています。

1-1-4 抗脚気因子の発見とビタミンB₁、B₂の命名

　1897（明治30）年には、ジャカルタで脚気の研究に取り組んでいたオランダの病理学者エイクマン（1858〜1930年）は、白米で飼育して脚気になったニワトリに米ぬかを与えると症状が改善されることを発見しました。

　1910（明治43）年には、日本の栄養学者である鈴木梅太郎（1874〜1943年）が、その米ぬかから脚気予防因子の結晶を取り出すことに成功し、「オリザニン」と呼称しましたが、この抗脚気因子は、のちにビタミンB₁と命名された物質と同じものです。

COLUMN 1　ナイアシン欠乏症と"ペラグラ"

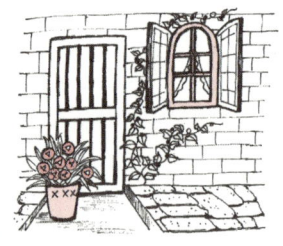

　白米を食べて脚気が蔓延した江戸時代と同じ頃、18世紀のイタリア、南フランス、ポルトガルでは、"ペラグラ"が大流行し、多くの人々を苦しめていました。

　ペラグラは、「荒れた皮膚」を意味するイタリア語で、激しい皮膚炎、慢性の下痢、さらには脳障害から認知症に至る「ナイアシン欠乏症（ニコチン酸欠乏症）」の一つです。

　ペラグラは、1735年にスペインで発症した記録が最も古く、当時は「バラ病」と呼ばれていました。18世紀にはスペイン、イタリアで流行し、19世紀にはヨーロッパ全域で多発しました。

　20世紀初頭に入ると、アメリカ南部ではペラグラが爆発的に流行し、年間20万人に発症、1万人が死亡した記録があります。

　この病気は古くからトウモロコシを多食する地方に多発しました。農民たちはトウモロコシをひいた粉を主食とし、ほかの食物を摂取できない偏った食生活が続けられたためです。

しかし、このときの論文がドイツ語に翻訳される際、「これは新しい栄養素である」という一行が訳出されなかったため、オリザニンは世界的な注目を浴びることはなかったという説があります。そのため、ビタミンB_1の第一発見者としては日本国内で知られるのみとなったともいわれています。

そして、1912年には、ポーランドの生化学者フンク（1884〜1967年）が米ぬかのエキスから鳥類の多発性神経炎（白米病）に有効な成分を取り出し、この物質が生命に必要なアミンであると考えて、「**ビタミン（活性アミン）**」と命名することにしたのです。

この抗脚気因子の結晶は1926年に単離され、その翌年英国医学会において「ビタミンB_1、B_2」という呼び方と化学構造が決定されました。

1-1-5 ｜ 「食事の違い」で「壊血病」を防ぐことができた…

前述したヨーロッパで流行した「**壊血病**」について、もう少しふれておきましょう。15世紀末、中世の終わり頃は、航海術の画期的進歩により、ヨーロッパは大規模な航海時代を迎えますが、その当時船員たちに最も恐れられていたものがこの「壊血病」です。

喜望峰を迂回するインド航路を発見した航海者・探検家のヴァスコ・ダ・ガマ（1469年頃〜1524年）は、航路発見の代償として、乗組員の3分の2を「壊血病」で病死させる決死の航海を行っています。

壊血病にかかるのは、船乗りや都市の住民、長い間戦争を続けている兵士などでしたが、その原因も治療法も手がかりはまったくありませんでした。

1740年には、ジョージ・アンソン提督が率いる英国大艦隊が、ヨーロッパ以外の海洋にも覇権を広げようと4年間にも及ぶ世界周航に乗り出しますが、乗組員の被害は空前絶後で総員1,200名のうち帰国した生存者は145名、戦闘死者4名で、壊血病など病死した船員は実に1,051名でした。

イギリス海軍の軍医であり、海軍病院の医者でもあったジェームズ・リンドは壊血病で死んだ患者が志願兵の下級船員に多く、士官クラスにはわずかであ

ったことに着目し、その差異が「食事の違い」であることに見当をつけます。

　そして、壊血病を発症した12人の船員を2つのグループに分け、一方には通常の食事である乾いたパンと塩漬けの肉、他方には同じ食事の献立とさらにライムやレモンを加えることにしました。

　この実験の結果は歴然としたもので、かんきつ類を摂取した船員グループはみるみるうちに元気を取り戻しました。こうした経緯と成果を逐一明らかにし、「すべての乗組員に果物を！」と提言したのが、1753年に発表された最初のビタミン研究書であるリンドの『壊血病の報告書』です。

　壊血病の医学的根拠が証明されたのは、さらにのちのことです。1907年、アクセル・ホルストとテオドル・フリードリッヒは、モルモットを使って「壊血病」を起こすことに成功し、1920年にはオレンジやレモン果汁の成分の「抗壊血病因子」を**ビタミンC**として命名しました。

　1932年にはアルバート・セントがレモン汁からの分離に成功、化学合成によってもビタミンCが作られることになりました。ビタミンCは、別名「アスコルビン酸」といいますが、これはギリシャ語で「壊血病なし」ということを意味しています。

1-1-6 ｜「少な過ぎたら」欠乏症、「多過ぎれば」健康障害を招く

　「欠乏症の時代」にふれて、脚気などのビタミン欠乏症を見てきましたが、付言しておきますと、ビタミン摂取は、少な過ぎたら欠乏症を招き、多過ぎれば健康障害を招くものです。

　「ビタミンは多くとればよい」というわけではありません。後述しますが、当然そこには過剰摂取による健康障害の問題がかかわってきます。

　また、ビタミンが多く含まれる食べ物を食べたからといって、そのままビタミン摂取になるわけでもありません。調理の仕方では、ビタミンがこわれてしまうことがあります。

　ビタミンB_1やCのように、水によく溶け、また熱によってこわれやすいビタ

ミンは、野菜を切って水にさらしたり、それを炊いたりゆでたり炒めたりするときに、どんどん失われていってしまうのです。

水溶性ビタミンすべてがゆで汁や煮汁の中に溶け出してしまう、というわけではありませんが、実際に体に摂取できるビタミン量は、食品に含まれる量の50％くらいと考えておくとよいでしょう。また、B_2や葉酸など、光に弱いビタミンもかなりあります。したがって、ビタミンをこわさないためには、食品は冷暗所や光の当たらないところに保存することが大切です。逆にビタミンをとりやすい調理法もあります。

ビタミンAの場合には、油に溶けた状態のほうが吸収率がよいので、油を使

■ 表1-1　13種類のビタミンの性質

	ビタミン名	水にとける	油にとける	主な働き・特徴
脂溶性	ビタミンA		●	動物性のレチノールは視覚の正常化、感染予防、植物性のβ-カロテンには抗酸化、抗発がん作用等がある。
	ビタミンD		●	カルシウムの吸収および利用、骨の石灰化等に関与。欠乏するとくる病、骨軟化症等が起こる。
	ビタミンE		●	脂質の過酸化の阻止、細胞壁・生体膜の機能維持に関与。欠乏すると神経機能低下、不妊等が起こる。
	ビタミンK		●	血液凝固促進、骨の形成等に関与。欠乏により、新生児頭蓋内出血症等が起こる。
水溶性	ビタミンB_1	●		各種の補酵素として糖質・アミノ酸の代謝に不可欠。欠乏により、倦怠感、食欲不振、脚気等が起こる。
	ビタミンB_2	●		補酵素としてほとんどの栄養の代謝に関与。欠乏により、口内炎、眼球炎、成長障害等が起こる。
	ビタミンB_6	●		補酵素としてアミノ酸・脂質の代謝、神経伝達物質の生成等に関与。欠乏症は皮膚炎、動脈硬化等。
	ナイアシン（ニコチン酸）	●		酸化還元酵素の補酵素として生体中に多量に存在。欠乏により、皮膚炎、下痢、精神神経障害等が起こる。
	葉酸	●		補酵素としてアミノ酸・タンパク質等の代謝に関与。欠乏により巨赤芽球性貧血、舌炎等が起こる。
	パントテン酸	●		糖・脂肪酸の代謝に関与。欠乏により皮膚炎、副腎障害、末梢神経障害等がある。
	ビオチン	●		脂質・タンパク質の正常な代謝に不可欠。筋肉痛をやわらげる。
	ビタミンB_{12}	●		補酵素としてアミノ酸・核酸等の代謝に関与。欠乏により、悪性貧血、神経障害等が起こる。
	ビタミンC	●		生体内の各種の代謝、酸化還元反応に関与。コラーゲンの生成と保持作用がある。欠乏により壊血病等が起こる。

った調理法が適しています。たとえば、ニンジンに含まれているのはビタミンAの素になる前駆物質のカロテンですが、ニンジンをそのまま生で食べたとしてもビタミンAになるのは30分の1以下です。

そこで私たち日本人は戦前からの"おふくろの知恵"として、ニンジンなどを炒め煮するきんぴらごぼうなどを調理し、Aを摂取してきました。カロテンは水に溶けませんが、炒め煮することにより油脂に溶けて、小腸粘膜のカロテン分解酵素によりビタミンAが生成されるわけです。

このようにビタミンAは水には溶けず、タンパク質と結合して（レチノール結合タンパク質（RBP））血流中を運搬されていきます。したがって、ニンジンを炒めるときには油揚げやとり肉などのタンパク質も一緒に調理すると効果的です。

このことは1972（昭和47）年の第19回日本栄養改善学会において、「新しい栄養学の方向」と題する講演で私が報告したところ、各方面から"ニンジン栄養学"として話題に上りました。1988年にイギリスで開催された国際会議でも、生材料の食品や栄養成分、あるいは食品成分などの相互作用と、栄養成分の利用効率の話題が注目を集め、新しい栄養学への取り組み方が示されることになりました。

1-2　新しい栄養学の進展、「人間栄養」の始まり

1-2-1　欠乏症の解消を迎えた戦後の日本社会

第二次世界大戦後の半世紀を経て、日本人の意識や価値観、生活条件・習慣・様式などは大きな変化を遂げました。それにつれて、食生活の内容も食材・成分・調理等のレベルでさまざまな変化が現れ、健康状態や栄養状態においても質的な変容と転換を迎えることになりました。

一言でいえば、それは「欠乏の終わり、過剰の始まり」の時代です。

栄養学においては「経口摂取から人体の栄養状態へ」「食物栄養から、食事を受け入れる人間栄養へ」という移り変わりの過程であったといってよいでしょう。

「人間栄養」とは、食事をする人の栄養状態をどうするか、どのように健康状態を維持・改善するか、疾病のリスクをどのよう低減するか、疾病状態にある人たちの健康をどのように回復させるか、ということです。そして、さらには、対象となる人たちの栄養状態を観察し、どのように評価・判定するのか、ということです。

つまり、それまでの栄養学は、栄養素の欠乏症の解決に向けて、私たちが食べている食事を分析して、食物栄養（学）を体系化してきたわけです。

欠乏症が解消した次の段階としては、食事そのものではなく、それを受け入れる側の人間を中心とした「食生活」の全体を見直していこう、ということになります。それは、人間栄養学として人体の健康・栄養状態をとらえなおし、その上で私たち人間がどう変わるのか、あるいは変わっていくことができるのかを見ていこう、ということです。

そのためには、人体を構成している細胞レベル、組織レベル、器官レベルなどにおいて、どのように変化していくか、栄養の機能を客観化（評価検討）して示していくことが必要になります。

1-2-2 人間を中心とした栄養学の体系化に向けて

「欠乏の終わり、過剰の始まり」という分岐点は日本の社会の移り変わりにおいて、どのあたりにあったのでしょうか。

私が栄養学に手を染めることになった1960（昭和35）年は、日本の社会が戦後の復興期から高度成長時代へと突入していった時代であり、物質的な繁栄の始まりの中で、すでに「栄養素としての欠乏症」は解消していました。

私は東京大学医学部の衛生看護学科において、生化学と栄養学の講義を助教授として担当しましたが、まず最初に考えたことは、これからの社会の中で保

健・医療の分野を志望し、担っていく人たちに対して栄養学として何を教えていくか、ということでした。

それは、欠乏症を解決したあとの栄養学として必要なものは何か、という問いかけであり、在来の食物や農系・家政系で教授された栄養学ではないもの、医療や保健の現場で専門家として働く人たちの本拠地（ホームグランド）となるような「人間栄養」の体系化ということでした。

それまでの日本の専門家向けの栄養教育は「家政系の食物」という分野における位置づけでなされてきました。そのため、たとえば「家政学原論」などのように、家政に関する講義の一部において栄養学も義務づけられていたのです。

そのため、家庭生活における労働過程の効率化と合理性を有効に整理・方法化するという形で、「衣・食・住」の問題、すなわち裁縫・食事・住居などの具体的な事象が問題として対象化され、教育過程として実施されてきました。

しかし、栄養素の欠乏症と同じように、こうした家政学における栄養学の位置づけという理解と方法も、高度成長の進展と消費社会の成熟化の中ではしだいに色褪せたものとなり、女性の社会進出とともに衣服・住居の科目などは減少していくのは時代の必然であり、そうした移り変わりの中で食物栄養の科目だけは注目されたのです。

具体的には、それは献立・調理・給食などの項目において、それを学術科学としてとらえ直す方向に進展していきました。そして、栄養素の欠乏が解消され、それと入れ代わるように、成人病の課題（現在の生活習慣病）が出現してくると、健康の保持・増進、疾病罹患のリスクの低減・除去への取り組みに問題意識がシフトし、栄養学の新たな方向が定められてきたのです。

栄養の問題は、栄養素の欠乏症が解消して生活習慣病などに取り組むようになると、「食物栄養」から「人間栄養 human nutrition」に切りかわっていき、人間の栄養状態を的確に評価・判定し、その体内状態に対応して、どのように与えるかを主要な問題として認識されるようになりました。

こうした推移の中で、栄養問題に取り組む専門家の意識・立場もさらに細分化・専門化され、現在では保健・医療・福祉の領域でさまざまな対応が行われ

ています。人間栄養のエキスパートとして、栄養学を学ぶことは、すなわち人間と社会について学ぶことであり、それらを科学的に評価し、客観的に位置づける認識の過程にほかなりません。そうした試みは日本という枠組みを超えて、国際化と標準化の中での検討を迫られているといってよいでしょう。

> **COLUMN 2　健康の評価と潜在性の栄養素欠乏状態の影響**
>
> 　WHO（世界保健機関）の定義では、健康とは、「単に病気、あるいは虚弱というだけではなく、身体的、精神的、社会的に完全に良好な状態」であり、健康増進とは「人々が自らの健康をコントロールし、改善できるようにするプロセス」であるとされています。
>
> 　人間は自分の意識している身体的健康状態、精神的健康状態、また社会的健康状態を総合的に判断し、自己評価して、「健康か否か」を認知し、これを「主観的健康」と見なしています。主観的健康は"自覚的健康"という言い方もされますが、この自覚的健康度の高い人たちは平均寿命が長いという報告もあります。
>
> 　不安や過敏状態、疲労感、頭痛、息切れ、めまい、便秘、下痢などのいわゆる「不定愁訴」は、国際的には主観的・自覚的健康度を改善するための一つの指標とされています。「不定愁訴」を訴える人は、多くの場合、1項目だけではなく多愁訴を示すことが特徴とされ、そこには穏やかに進行している潜在性の栄養素欠乏状態の影響（代謝産物の血流中濃度、尿中排泄、酵素活性など）が見られるともいわれています。したがって、この潜在性の栄養素欠乏状態を解消し、不定愁訴の見られない生活の質を改善していくことが「健康増進へのメインストリート」であると考えられています。
>
>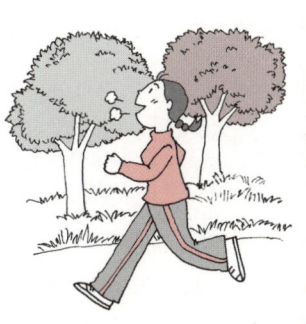

表1-2 栄養素等摂取量の推移（全国、1人1日当たり）

栄養素		昭和21年	25年	30年	35年	40年	45年	50年	55年	60年	平成2年	7年	12年	17年	18年
成人換算率	エネルギー	—	0.829	0.861	0.886	0.885	0.864	0.796	0.782	0.790	0.795	0.801	—	—	—
	たんぱく質	—	0.853	0.902	0.922	0.934	0.916	0.930	0.919	0.936	1.124	1.164	—	—	—
エネルギー (kcal)		1,903	2,098	2,104	2,096	2,184	2,210	2,188	2,084	2,088	2,026	2,042	1,948	1,904	1,891
たんぱく質	総量 (g)	59.2	68.1	69.7	69.7	71.3	77.6	80.0	77.9	79.0	78.7	81.5	77.7	71.1	69.8
	うち動物性 (g)	10.5	17.6	22.3	24.7	28.5	34.2	38.9	39.2	40.1	41.4	44.4	41.7	38.3	37.5
脂質	総量 (g)	14.7	18.3	20.3	24.7	36.0	46.5	52.0	52.4	56.9	56.9	59.9	57.4	53.9	54.1
	うち動物性 (g)	—	—	6.5	8.6	14.3	20.9	27.4	27.2	27.6	27.5	29.8	28.8	27.3	27.3
炭水化物 (g)		386	415	411	399	384	368	337	313	298	287	280	266	267	264
無機質	カルシウム (mg)	253	276	338	389	465	536	550	535	553	531	585	547	546	540
	リン (g)	1.96	1.87	1.37	1.33	—	—	—	—	—	—	—	—	1.0	1.0
	鉄 (mg)	48	47	14	13	—	—	13.4	13.1	10.8	11.1	11.8	11.3	8.1	8.0
	食塩 (g) (Na×2.54/1,000)	—	—	—	—	—	—	14.0	13.0	12.1	12.5	13.2	12.3	11.0	10.8
ビタミン	A (IU)	4,640	2,348	1,084	1,180	1,324	1,536	1,602	1,576	2,188	2,567	2,840	2,654	604（μgRE*）	596（μgRE*）
	B₁ (mg)	1.80	1.49	1.16	1.05	0.97	1.13	1.11	1.16	1.34	1.23	1.22	1.17	1.44	1.49
	B₂ (mg)	0.74	0.72	0.67	0.72	0.83	1.00	0.96	1.01	1.25	1.33	1.47	1.40	1.42	1.46
	C (mg)	173	101	76	75	78	96	117	107	128	120	135	128	124	113

注）
1. 平成12年までの栄養量は調理による損耗を考慮していない。平成13年からは、調理を加味した数値となっている。
2. 栄養量個々の数値は、昭和29年3月食品成分表の改定が行われたので、昭和30年の成績からその影響が現れ、とりわけ鉄の数値が急減している。
3. 昭和38年までは年4回の調査が行われ、昭和39年以降年1回調査となる。5月と11月では季節的に摂取傾向が異なるので、注意が必要である。（5月実施は昭和40、42、43、44、45、46年、そのほかは11月実施。
4. 成人換算率とは性、年齢、労作強度等、栄養所要量の異なる調査対象者を標準化するために成人男性（20〜29歳）の栄養所要量（1.000）としたもの。
5. 昭和21年は「食品成分表」、25年栄養価要覧、30、35年は「改定日本食品成分表」、40、45年は「三訂日本食品標準成分表」、50、55年は44年の食品別摂取量を基礎に作った「食品類別荷重平均成分表」、60年は56年の食品群別摂取量を基礎に作った「食品群別加重平均成分表」、平成2〜12年は「四訂日本食品標準成分表」、平成17、18年は「五訂増補日本食品標準成分表」による。
6. *RE：レチノール当量。

1-2 新しい「栄養学」の進展、「人間栄養」の始まり

表1-3 食品群別摂取量の推移(全国、1人1日当たり)

(g)

食品群		昭和21年	25年	30年	35年	40年	45年	50年	55年	60年	平成2年	7年	12年	17年*	18年*
穀類	総量	398.4	476.8	479.6	452.6	418.5	374.1	340.0	319.1	308.9	285.2	264.0	256.8	452.0	449.8
	米類	241.1	338.7	346.6	358.4	349.8	306.1	248.3	225.8	216.1	197.9	167.9	160.4	343.9	344.8
	小麦類	157.3	68.7	68.3	65.1	60.4	64.8	90.2	91.8	91.3	84.8	93.7	94.3	99.3	95.7
	その他の穀類		69.4	64.7	29.2	8.3	3.3	1.5	1.5	1.5	2.2	2.3	2.1	8.8	9.3
種実類		0.3	0.9	0.4	0.5	0.5	1.9	1.5	1.3	1.4	1.4	2.1	1.9	1.9	2.1
いも類		277.9	127.2	80.8	64.4	41.9	37.8	60.9	63.4	63.2	65.3	68.9	64.7	59.1	62.1
砂糖類	総量	0.5	7.2	15.8	12.3	17.9	19.7	14.6	12.0	11.2	10.6	9.9	9.3	8.2	8.2
	砂糖				11.9		19.0	14.1	11.4	10.6	9.6	8.7	7.9	7.0	7.1
	ジャム・その他				0.5		0.7	0.5	0.6	0.6	1.0	1.2	1.4	1.2	1.1
油脂類	総量	1.7	2.6	4.4	6.1	10.2	15.6	15.8	16.9	17.7	17.6	17.3	16.4	10.4	10.2
	植物性						13.9	13.7	15.4	16.4	16.5	16.2	15.2	9.2	9.0
	動物性						1.7	2.1	1.5	1.3	1.1	1.1	1.2	1.1	1.1
豆類	総量	37.2	53.7	67.3	71.2	69.6	71.2	70.0	65.4	66.6	68.5	70.2	70.2	59.3	56.3
	味噌		30.1	28.8	26.0		24.1	20.8	17.3	15.9	14.6	14.0	13.0	12.5	12.4
	大豆製品		14.7	29.4	37.3		38.9	40.8	40.0	42.0	44.0	46.7	46.0	43.7	43.4
	豆・その他加工品・その他		8.9	9.1	7.9		8.3	8.4	8.2	8.8	9.8	9.4	11.3	15.5	13.0
野菜類	総量	357.0	242.0	246.2	214.1	219.4	249.3	246.7	251.4	261.7	250.3	290.2	290.1	279.8	287.8
	緑黄色野菜	153.8	75.6	61.3	39.0	49.0	50.2	48.2	51.0	73.9	77.2	94.0	95.9	94.4	95.6
	野菜ジュース													7.8	9.0
	その他の野菜													168.5	168.5
	漬物													14.6	14.6
果実類		154.7	121.9	130.6	125.6	170.4	162.8	161.3	169.4	163.9	154.0	176.0	175.4	125.7	107.5
藻類		48.5	44.5	54.3	49.5		36.3	37.2	31.0	23.9	19.1	20.2	18.8	15.4	12.8
調味嗜好品	総量	21.9	41.5	44.3	79.6	58.8	81.0	193.5	155.2	140.6	124.8	133.0	117.4	694.4	715.6
	調味料	4.2	3.0	4.3	4.7	6.1	6.9	4.9	5.1	5.6	6.1	5.3	5.5	14.3	93.5
	酒類	20.6	32.0	42.4	75.6	119.4	163.4	148.4	134.7	136.1	157.8	216.9	204.5	92.6	92.4
	その他嗜好品						52.5	28.2	28.0	26.4	36.2	38.2	37.0	96.2	
動物性食品	総量	55.4	81.8	114.9	147.4	198.3	249.9	303.3	313.3	318.7	340.0	366.8	338.7	509.1	525.7
	魚介類	45.3	61.0	77.2	76.9	76.3	87.4	94.0	92.5	90.0	95.3	96.9	92.0	324.7	323.0
	肉類	5.7	8.4	12.0	18.7	29.5	42.5	64.2	67.9	71.7	71.2	82.3	78.2	84.0	80.2
	卵類	1.3	5.6	11.5	18.9	35.2	41.2	41.5	37.7	40.3	42.3	42.1	39.7	34.2	36.0
	乳類	3.1	6.8	14.2	32.9	57.4	78.8	103.6	115.2	116.7	130.1	144.5	127.6	125.1	125.3

注)
1). 昭和38年までは年4回調査が行われ、昭和39年以降は年1回調査となる。昭和39年以降は11月調査となっている。41年から59年はトマト・ほうれんそうなどが緑黄色野菜に含まれている。(5月実施の他は11月実施)
2). 果実類には40年までトマトが含まれている。41年から59年は新しい分類によりトマト・ほうれんそうなどが緑黄色野菜に含まれている。
3). 緑黄色野菜は59年までは新しい分類以降のトマト・ほうれんそうなどの他の野菜・その他の野菜に含まれている。
4). その他嗜好品とは菓子類、嗜好飲料、香辛料、その他である。
5). 昭和61年(~平成12年)より分類が変更された。特に「動物性食品」の「動物性食品」と「加工品」の「乾燥わかめ」は「水戻しわかめ」に該当する。
6). 平成13年より分類が変更された。「動物性食品」・「マヨネーズ」、「油脂類」の「動物性食品」・「加工品」など、「平成13年とは一致しない。
7). この表の「大豆製品」とは「豆腐」「豆腐加工品」のことである。平成13年以降の栄養動向、栄養調査研究会栄養情報編:戦後昭和の栄養動向、第一出版(1998)より

資料) 昭和21~45年は、健康・栄養情報研究会栄養調査研究会栄養情報編:戦後昭和の栄養動向、第一出版(1998)より

新しい「栄養学」へのアプローチ

第Ⅱ章 日本の現代社会と栄養対策の歩み

2-1 栄養学への歴史的視点と健康づくり対策

2-1-1 「栄養」を学問として独立させた佐伯矩

　栄養とは、生物が自らの体を構成して生活活動を営み、健康を保持・増進して生命を維持していくため、必要な物質を外界から身体に取り入れ、これを利用する現象と定義することができるでしょう。

　栄養学とは、食事や食品の中の成分である栄養素がどのように生物の中で利用され、影響しているかを研究する学問です。

　人間の摂取する栄養の課題を学問として独立させた創始者は京都帝国大学で医化学を学んだ佐伯 矩(さいき ただす)（1876〜1959年）です。佐伯は、在学中からすでに「米と塩を以って生活できるか否かについての研究」に没頭し、人間の生活の営みと食物がもたらす影響について深い関心を抱いていました。

　卒業後は内務省伝染病研究所に入り細菌学者北里柴三郎（1853〜1931年）の門下として細菌学を研究し、1904（明治37）年には大根に含まれる消化酵素の存在を発見します。そしてそれが一つの契機となって1914（大正３）年、佐伯によって営養（栄養）研究所が創設され、医師10名、高等師範1名に栄養に関する講義が行われました。

当時は「営養」と表記していた言葉を「栄養」に統一したのも佐伯矩です。「栄える」という字には健康を増進する意味があるからですが、「完全食」や「偏食」といった言葉も佐伯が作り出しました。

　そして、1920（大正9）年には、内務省の栄養研究所（現在の国立健康・栄養研究所）が設立され、初代所長となりました。

　さらに、1924（大正13）年、私費を投じて栄養学校を設立、その翌年入学した第一期生は、1年間の学業を修め、佐伯によって「栄養士」と呼称され、世に出ることとなりました。

　1934（昭和9）年には日本医学会の分科会として、栄養学会が正式に独立を認められました。

2-1-2 食事と疾患に関する栄養疫学の登場

　第二次世界大戦終戦後の1945（昭和20）年当時の社会状況は、食料の生産供給の悪化から飢餓状態や栄養失調が蔓延し、国民生活は混乱を極めました。そのため、1946年には、アメリカから14万トンの小麦粉が送られ、食料としては小麦粉や砂糖、粉ミルクや缶詰といった救援物資が送られてきました。

　1954（昭和29）年には、農業貿易開発援助法（PL480：Public Law 480）によってアメリカの農産物による食糧援助が開始され、やがて学校給食はパンと脱脂粉乳となり、小麦粉を使った食品や畜産食品などの欧米化した食生活が国民の間に浸透していきます。

　その後の復興と経済的繁栄の中で、国民の欧米化した食生活傾向は勢いを増し、栄養の欠乏から過剰摂取へと推移し、飢餓や栄養失調とは対極に位置する健康障害（成人病、のちの生活習慣病）が増加していきます。

　1977年、ハーバード大学公衆衛生大学院の栄養学教授マーク・ヘグステッドらの協力による「米国の食事目標」が報告されると、食事と生活習慣病の関係が日本の社会にも大きな影響を与え、食生活指針の策定につながっていきます。その結果、食生活の転換が方向づけられ、米や野菜を中心とした日本食の見直

しや、動物性脂肪や砂糖、塩分の過剰摂取を回避する「日本型食生活」の提案が活発に行われるようになりました。

そして、1985（昭和60）年には、厚生省が過栄養の食生活に起因する生活習慣病の増加を回避し、予防するために、「健康づくりのための食生活指針」を策定しました。その後、厚生省によって「食育」ということでの食事の教育が提唱され、2000（平成12）年には文部科学省、厚生労働省、農林水産省が共同して「食生活指針」を策定しています。

それと同時に生活習慣病予防の数値目標を確立した厚生省による「健康日本21」（21世紀における国民健康づくり運動）も開始しました。

2005（平成17）年には「食育基本法」が施行され、厚生労働省と農林水産省が食品を単位としたイラストの食事指針である「食事バランスガイド」を策定することになりました。

2-2　わが国の健康づくり対策の歩み

2-2-1　日本の国民健康づくり対策の始まり

わが国の国民健康づくり対策は1978（昭和53）年に始まり、これまでに数次にわたり実施されてきました。

最初は、1978（昭和53）年から1988（昭和63）年までに行われた「第1次国民健康づくり対策」です。その基本的な考え方は、成人病の一次予防のための健康づくりの3要素（栄養・運動・休養）による健康事業の推進で、健康診査・保健指導体制の確立や地域の健康増進センターなどの基盤整備、保健師・栄養士等のマンパワーの確保などに重点が置かれました。

「成人病」は体の老化を基盤として発生する多くの慢性的な病気をひとまとめ

にした総称です。偏った食生活や運動不足、肥満、ストレス、喫煙、飲酒等の生活習慣のひずみから起きてくることが多く、平成8年12月からは「生活習慣病」と改められました。

2-2-2 生活習慣病予防の指標とメタボリックシンドローム

　1988（昭和63）年から2000（平成12）年までに行われた「第2次国民健康づくり対策」は「アクティブ80ヘルスプラン」（80歳になっても身の回りのことができる健康の保持）と呼ばれました。

　その基本的な考え方は、一次予防を中心に生涯を通じた健康づくりの推進と、健康づくりの3要素のうち遅れていた運動習慣の普及とその健康増進事業の推進で、健康づくりの運動を普及するためのマンパワーの確保や健康増進認定施設の推進が行われました。

　また1990（平成2）年に「健康づくりのための食生活指針（対象特性別）」、1993（平成5）年に「健康づくりのための運動指針」、1994（平成6）年に「健康づくりのための休養指針」、1997（平成9）年に「年齢・対象別身体活動指針」がそれぞれ策定されています。

　第1次・第2次国民健康づくり対策は施設の整備や人材の育成・確保の面で大きな成果をあげることができましたが、どこまで国民の健康状態が改善されたのか評価はできませんでした。そこで「第3次国民健康づくり対策」として、2000（平成12）年に「健康日本21」が策定され、健康目標を科学的根拠に基づいて設定しよう、という目的と姿勢が取り組みとして明らかに示されるようになりました。「健康日本21」の基本的な考え方は、一次予防の重視・普及活動と生活の質の向上をめざして、国民の保健水準の指標を具体的・体系的に定め、「すべての国民が健康で明るく元気に生活できる社会の実現」のため、個人の力と社会の力を合わせ、健康づくりを総合的に推進していくこととされています。

　そして、2008（平成20）年4月からは「高齢者の医療の確保に関する法律」によって義務づけられた「特定健診・特定保健指導」がスタートしました。

これはそれまで行われていた保健所・市町村といった官制の公的な健康増進活動から、健康保健組合などの保険者を主体とした民間の保健指導に舵取りが大きく変わるドラスティックな改革です。

　医療制度改革における政策目標では、2015（平成27）年度には2008（平成20）年度と比較して、糖尿病等の生活習慣病有病者・予備軍を25％減少させることを目標としており、中長期的な医療費の伸びの適正化を図ることとされています。

　そこで2008（平成20）年4月から「メタボリックシンドローム（内臓脂肪症候群）」の概念を導入した「特定健診・特定保健指導」を医療保険者に義務づけることになり、医師・保健師・管理栄養士がこれを担うこととされました。メ

COLUMN 3　生活習慣病とメタボリック症候群

　生活習慣病の多くは初期にはほとんど症状がありません。そのため、気づかないうちに進行し、いつのまにか重篤な事態を招く、という危険が十分にあります。

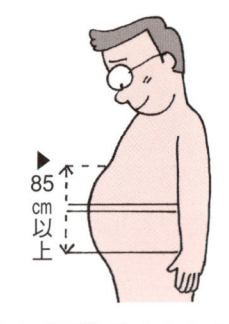

　生活習慣病にかかると、場合によってはその後の生活に障害を残すだけでなく、生命をおびやかす可能性すらあるのです。肥満・高血圧・脂質異常症・糖尿病は初期にはほとんど無症状ですが、放っておくと互いに悪影響を及ぼし合い、動脈硬化を促進させて、心臓病や脳卒中を引き起こす危険があります。

　肥満によって内臓脂肪が増加し、高血圧や脂質代謝異常、糖尿病などが存在すると生活習慣病のリスクが急上昇するため、これらを併せ持っていると、「メタボリック症候群」といって注意が必要です。

　このような危険を回避し、将来にわたって健康な生活を守るためには、定期的に健診を受けて早期発見につとめるとともに、食事・運動・休養等を見直して生活習慣を改善し、生活習慣病を予防することが大切です。

タボリックシンドロームの判定基準は、男性はウエスト85cm以上、女性は90cm以上の人が対象とされます。この場合、血圧の数値は130〜85mmHg以上、血糖値は110mg/dℓ以上、中性脂肪は150mg/dℓ以上、HDL-コレステロール値は40mg/dℓ未満とされています。

これにより、生活習慣病予防の大きな指標として、メタボリックシンドロームが掲げられ、栄養管理と人間栄養の課題が再認識され、科学的根拠に基づいた栄養の実際活動が国際基準のレベルで問われる段階にようやく入りかけたといってよいでしょう。言葉を換えて言えば、それは「レギュラトリーサイエンスの時代」の本格的幕開けということです。

2-3 人間栄養を基盤にした生活習慣病予防

2-3-1 集団から個々人の栄養状態の評価、そして食事の提供へ

メタボリックシンドローム（内臓脂肪症候群）を対象にして、管理栄養士たちが2008（平成20）年から、その検診・保健指導に取り組むことになったのは日本の栄養学史の上でも画期的なことです。

健康増進、健康づくり、成人病の一次予防、生活習慣病対策などと、それまでにさまざまな国民的な健康づくりが実施されました。栄養士・管理栄養士のカリュキュラムが改正され、人間栄養を基盤にして、内臓脂肪を減少させるという生活習慣病の予防に、管理栄養士が積極的に取り組むという連携の在り方は大きな前進ということができます。

しかし、栄養関係者が人間の健康問題を実際に取り扱うにあたって、"食物栄養"から"人間栄養"への方針の切り換え、それにともなっての"食物栄養の集団給食"から"個々人の栄養状態に見合った食事の提供"といった移行がス

ムーズに行われているかどうか、という点になると、まだまだ心もとない途上の局面にあるといってよいのではないでしょうか。

　従来から施行してきた一次予防（健康増進、健康づくり）、二次予防（早期発見・早期治療）から前進して、内臓脂肪型肥満に対して、できるだけ早い時期から介入して、行動変容を起こさせ、内臓脂肪型肥満を解消していく保健指導を実施していくという過程は、かなり責任の重い手続きであり、明確な計画・体制づくりと理解の浸透が確保される必要があります。

2-3-2　国民の間に広く浸透する健康づくりを求めて

　現在の健診の内容は、具体的には、内臓脂肪症候群の疾患の概念ならびに診断基準にしたがって実施され、健診項目は、脂質異常症としての高トリグリセリド血症・低HDL-コレステロール血症、高血圧症、高血糖症等に関連する項目が取り上げられて、すべての受診者に内臓脂肪症候群に関連する健診結果・情報を提供することにしています。

　そして、生活習慣を改善する必要のある人たちに、その動機づけを行い、行動変容を起こしていくように積極的な支援が行われているわけです。

　メタボリックシンドロームという疾患の概念は、その診断基準が"ウエスト周囲径"という身近な指標のために、賛否の議論が引き起こされましたが、その是非はともかく、"ウエスト周囲径"を減らし、内臓脂肪を減少することは、生活習慣病の予防に効果的である、という認識は、国民の間に広く浸透する機会を作り出したことは間違いありません。

　こうした保健・栄養の取り組みの歴史は、"いわゆる接木"のような形で、新しい施策やプログラムが組み込まれ、そのつど多様な見解の中で紆余曲折を繰り返してきました。新しい施策やプログラムに理解を示し積極的に展開していこうとする人たち、抵抗を感じ反対の立場を表明する人たち、あるいは傍観していこうという人たちなど、関係者や専門職はいろいろな立場に分かれていくものです。

しかし、国際的な観点からは、この問題を積極的に展開していかなければ、従来からの栄養関係者の業務は、いずれは縮小し、位置づけは低下し、消滅していくことになると思われます。

2-4 人間栄養の起点となるものについて

2-4-1 戦後社会の栄養学と対策の成り立ちの起点

　ここで、問題を「人間栄養の起点」から見つめ直すために、国民的な健康づくりと栄養問題への取り組みの発端がどんなところにあったのか、ということにもふれておきたいと思います。以下、戦後社会の栄養学と対策の成り立ちにかかわりを持ってきた私自身の個人的記憶にふれながら、その歴史的問題について具体的経過に沿って掘り起こしてみます。

　第二次世界大戦終了の1945（昭和20）年8月15日──その日の朝は、私たち東京帝国大学医学部医学科昭和20年4月入学組は、安田講堂に近い内科講堂で内科診断学の講義を受けていました。

　速成の医療班（軍医）養成のため、医学全般、とくに基礎医学を学習する講義を5カ月間で終了すべく、朝8時から夕方6時過ぎまで、空襲のさなかでも講義が続けられていました。

　天皇の放送があるから安田講堂へ行って聞くようにと、講義は早め（定刻の30分前）に終わりました。天皇が敗戦を宣言する放送だということは、授業中に大部分の学生に知れわたっていました。「これからどうするか」と話し合う声が、あちらこちらから聞こえていました。

　とにかく、安田講堂には行ってみよう、ということで、講堂の裏側から登って、後ろの左側の入り口から入っていきました。遅かったのか、すでにほとん

どの席は教職員などで埋まっていました。皆、うつむき加減で私語もなく、薄暗い講堂全体が重苦しい空気に包まれていました。5、6人もいたので席を一緒に取ることもできません。そこで、次の授業のある医学部本館（医学部の事務部のある、安田講堂から徒歩5分ぐらいの距離）に急いで行き、事務の人に頼んで、天皇の放送を聞くことになります。

　病理学教室脇の芝生で、空襲警報を聞くためのラジオを外に向けてもらって、皆で輪になって聞きました。50〜60人ぐらいの人が集まっていました。玉音を聞いて、ホッとしました。「ああ、よかった。これで無駄死にすることもない」。これからは、抑圧されることもなく、自分の意志に忠実に生きていけると、明るい希望を持ちました。

　しかし、炎天下の暑さを木陰でしのぎながら聞いた、この日の感動よりも、もっと強く心を打つ出来事が、これ以後、私に繰り返されることになります。そのたびに、新しい事実を知って、過去を見直し、自由な、精神的な独立人として、明日への対応を求めて、新しい創造に取り組んでいくことになります。

　天皇の放送が終わるとすぐに、小川鼎三教授の解剖・組織学の顕微鏡実習が開始されました。小川教授は定刻の午後1時に来て、一言も詔勅にふれずに、また、学生もまったくこれについての私語もなく、いつもと変わらず5時まで、静かに実習は行われました。

2-4-2 南原繁先生のリアリズム――根拠に基づいた実際活動に向けて

　私は、真面目な軍国青年ではありませんでした。三八式歩兵銃（日露戦争の教訓を生かして1905（明治38）年に作られたもの）は、身長161センチの私の体には「大きすぎて重い」。そう思った私は、「あれから35年余り、改良されることはなかったのですか」と、中学三年生の秋、教練の時間に質問しました。すると教官から「天皇の武器を誹謗するとは何事か」といわれ、殴られました。

　その年の12月、神社参拝（毎月の初めに全校で行う行事）に遅れて、サボったところ、途中で配属将校に見つかって「八百万の神を軽視するとは何事か」

といわれ、殴られました。

「お前みたいに屁理屈ばかりいって、お国のために役立たない奴は靖国神社に祀られない」ともいわれて、殴られ、教練の成績は丙（百点満点で63点）、それ以降は毎学期、毎学年とも65点（乙の最下点）です。

これでは、幹部候補生の試験（大学卒として将校になれる試験）は駄目です。一兵卒として、"殴られ人生"で終わります。

そこで、法律家になることは辞めて、医師になることにしました。また、できるだけ目立たないように、ただ、ただ、生き抜いていくことだけを考えていくことにしました。その結果、「天邪鬼人生」を通すことになります。

戦争中は、戦争反対の、軟弱な非国民扱いをされたにもかかわらず、戦後は今まで軍国主義だった人たちの多くが、"民主主義"になって、私はいつの間にか、米国贔屓の右翼の最先端で、"人民の敵"になってしまいました。

さて戦後、当時の南原繁東大総長の講話については「難しいことをいっている」という声もありました。しかし、色々と聞いていると、要は「学知によって、広く、深く、遠くを見て、真理にしたがって、言うべきことをいい続ける勇気を持ち続けて、日本の再生に取り組んでいこう」ということです。

私はまったく当然のことだと思いました。また、自由な精神的な独立人として、明日への新しい対応を求めて、新しい創造に、取り組んでいくことだともいわれていました。私は結果的には、その後の人生において南原総長のいわれたことを実現していったことになったと思っています。南原先生のリアリズムは、今、科学者の立場から考えてみると、保健・医療の領域で課題になっている、根拠に基づいた実際活動＝evidence-based practice, EBP＝に通じているのではないかと思います。

私はこの50年間、人間栄養学の確立に悪戦苦闘してきました。これこそ、南原精神の実践かもしれません。

2-4-3 人間栄養学の体系化と普及に努力

　終戦の翌日、8月16日からの医学科の講義は180度の大転換でした。日米戦争の4年間、そして敗戦の混乱と合わせて、この間の科学の進歩に対する遅れ、ブランクをどのように埋めていくか。

　今後20年はかかるであろうが、この苦難の道をどのように切り開いて、新しい日本の科学技術を築いていくのか。先生方はその取り組み方について講義され、また、いろいろな歴史的事実を紹介されました。

　日米の科学格差（軍需品の質と生産）はあまりにも大きかったのですが、1944（昭和19）年6月から始まった8カ月以上に及ぶ軍需工場での勤労動員の間に、私たちはその実状を目の当たりにしていました。無謀だった戦争の行き着く先を確かめて、再生に努力していかなければなりません。

　そのためには、第一にアメリカの実状を知ることです。そこで私は、中学の英語の教科書をまず取り出してきて、語学の勉強、英会話の勉強から始めることにしました。

　幸いなことに、東大医学部には、戦時交換船で帰国した先生方が十数人もおられました。第二次世界大戦の開始時に在米して研究しており、戦時中に帰ってきた人は、米国人の考え方、物の見方、また米国の国情、さらには戦時中に米国がどこまで進んでいくかを推測することのできた人たちです。そこで、こうした先生方の話をできるだけ多く聞くことにしました。

　私は吉川春寿助教授（後の栄養学の主任教授）について、学生中から先生の研究室に出入りして、先生の教えを受けることにしました。その結果、日本における臨床化学（血液などを化学的に分析して病気を診断していく）の体系化、ならびにその普及、さらには人間栄養学（血液などを化学的に観察して、人体の栄養状態を評価・判定し、食事、生活を改善して健康の保持・増進、疾病の予防・治療に取り組んでいく）の体系化と普及に努力していくことになります。

2-4-4 アメリカの占領政策と栄養の問題

　私の最初の米国滞在はハーバード大学（ボストン、1958〜59年）ですが、このときに、対日占領政策に誰が取り組んだかを聞かされました。2度目はヴァージニア大学（シャーロッツヴィル、1962年）でした。この大学は首都ワシントンに近いことから、法科大学院は占領政策研究の中心とのことで、日本の占領について何人かの先生からその理念と実際について聞かせていただきました。

　米国の対日占領政策は、歴史的に見て、従来の占領行政の中では大成功であり、世界に冠たるものと評価されている、とのことでした。何しろ、日本人の食生活を変えてしまったのにもかかわらず、日本の一般国民からは感謝されているからです。この政策は、日本の歴史から学んだ、と先生方は話しました。彼らによると、天皇家は渡来人であり、少数派の彼らが、多数派の在来人に対してどのように対応していったのかを米国は検討した、とのことでした。すると、統治の基本は栄養政策だ、とわかった。したがって占領政策も栄養問題を柱にした、と確信を持って話していました。

　アメリカの占領目的は日本が再び「米国の驚異」とならないために、国家的な潜在能力を除去することでした。それは日本の国土に根付いた儒教的な倫理観と生活感情を一掃し、民主主義政策の推進により米国的な大衆消費社会を推進することでもありました。「日本が敗戦後の混乱期を脱し、経済的基盤を確立して負債を返済する見込みがあったから、大量の余剰物資を日本に投入した」というのが関係者の意見でした。アメリカは自国の消費の受け皿として、日本の民主主義政策を積極的に支援したとも考えられます。当時、アメリカでは人間が口にしない動物飼料の"脱脂粉乳"を日本の学校給食に使用させ、「壮大な人体実験をした」という噂も流布していました。

　いずれにせよ、こうした外圧による民主主義政策と"高脂肪・高エネルギー型"の食糧政策が、わが国の復興期に大きな活況をもたらし、その後の経済大国への足掛かりを築いていったことは間違いのない事実でしょう。現在では"脱脂粉乳"は肥満防止のため、世界中で活用されています。

2-4-5 天皇が行う祭儀はお米を中心とした"米教"

　当時、私は米国人に指摘されて大きなショックを受けたことがあります。それは、天皇は神道の代表だといわれていますが、実は神道どころか、"米教"である、お米生産の代表だ、ということです。天皇の祖先の天照大神は実在の人ではなく、農耕に必要な太陽のことであると——。そういえば、昭和天皇が長靴を履いて田植えをする御姿が毎年、田植えの時期になると新聞に掲載されているな、と思い出しました。

　「嘗」という字は、食べ物（うまい、味のあるもの）を舌の上に乗せて味を見ること、という意味です。それから、秋にその年の新しく取れた穀物を祖先の霊に備える祭りのこととともいわれています。

　「大嘗祭」は、天皇が即位して初めて行う、穀物を神々に捧げる一世一度の大祭であり、「神嘗祭」は、天皇が賢所で、また伊勢の皇大神宮で、天照大神に奉る祭儀です。また「新嘗祭」は、天皇が新穀を天神地祇にすすめ、また自らこれを食べる祭儀のことです。

　天皇が行う祭儀は、神道ではなく、お米を中心とした"米教"であると聞かされたときの驚きは、何といったらよいのでしょうか。

　関連して「醍醐」についてもふれておきましょう。おいしいことを「醍醐味」といいます。しかし、もともと醍醐とは今でいう「チーズ」のことです。天皇家すなわち渡来人は当時の「チーズ」を食べ、弥生人に農耕をさせ、縄文人に牧畜をさせていたとか。大和、奈良の時代に、渡来人と在来人との間で平均寿命に大きな差異のあったことは、現在明らかにされています。醍醐を朝廷に貢ぐことから、醍醐→酥→租→租税、となっていったといわれています。

　小川先生、南原先生、吉川先生といった教授たちの戦前の社会で確立された姿勢と倫理、戦後社会における日米の「科学格差」をどう克服するかといった課題、栄養を柱にした米軍の占領政策、天皇と日本人は「お米教」という民俗学的洞察など——いずれもなつかしく思い出されますが、戦前と戦後の分水嶺

が〈8月15日〉にあったことは間違いないでしょう。

それと同時に栄養問題と取り組む私たちの今日的課題の起点、あるいは制約といったものがすでにそこにあったわけです。

2-5 日本の栄養計画における4つの時代区分

2-5-1 戦後の社会的混乱期と「低栄養時代」

日本における栄養状態の著しい改善は、1945（昭和20）年以後、第二次世界大戦後に行われたといっても過言ではありません。これは主として、アメリカからの食糧の供給と栄養摂取に関する忠告によってなされたといえます。

日本の栄養計画は、戦後の歴史が示すように、食糧の獲得から始まったので、食糧生産あるいは食糧輸入等の問題に偏らざるをえませんでした。

1945（昭和20）年以後を大別して4つの時代（第1期：1945～1950年，第2期：1951～1960年，第3期：1961～1970年，第4期：1971年～）に区切って考察してみます。

第1期（1945～1950年）は、戦後の社会的混乱期にあたります。国民全体が食糧不足の時代で、政府の食糧配給も3カ月近く欠配し、栄養のことを考えることよりも、何としても口に入るものを求めることが第一という時代でした。

政府は、食糧不足を補うために、連合軍に対し食糧の輸入を懇請する必要に迫られましたが、この場合、日本の政府はとりあえず、戦前の栄養要求量を基礎にし、その当時の人口構成、職業別人口などを考慮して、栄養基準量を算定し、この資料をもとにして連合軍に食糧の輸入を懇請しました。そのため、日本では生理的な見地に基づいて、まず栄養必要量を求め、そのあとで国民1人

1日あたりの栄養所要量（栄養基準量）を算出し、さらに国民栄養調査などの結果からどのような食品をどのようにとっているかを考慮して、食糧構成を求めています。

　食糧構成というのは、栄養所要量を満たすためにはどのような食品をどのように組み合わせて、どれだけ摂取するか、ということを示すものです。これを基準にして総需要量を求め、国内生産量を考慮して食糧を輸入しています。

　現在、農産物で国内の需要を満たしているのは米だけです。これは、政府が食糧管理法のもとに買い上げているからです。他の農産物の自給率は、年々低下してきています。

　第2期の1951～1960年は、低栄養時代とも考えられます。

　この時代にはとくに、妊産婦、乳幼児、学童等の栄養問題があったので、これらの栄養改善に重点が置かれました。妊娠中ならびに出産後の食事改善は、混乱期に深刻化していた妊産婦の死亡率を低下させ、併せて乳児死亡率も著しく低下させることができました。

　学校給食は、UNICEFからのスキムミルクの提供によって1947（昭和22）年から開始され、1952（昭和27）年には法制化されて、主食・副食も併せて提供されることになりました。このときに、「食事も教育の一環である」という考え方に基づいて「パン食、肉食」への適応が試みられ、その結果として、1960（昭和35）年以後は青少年の身長、体重は著しく増大しています。

　一方、学校給食は、米飯中心の在来の日本食から欧風化への移行をもたらしました。その結果、昭和50年代（1975年～）には学校給食で育った年代以下の人たちでは欧風化の食事形態を好むものが多くなっていき、また、それにしたがって米の消費減退という傾向も生じてくるのです。

　日本人の食生活の改変が比較的短期間にこのような教育制度の中に抵抗なく組み込まれた理由の一因は、宗教的な制約が少なかったためと考えられます。

2-5-2 栄養学的見地からの食糧供給の時代へ

　第3期（1961〜1970年）に入ると、穀物については、米の摂取の減少、日本産麦の利用低下にともなって、生産が過剰になってきたためか、耕地面積は減少しています（米の耕地面積は1969（昭和44）年から減少）。

　たんぱく質については、1959（昭和34）年の所要量に対して国民の動物性たんぱく質の平均摂取が少なかったので、たんぱく質資源確保のために家畜の生産増大が呼びかけられました。

　1960〜1965年に家畜の生産増大に対応して、1970（昭和45）年における動物性たんぱく質の摂取が増大しています。これは、食糧計画が栄養計画の裏づけをした例として考えられます。

　油脂については、1960〜1970年に摂取の増大が観察されます。大豆の輸入は、1960〜1965年、1965〜1970年には、それぞれ約1.5倍に増大しています。大豆の国内生産は、総需要量に対して1960（昭和35）年は22.5％でしたが、1970（昭和45）年には3.7％です。

　大豆からの豆腐、味噌、醤油などの生産増大はあまり見られないので、油の摂取増大は、大豆の利用によるものと思われます。

　日本人は魚介類をよく食べますが、1日1人あたりの摂取は96.0g（1973（昭和48）年）です。魚介類からのたんぱく質摂取は1日平均17.0gと計算されるので、日本人の動物性たんぱく質の49.1％は魚介類から摂取していることになります。大陸棚などの問題による漁獲制限、あるいは海洋汚染などの問題により、漁獲量は減少する傾向にあります。それゆえ、良質たんぱく質である大豆は、魚介類にかわって、それ以後の日本人のたんぱく質資源としても重要なものとなりました。

　ビタミンについては、Cが不足気味ですので、野菜あるいは果物等の生産が増大され、1970（昭和45）年以後には温州ミカンの生産が増大されています。それゆえ、1970年以後にはビタミンCの摂取が増大していきます。

　また、カルシウムについても、乳製品の生産増大にともなって、カルシウム

の摂取量は増大していきます（1960～1970年）。

　すなわち、この安定期に入って、栄養に優先性を持たせた食糧計画が行われたといえます。栄養所要量についても、1959（昭和34）年までは、内閣あるいは経済安定本部に設けられた国民食糧および栄養対策審議会、あるいは総理府の科学技術庁資源調査会が所要量を策定してきました。

　言い換えると、食糧資源を獲得するという立場で栄養所要量が策定されてきたと推察されます。それゆえ、個人個人の所要量というよりも、栄養基準量に重点が置かれていたともいえるわけです。1960年代の安定期に入って栄養所要

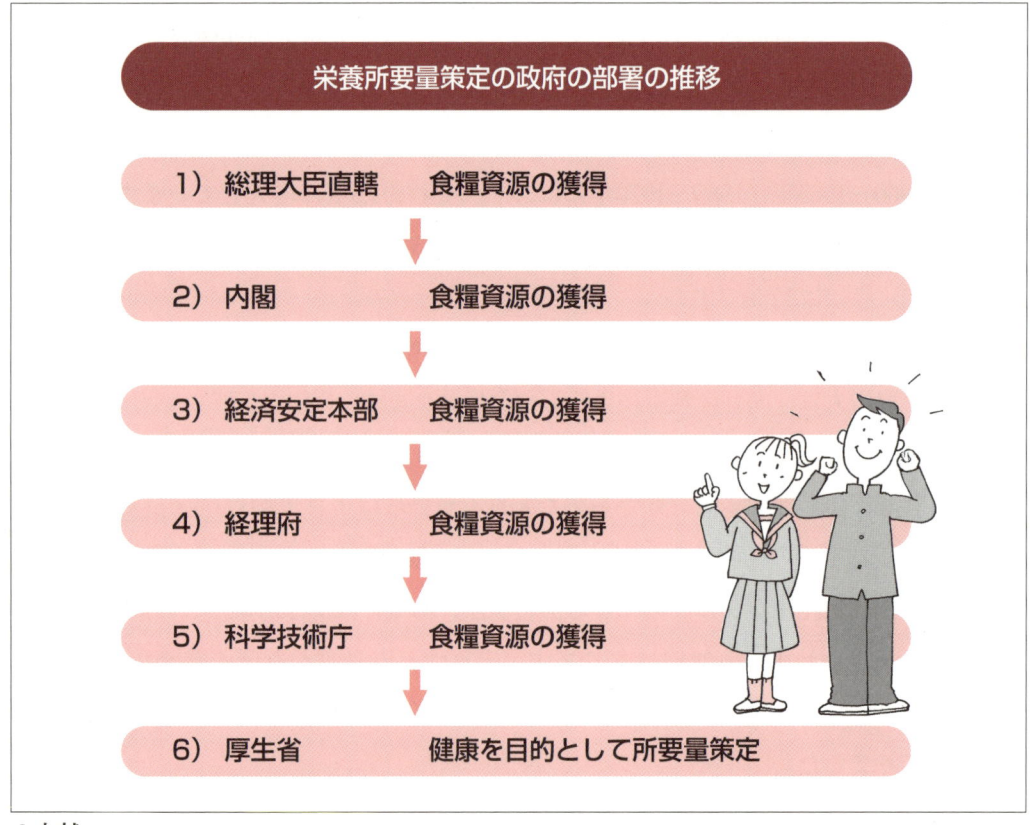

栄養所要量策定の政府の部署の推移

1) 総理大臣直轄　　食糧資源の獲得
2) 内閣　　　　　　食糧資源の獲得
3) 経済安定本部　　食糧資源の獲得
4) 経理府　　　　　食糧資源の獲得
5) 科学技術庁　　　食糧資源の獲得
6) 厚生省　　　　　健康を目的として所要量策定

◎文献

細谷憲政：日本の栄養計画（政策）の経過，栄養と食糧（日本栄養・食糧学会誌）28巻，8号，223～226頁，1975年。国際シンポジウム：食品流通システム
The International Food Delivery Systems Symposium, University of California, Berkely, September 19, 1975. The Professional Nutritionist, Fall（Oct./Nov./Dec.）, pp.19～20, 1975.

量が厚生省で取り扱われるようになってからは、健康づくりを目的とした栄養所要量が策定されるようになりました（1969（昭和44）年、1975（昭和50）年）。

2-5-3　健康づくりのための食生活改善へ

　1970（昭和45）年以降の安定した市民社会になると、ある意味では「栄養素摂取の混乱」の時代といってよいでしょう。1960年代の栄養素摂取の安定期の延長として、より成熟期を迎えた、というわけにはいきませんでした。

　食糧資源の獲得のための食糧計画は、国家経済の観点などから食糧輸入の増大、加工生産等の増大が図られ、GNPの増大計画が目論まれました。

　その結果として、食品の種類も数量もともに増大し、国民の必要量以上に選択と摂食の自由がもたらされ、栄養素の欠乏症の時代と交替するように「飽食の時代」といわれる過食・過剰摂取の傾向が到来したのです。

　また、情報の氾濫と生活様式の多様化にともなって、栄養素摂取の問題も混乱をきたしているともいえます。急性伝染性疾患はほとんど見られなくなりましたが、中高年齢者の慢性疾患、すなわち肥満、高血圧、動脈硬化、糖尿病等の罹患が増大しています。それゆえ、人間の栄養問題に関与する人たちは健康を考えて、このような栄養素摂取の混乱に対する対応を要求されています。

　しかしながら、一方では、「第二次石油ショック」以来、食糧自給の問題が再び論じられています。それまでの食糧供給は大部分が輸入に依存してきました。輸入を国内生産に切り換えるにあたり、栄養の問題を優先することが第一です。

　栄養計画は、人間の生理学的、人類学的な状態を考えた社会学的、行動科学的、生態学的な面を十分に考慮して栄養計画を策定する必要があります。

　その人のよりよい健康を管理するために必要な食糧計画、すなわち、どの食糧をどれだけ生産し、あるいは輸入するか。さらに何処にどれだけの量を分配するべきか、十分に考慮する必要があります。いずれの国においても、どのような状態であっても、栄養計画が食糧計画よりも優先性を持って先行したほうが好ましい結果を作り出すことは歴史の教えるところでもあるでしょう。

第Ⅲ章 「評価科学」としての栄養学原論を求めて

3-1 食物栄養学から人間栄養学への転換

3-1-1 三大栄養素、微量栄養素、非栄養素

　「人は何のために生きるのか」という問いかけを栄養的見地から発するならば、それは「生存」と「活動」を目的とした生命維持の営みのためにということになります。あるいは健康状態の保持・増進のためともいえますが、栄養学における健康の定義とは、一言でいえば「栄養のよい状態」ということです。

　端的にいえば、生きることは毎日を健康であり続けることですから、そのためには人間は食物から栄養素を摂取し続けなければ生命活動が成り立ちません。

　それらの栄養素（成分）は、消化管で消化・吸収され、私たちの身体内にとり入れられ、それぞれの役割分担の中で生命維持の活動のために利用されています。

　口からとり入れる食物の栄養素は、タンパク質、脂質、炭水化物（糖質）（1日あたり30〜500gのレベルで摂取するもの）の「3大栄養素」と、さらに微量栄養成分、非栄養成分に分けられます（栄養成分というのは、食品成分表に記載されている内容のことです）。

　栄養素の役割分担を見てみると、最初にあげられるものは、私たちの体を形づくる細胞や血液などの構成材料です。

これはタンパク質と脂質が大きな働きを果たしています。

「蛋白質 protein」という命名は、ギリシャ語の protos（第一）という用語に由来していますが、それは体にとってまさに〈第一に必要なものである〉という意味を持つからです。

体の中では、脳と心臓以外のほとんどすべての組織で、古い細胞は新しい細胞に入れ代わり、生まれ変わります。私たちの体は、成長期が終わり成人になってからも、体を作る新しい細胞が常に必要とされます。その新しい細胞の材料となるものが、タンパク質と脂質です。

2番目に必要なものは、活動をするためのエネルギーを作り出す栄養素です。私たちの活動は、考えること、歩くこと、働くことのすべてがエネルギーなくしては成り立ちません。そのエネルギーの生成は、脂質と糖質によって作られます。

栄養学の体系化は、生命活動の基礎を形づくるタンパク質とエネルギーを中心として進められてきた、といっても過言ではありません。

現在では、エネルギーは私たちが摂取する食事、食べ物の量の指標と見なされ、タンパク質は食事、食べ物、食品などの質を評価する指標の一つと見なされています。

■ 図3-1　食物中に含まれている栄養素

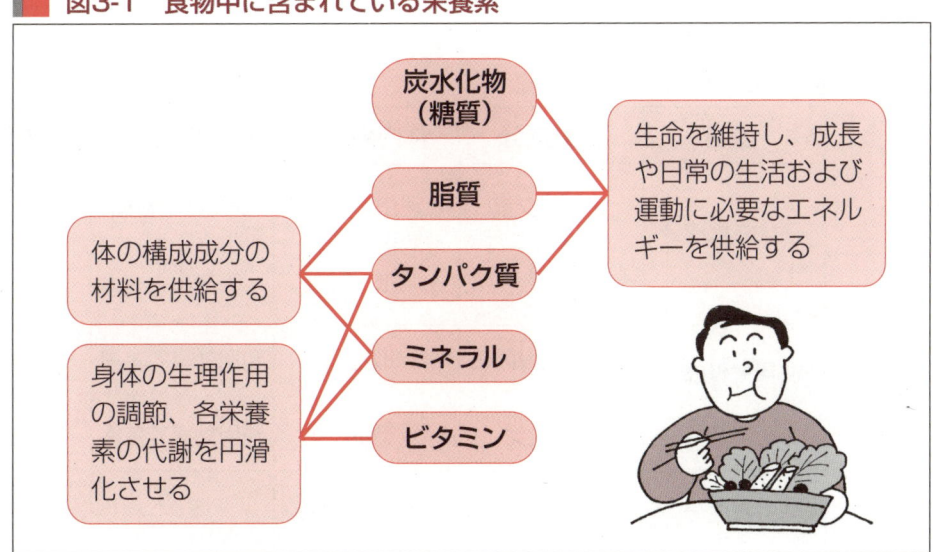

- 炭水化物（糖質）
- 脂質
- タンパク質
- ミネラル
- ビタミン

- 体の構成成分の材料を供給する
- 身体の生理作用の調節、各栄養素の代謝を円滑化させる
- 生命を維持し、成長や日常の生活および運動に必要なエネルギーを供給する

3番目に大切なことは、生命活動にともなうさまざまな化学反応を助け、体の機能を調節する役割を担っているものです。これは「微量栄養素」と呼ばれるビタミン（有機化合物）と、ミネラル（無機化合物）です。

　三大栄養成分の1日あたりの摂取は30g以上のレベルの摂取ですが、微量栄養成分はmg以下のレベルの摂取（mg、10^{-3}gのレベルあるいはμg、10^{-6}gのレベル）です。

　たとえば、口から食べ物が入り、胃や腸などの消化器により消化分解され、体内には必要なものが吸収され、不要なものは体外に排泄されることや、あるいは、調理の際に包丁で指を切ったときの治癒など、いろいろな代謝活動や神経情報伝達などは、すべて生体内の化学反応といってよいものです。

　この体内処理の生化学的な変化の過程で、ビタミンやミネラルなどが関与し、いろいろな作用を受けていきます。こうした化学反応の触媒のような効果を果たしているのが「酵素」ですが、ビタミンとミネラルはこの酵素の働きを応援する生命の推進役ということになります。

　この区分がはっきりしてきたのは、食物繊維 dietary fiber の役割が解明されてきたからです。

　食物繊維は食物に含まれている難消化性成分の総称です。従来は役に立たない非栄養素とされてきましたが、日本では1999（平成11）年の「第六次改定日

■ 表3-1　食品の栄養成分

成分	栄養成分	体内の処理	栄養価	生体内の役割
三大栄養成分	タンパク質 糖質 脂質	消化、吸収 消化、吸収 消化、吸収	タンパク質価 エネルギー エネルギー	生体の構成 生体の活動 生体の活動
微量栄養成分	ミネラル ビタミン	吸収 吸収	利用効率で差異 利用効率で差異	生体の構成 調節 調節
非栄養成分	（食物繊維）	発酵　吸収		調節？

本人の栄養所要量」から有用性が見直され、栄養素の1つとして摂取量に言及されるようになりました。

3-1-2 「食物栄養」から「人間栄養」へ

こうした栄養への取り組みは、栄養素欠乏症が解消し、過剰症としての生活習慣病などを契機として問題意識が移り変わることによって、「食物栄養」から「人間栄養 human nutrition」へと必然的に切り替わっていきます。

生活習慣病と疾病誘発のリスクが山積し、さまざまな課題の整理・対策を迫られる現代社会においては、人間栄養学に基盤を置く評価科学の観点からの栄養の見直しと計画性が必要とされるからです。

食べ物から見た場合と、人体の方から見た場合とでは、栄養素（成分）の取り扱われ方は根本的に違ってきます。

この根本的な考え方の違いを理解しないと、人間栄養学と食物栄養学の違いがわからないということになります。

この栄養素の含有について、食べ物の側面ではなく人体の側面から見てみると、

■ 表3-2 栄養成分の区分

	食べ物側面からの区分	人体側面からの区分
三大栄養成分 macro-nutrient	たんぱく質 脂質 炭水化物（糖質）	水 窒素含有化合物[※1] エネルギー供給化合物[※2]
微量栄養成分 micro- nutrient	ミネラル ビタミン	電解質 ミネラル ビタミン

静脈栄養の場合には、窒素含有化合物[※1]はアミノ酸など，エネルギー供給化合物[※2]はブドウ糖などが用いられています。
出典）Baxter：Parenteral Nutrition, Innovation Solution and New Direction, A Practical Workshop, Sidney, July, 9, 2001.

人体の約60％は水であるため、まず、水を三大栄養成分の1つとして取り上げる必要があります。この点は、経腸栄養、静脈栄養、輸液などを考える場合にも大変重要な意味を持っています。

これと同じように、タンパク質にかえて窒素含有化合物、エネルギーにかえてエネルギー供給化合物の2つを入れて、人間栄養における3大栄養成分と考えてよいでしょう。

微量栄養素（成分）としては、塩類代謝を考慮して電解質を加えて、電解質、ミネラル、ビタミンを微量栄養成分としています。

3-1-3 国際化と標準化の中での栄養学の再検討が迫られている

栄養への取り組みは、科学技術の進歩とともに改善・深化され、根拠に基づいた臨床栄養の実際（EBNP、EBCNP）がますます重視されています。

しかしながら、日本の栄養学は、国民病として深刻な危機を抱えていた脚気患者への対策を課題としてスタートしたため、米の胚芽部分についての研究を中心として発展してきたという特異な歴史過程があります。

それは、日本の栄養学は国際的な視点とは異なる、逆な発想から出発してきたことを示しています。

つまり、人間の栄養の問題について、国際的な問題意識はタンパク質とエネルギーという第一義的観点から〈白米の部分から〉追究と進展を重ねてきましたが、日本の社会では「白米」ではなく、胚芽の方から研究され、そこに含まれるビタミンなどを主題とした研究が続けられてきたのです。

戦後社会の復興とともに栄養素欠乏症の不安が解消され、過栄養・適正化・リスク回避等の多様性へと推移する中で、日本の栄養学はその歴史的特殊性を超えて大きな転換期を迎えているといっても過言ではありません。

医療の領域では、たとえばがん医療と周辺環境の整備・改善はまさに数年単位で更新され、国際的な標準化がそのつど見直されています。まさに日進月歩どころか"秒進分歩"といってよい進展を遂げているのですが、栄養学の基

礎・応用における進展も国際化と学際化の地平において、同じような変化と認識の歩みを進めているのです。

　栄養学における学術・研究は、人間と社会への健康上の影響として考えられ、人間へ及ぼす影響と社会に与える影響として分けることができます。栄養学における社会とのかかわりは、生活と環境上のリスクとして考えることができるでしょう。

　したがって、「人間栄養」の検討・評価は、人体の健康への影響が個体レベル、組織・器官レベルにおいて追究されることになります。人体の構造と機能、人間の生存に関する諸科学（人間学・社会心理学・生活科学）の学際的視野の中で、栄養問題を位置づける必要性がますます高まっているのです。

　人間栄養のエキスパートとして、栄養学を学ぶことは、すなわち人間と社会について学ぶことであり、それらを評価検討し、科学的に対象化し、位置づける認識の過程にほかなりません。

3-2　レギュラトリーサイエンスの定義と位置づけ

3-2-1　生活・環境を改善するレギュラトリーサイエンス

　科学技術の発展はあらゆる分野の開拓と社会的課題の解決を促進し、私たちの生活のさまざまな場面で多彩な変化をもたらしています。その結果として、私たちは新しい情報を収集し、科学技術に起因する新しいリスクや評価可能になったレベルの事象と向き合うことになりました。

　あるいはそうした多様なリスクに適切に対処していくために、科学技術の評価や支援の強化がますます求められるようになってきた、ともいえるでしょう。

　このような変化の中で「レギュラトリーサイエンス」、すなわち科学技術にかかわるところのリスク・マネジメント、リスク・コミュニケーション等の活動

への大きな注目が集まっています。

　保健の対策、栄養の実際活動において具体的にいえば、行政・公共の立場から検討している人たちは、国際的にも国内的にも社会のしくみや科学技術からもたらされる成果を可能な限り望ましいかたちで提供できるように「調整 regulate」しています。

　国民・生活者の健康の保持・増進や生活環境をよりよい状態に改善していくためには、どんなことが必要で、どういう環境と方向づけが好ましいのか、その根拠と過程とゴールを明らかに指し示すものが「レギュラトリーサイエンス」の在り方です。

　このような発想の科学や価値観、あるいは科学を超えた新しい問題意識は従来にはありませんでした。「レギュラトリーサイエンス」という言葉は、アメリカのWeinbergにより1972年に最初に用いられましたが、日本では世界に先駆けて薬学者の内山充が1987（昭和62）年にこうした構想・概念に取り組み、その具体的展開と実施過程に取り組んできました。

　小林信一は、「科学技術と公共政策」にふれて、内山が提唱した「レギュラトリーサイエンス」の定義を次のように整理しています。

　「regulation」という語は、日本では「規制する、制限する、抑制する」とい

Science

科学のための政策 Policy for Science	⇒	新しい知識の生産
政策のための科学 Science for Policy	⇒	知識や政策を問題解決に結び付ける
レギュラトリーサイエンス Regulatory Science	⇒	政策、問題解決そのものの科学、規制、調整

出典）小林信一：科学技術と公共政策，小林信一，小林傳司，藤垣裕子編著，社会技術概論，放送大学教育振興会，2007.

う意味において訳出されています。しかし、英語の本来の意味では regulate は「秩序のとれた状態にする、正常な状態にする、加減する、調節する」という内容を含んでいます。

また「deregulation」は、日本では「規制緩和」と訳出されていますが、これも本来は「極端にされた状態を緩める」という意味合いがあり、規制緩和という単一な事象を指示するものではありません。

内山は science について「サイエンスとは、いろいろな現象を一定の目的と方法で系統的に研究整理し応用する学問である。そして、事実に裏づけられた体系的な理論によって、すなわちはっきりした根拠に基づいて、合理的に結論に導く」といっています。

3-2-2 「人間栄養の実際活動」の推進に向けて

学術・研究は「基礎（純粋）科学」と「応用科学」に大別されます。

基礎科学は科学の基礎的分野における独創的な成果を求めて、新しい知見を追究するものです。応用科学はそうした基礎科学の成果に基づいて、新しい技術や素材、製品等を生み出すことを目的とした科学です。

これに対して、レギュラトリーサイエンスの位置づけは、行政に求められるサイエンス、社会のしくみや科学技術を国民生活者に望ましいかたちで提供し、調整することを目的とした科学、と考えることができるでしょう。

レギュラトリーサイエンスは人間の行動や、人間と接触する物質の良否を判断する「評価科学」であり、実践の場においてはデータに基づいた分析、ルールの設定や積極的な対応策を計画する「行政科学」という形で定義することもできます。

内山によれば、レギュラトリーサイエンスは「規制政策に科学的根拠を与える『行政科学』の側面と、既存の基礎科学や応用科学とは異なる『評価科学』の側面を持っていて、科学の所産を人間との調和の上で、最も望まし姿に調整 regulate して、方向づけていくための科学」であると定義されています。

そして、その上で、評価科学は、健康や環境（生活）に対する有害性（リスク）を予測し、防止・評価するものである、としています（1994（平成6）年）。

　現在では内山が最初に提唱した「行政科学」の側面は、「公共政策 public policy」と呼ばれています（小林信一、2008（平成20）年）。

　「人間栄養の実際活動」を推進していくためには、この評価科学の視点・方法から栄養問題にアプローチしていくことが必要であると考えてよいでしょう。

3-2-3 予測の妥当性と評価法の見直し、モニタリングの必要性

　レギュラトリーサイエンスは、食品保健行政に即して考えれば、古くから民間の間で伝承された知恵や暮らし向き、新しく導入された食材や技術の周辺など、膨大な情報や事実経過、物質の本質などについて、適切に整理・判断し、国民の健康への影響の善し悪しを評価判定する「評価科学」です。

　それは、推奨されるものと除外されるものを分別し、一人ひとりの生活者がより安全に、より効果的に、活力を最大限に発揮できるようなシステムを整理・推進していく合理的行政科学ということになります。

　「評価科学」とは、健康や環境（生活）に対する有害性（リスク）を予測し、防止（評価）する科学であり、「栄養の実際活動に関連する科学」であるといってよいでしょう。

　ところで、栄養指導や栄養補給に必要とする手立て、食事摂取基準（栄養所要量）、食品成分表、各種指針等は、国レベル、あるいは公的機関等で調整されています。それゆえ、栄養の実際活動は、内山充が提唱している評価科学そのものによって実施されていくことになります。

　そのためこれらの基準等とかかわりを持って業務を行っている専門職の人たちは、当然なことにこうした情報・制度によって成果をあげることになります。

　成果があげられない場合には、問題に直面した際の自分自身の対応の仕方や力量を検討する必要が生じてくるわけですが、その場合の重要なポイントが対象者へのコミュニケーションと専門職としての倫理です。

具体的には行政の基準や規制は、設定しただけでゴールに至るわけではありませんから、たえず見直しと検討が必要になります。予測の妥当性と評価法の見直し・確認など、いわゆるモニタリングの必要性が生じてきます。

　また、それにともなって、研究者の姿勢・倫理を対象化していく姿勢が求められます。

　研究者の視線が生活者の視線やニーズと乖離していないかどうか、研究者の判断が、行政の要望や解決の容易性、あるいは学問的興味等偏向していないかどうか、といったことの検証と修正が求められてくるわけです。

　また、保健行政のあり方、しくみを理解し、行政の政策と方向性を把握し、実施の遂行に協力し、生活者への取り組み方が十分なものかどうかを見直す必要もあるでしょう。

3-2-4 │ 「評価科学」の視点・方法からのアプローチ

　「栄養・食生活」の取り組みについては、国際的にも見直しが進められています。考え方や概念規定、定義、用語の使い方などがそれぞれの国によって異なるため、研究や情報の交換に支障をきたしているからです。

　ここで食品、食べ物、食事と栄養の関係を次の図3-2に示しておきます。

　欧米各国の中で最初にこの問題に取り組んだのはアメリカです。

　1996年、米国栄養士会は、栄養に関する用語を整理・統一し、その上で栄養管理の手順（nutrition care process，NCP）を作成しています。

　また、「科学的根拠に基づいた栄養の実際行動（evidence-based nutrition practice，EBNP）」として標準化していくことにしています。

　米国栄養士会では2004年に、さらにこの方式を国際的に標準化する提案をしています。

　標準化された「いわゆる食事歴」に関する用語を図3-3に示しておきます。

　経口摂取するものについては、食品、食べ物、食事、また軽食などを区別し、さらに、これらに含まれる栄養素，成品（※本書ではsupplementを「成品」としています。）

などを明記することにしています。これらの利用効率、身体活動による変化、生存にともなう栄養の質の変化についても観察し、その人の栄養などに

■ 図3-2　食べ物と栄養　Food and Nutrition

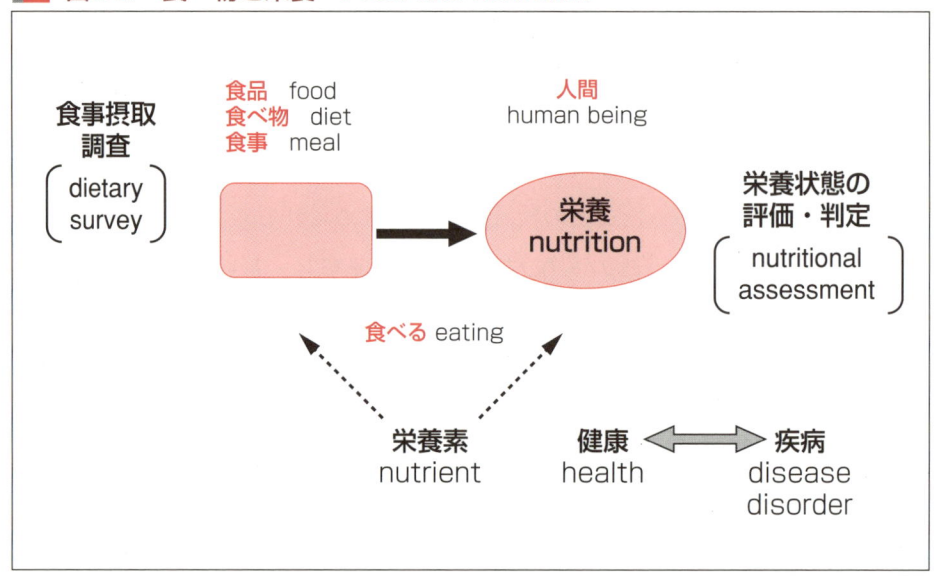

```
食事摂取              食品   food              人間
調査                  食べ物 diet             human being
                      食事   meal
(dietary
 survey)                        →      栄養              栄養状態の
                                       nutrition         評価・判定
                                                        (nutritional
                                                         assessment)

                              食べる eating
                        ↖              ↗
                      栄養素        健康 ⟷ 疾病
                      nutrient     health  disease
                                           disorder
```

■ 図3-3　標準化された「いわゆる食事歴」に関する用語

> 栄養状態の観察（測定）、実施、評価に関する用語

食品／栄養――関連歴、食品、栄養歴（FH）
食品と栄養素の摂取、医薬品／生薬・成品の摂取、知識／信念／態度（判断）と行動、食品とその供給による利用効率。身体活動、生活における（生存による）栄養の質の評価

食品と栄養素の摂取（1）
食品と栄養素の摂取における組成とその妥当性、食事や軽食の摂取傾向、現在と以前における食べ物あるいは食品の修飾したものの摂取、さらに摂取環境

国際的な"食"と栄養に関する用語（IDNT）の関連の手引き："栄養管理手順の標準用語"第2版、米国栄養士会、2009.

関する知識、信念、態度、行動なども観察して、これらを勘案することにしています。

また、保健、医療の領域においては、食品ならびに栄養素の摂取と医薬品の

> **COLUMN 4　社会のための科学技術がめざすところ**
>
> 　レギュラトリーサイエンスは、「社会のための科学技術」です。最初にこの言葉を使ったアメリカの核物理学者アルヴィン・ワインバーグは、1972年に「科学的に問うことはできるが、科学だけでは答えることができない問題群がある」といっています。新しい科学物質の毒性の出現など、現実問題に対応するには、既存の科学技術知識のみでは不十分な場合があるというのです。
>
> 　こうした声はアメリカでも多数の共感を呼び、「科学に基づいた規制行政」を求める声が高まり、科学諮問機関の役割が重視されるようになりました。そして、1990年には、ジャサノフは科学諮問機関が提供しうる諸条件を制度的側面から検討し、アメリカ社会におけるレギュラトリーサイエンスの有効性と現場性を高く評価することになりました。
>
> 　日本ではこうした欧米の動きとは独立して薬学者の内山充が1987年に「レギュラトリーサイエンス」という用語を指示し、「科学技術の進歩を人の健康や生活のために調整し活用する科学」と定義しています。この三者の発言と姿勢がレギュラトリーサイエンスの歴史を物語っているともいえるでしょう。
>
> 　すなわち、科学技術者の専門的な知識・活動をいかに社会に橋渡しし、社会や人間の福祉を増進させ、構築することができるか？　この現実的な問いかけの中に、21世紀の栄養学とそれに携わるものがめざす専門性と方向性の全体が示されています。

摂取／投与ならびに生薬などの成品の摂取との関連を十分に把握していくことも重要課題としています。

食品については、当然のことながら、Codexなどに示されている食品の区分を活用していくことにしています。また、含有される栄養素がどのように配合、混合、複合、重合しているかを十分に知っていることも必要になります。

3-2-5 化学としての"栄養素"と食品成分表の"栄養成分"

栄養学は、栄養素の化学と代謝が研究され、栄養素を中心にして体系化されてきています。そのため、この栄養素の代謝を、どのレベルで、どのように考えるかが、この20～30年間、問題にされてきました。

私たちは、現実の問題として、栄養素を直接的に摂取しているわけではありません。栄養素を含有する食品を加工・調理して食べ物とし、これを食事として、ときには軽食として摂取しています。

この場合、食品中の栄養素は、便法として、食品成分表に示されている"栄

■ 表3-3　"食" dieteticsと栄養成分・栄養素

食材（食品）	献立（食べ物）	配膳（食事）	消化管内	血管内	（代謝）臓器
		摂取	吸収	組み入れ（取り込み）	代謝
栄養領域				医療領域	
栄養成分 栄養成分 栄養成分 栄養成分			栄養素 栄養素 ＊栄養素	栄養素 ＊栄養素	栄養素

＊簡易測定法により，速やかに測定

表3-4　栄養成分の測定とエネルギー価

粗タンパク質 （たんぱく質）	⇒	crude protein N×100／16（6.25）
粗脂肪 （脂質）	⇒	crude lipid エーテル抽出、クロロホルム・メタノール抽出
炭水化物	⇒	carbohydrate by difference（差し引きによる炭水化物） 100－（水分＋粗タンパク質＋粗脂肪＋灰分）
エネルギー価	⇒	4×粗タンパク質＋9×粗脂肪＋4×炭水化物

注）炭水化物には食物繊維が含まれるため、国際的には食物繊維を差し引いたものが、利用可能炭水化物（糖質）non-fibrous carbohydrateとして取り扱われている。エネルギー価も国際的には【4×粗タンパク質＋9×粗脂肪＋4×糖質】としている。

養成分"を使用して、栄養素の摂取や栄養素の体内代謝が推論されています。そのため、食事摂取の内容を議論する場合にはよしとしても、身体内の代謝を議論する段階になると、ときとして、矛盾を引き起こす場合も生じてきます。

そこで、栄養領域と医療領域における化学としての"栄養素"と食品成分表に示されている"栄養成分"との違いを表3-3「"食"dieteticsと栄養成分・栄養素」に示しておきます。

タンパク質とたんぱく質、脂質と粗脂肪、炭水化物と差し引きによる炭水化物（糖質）とは、基本的に正確な意味では異なっているということです。

国際的には食物繊維を差し引いて、利用可能炭水化物（糖質）が算出されています。しかしながら、日本では差し引いていません。このことは、生活習慣病等の栄養指導の場合に、食物繊維の活用の上で、いろいろな矛盾というか問題を引き起こしています。

エネルギー価は、こうした成分値に対して一般的には、アトウォーターAtwater係数を乗じて算出されています。そのため、少なくともプラス・マイナス（±）10％は、過大（過小）に、ときには20％近くも過大（過小）に算出されることも起こってきます。このことは、栄養指導の場合に問題になっています。

これでは、食べ物の栄養価計算やエネルギー計算の真実性が問題になり、何のために算出しているのかが疑問視されます。

　食品、食べ物、食事を摂取した場合の身体内の変化、代謝について、栄養成分、栄養素などについて、その関連を示すと前掲の表3-3のようになります。

　食品について見ていくと、摂取後の消化管の中は、栄養成分を取り上げて観察することになります。吸収、臓器・組織への組み入れ（取り込み）は、実験系を用いて観察することになるので、栄養素そのものについて観察しています。一方、血流中の濃度は、少量の試料で比較的短時間に容易に測定するために、一般的には比色計などの簡易法によって栄養素として測定されています。

　そのため少なくとも、3つの化合物を続け合わせて、体内変化（代謝）が議論されていることになります。一方、食品中の栄養素は、これらの過程で、他の栄養素や食品成分などと、相加現象、相乗現象、相殺現象等を引き起こしてもいます。そのため、経口摂取した栄養素については利用効率を考えなければなりません（図3-4）。

　食品の栄養成分は、食品成分表には生材料について、その含有量が、一つの数値で示されています。それが他の食品などと加工・調理されて、食べ物とし

■ 図3-4　人体の栄養成分と食事の栄養成分（重量％）

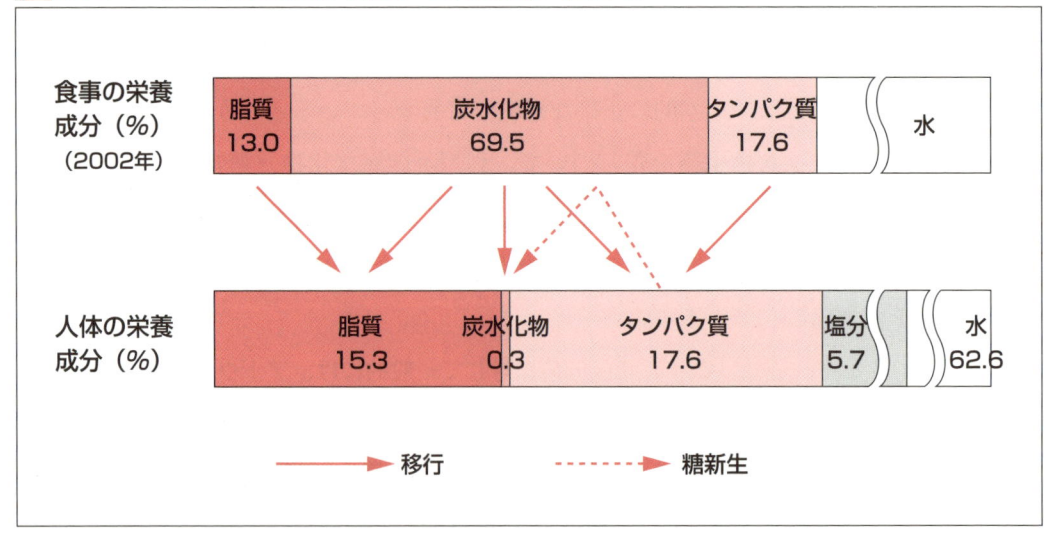

食事の栄養成分（％）（2002年）: 脂質 13.0 / 炭水化物 69.5 / タンパク質 17.6 / 水

人体の栄養成分（％）: 脂質 15.3 / 炭水化物 0.3 / タンパク質 17.6 / 塩分 5.7 / 水 62.6

→ 移行　　┈┈▶ 糖新生

図3-5 栄養に関する表示

栄養の表示
- 栄養表示　nutrient label
- 栄養強調表示　nutrient claims
- 栄養成分強調表示　nutrient content claims
- 栄養成分相対強調表示　nutrient comparative claims

健康強調表示　health claims
- 栄養素機能強調表示　nutrient function claims
- 栄養素機能以外の強調表示　other function claims
- 疾病危険因子(リスク)低減表示　reduction of disease risk claims / disease risk reduction claims

出典）joint FAO/WHO Codex Alimentarius Commission（CAC），2004.

て、あるいは食事として提供される場合、あるいは経口摂取する場合に、いろいろな変化を受けて違ったものになっていることも少なくありません。栄養価計算は、加算するばかりで、これらの過程の損失や変動誤差、さらには利用効率も考えてはいません。そのため、食事指導の現場において、食品の質の変化、栄養の質の変化は、考慮されていないことになります。

そこで、国際的には、これらの栄養に関連する最近の進歩を考慮して、食品について、とくに加工食品等について、栄養成分表示、栄養成分強調表示、健康強調表示が策定されています（図3-5）。これこそ、栄養に関する国際的なregulatory scienceの成果と私は確信しております。

3-3 機能性食品・サプリメントをめぐって

3-3-1 機能性食品と特定保健用食品

　「機能性食品 functional foods」は、1984（昭和59）年に日本で学術用語として命名されました。しかし、経口摂取する栄養素・栄養成分・食品などで人体内で機能しないものは存在しないため、アメリカでは機能性食品を製造・販売用語として取り扱い、機能性食品そのものの存在を否定しています。

　欧州では、概念、定義、規定、ならびにその取り扱いについて変更しています。そのため、機能性食品はその科学的合理性が国際的に疑われています。

　一方、"いわゆる機能性食品"とされたものについては、人間栄養学の観点からヒト試験を実施し、保健の用途に適すると判定されたものは、「特定保健用食品（健康強調表示できる食品）」として認可されています。そのため、特定保健用食品は、その社会的正統性が容認されているといえます。

　さらに問題は、機能性食品と命名していながら、機能性食品成分も取り扱っていることです。このことが、日本における「いわゆる機能性食品」と成品（サプリメント）との区分けを不明瞭なものにして、混乱を招いています。

　特定保健用食品も、有効性、安全性について、含有される「関与成分」とそれを含有する食品について、ヒト試験を実施してその科学的根拠を明らかにしています。

　機能性食品として取り上げるのであれば、Codex等に準拠して、その範囲、定義、規格基準を明示すべきでしょう。機能性食品成分として取り上げるのであれば、国際的な流れにしたがって、成品としての位置づけを明らかにし、栄養素や医薬品との違いを明示すべきです。欧米では成品（サプリメント）についてヒト試験を実施して、有効性を証明しています。

3-3-2 | 成分・経口摂取の（補助）成品（サプリメント）

　さまざまなストレスが発生する現代社会においては、過剰状態と欠乏状態の入り混じった、健康と病気との移行過程に陥っている人たちが増大しています。

　こうした人たちに対応して、症状をやわらげ快方へ向かわせる栄養素と医薬品との中間に位置するものが出現してきました。アメリカはこれらを法的に整理して、成分・経口摂取の（補助）成品 dietary supplements としています（1994（平成 6 ））年。欧州等はこれからハーブ、生薬類の一部を除外して、成品・食品由来の（補助）成品 food supplements としています。

　現在、国際的に、健康食品や自然食品はない、と定められているのに、日本はなぜ「いわゆる健康食品」の法制化を議論するのか、不思議な国です。

　国際的に栄養の領域で成品といえば、経口栄養補助食品（oral nutritional supplements, ONS）として経腸栄養の素材として活用されているビタミン、無機質、アミノ酸類などの栄養素です。欧米では過去 4 分の 1 世紀の間、保健、医療の領域においてONSは栄養の専門職により、科学的根拠に基づいて幅広く活用されています。日本においては成品といえば、栄養の学術研究者と称する農芸化学者や薬学関係者などによって、植物性の化合物、生物活性物質や、また、生薬類などの非栄養素を取り上げ、機能性がどうとか、あるいは医薬品に取り入れようとしています。

　科学は分析して実証していきます。純粋科学においては、精製・純化したものについて、医薬品などとするか、栄養領域のものとして日常生活で活用するものとするか、分けられてきました。そのため、医薬品と栄養素との中間に存在すると考えられる成品（サプリメント）が必要となってきました。そこで国際的には精製・純化したものについては次のように区分されています。

> 医薬品 drugs ── 成品 supplements ── 栄養素 nutrients

　その上でこれらの配合、加工、複合、重合などしているものを区分していま

す。日本におけるあり方は、医薬品を中心として考えられています。まず医薬品を規定して、それ以外を食品としています。これは食品とされた区分で栄養問題、食生活等の面で混乱をきたしても感知しないというふうにも受け取れる分け方です。しかし、場合によっては医薬品の部類に入っている生薬やハーブ類などもあり、これは消費者が間違って有害作用を引き起こさないためといわれています。

現在の日本の医薬品、サプリメント、食品（栄養素）の区分をわかりやすく掲げたものを表3-5に示しておきます。

保健の領域において、日本では保健大衆薬が多用されてきましたが、国際的にはサプリメントが広く活用されている状況にあります。現在の国際状況では、三大栄養素だけでなく、それらを構成している素材栄養素（単糖類、二糖類、少糖類、脂肪酸、中鎖脂肪酸、アミノ酸、ジペプチドなどを活用して保健・医療の場で成果をあげることが栄養の専門職に求められています。

3-3-3 健康に対する影響と効果を評価する食品保健

栄養の領域においては、国民・生活者の健康・栄養状態に、リスクや不利益をもたらすものの検証を「評価科学」の対象とします。しかし、有害物質や疫病などによって障害された場合に、それをとりつくろって元の状態に引き戻すのは、食物からとり入れる栄養素によって行われています。

そのため、健康影響の課題として栄養問題を考える場合には、この正常状態への復帰も組み入れて検証することが必要となります。その取り組み方法は、従来の評価科学において開発した評価方法を用いることになります。評価科学における評価方法とは、すなわち「栄養の実際活動に関連するリスク管理 risk manegement とリスク情報交換 risk communication」の検討であり、それに基づいた有効性と安全性の予測、評価の設定・調整ということです。

食品については、食品そのものについての課題と、食品の人体への影響についての課題があることはすでにふれてきたとおりです。食品保健の施策におい

ては、従来からの食品衛生と、新しく提唱されてきた食品保健があります。従来では主として人体の健康管理における安全性が求められ、新しい食品保健の方向性では人体の健康の保持・増進における有効性が求められています。

したがって、科学技術行政としての食品保健がめざすところは、食品の安全性と有効性を追求管理し、適切に活用することによって、人間の健康の保持・増進と疾病の誘発のリスクを低減・除去し、健康生活の獲得と向上を実現することにあります。

そのような実践の場において必要とされるものは、情報や物質の本質を客観的に判断し、健康に対する影響と効果を正当に評価し、選別・検討する人間栄養、ならびに評価科学としての食品保健といってよいでしょう。

人間が本来的に備えている活力と治癒力を最大限に高め、発揮できるような生活環境条件を整えることは食品保健の大きな使命と役割です。こうした健康問題や生活改善を研究してきた評価研究の成果により、行政政策の一環として取り上げられ、体系化がなされ、評価科学として食品保健の科学、栄養の実際活動は実施されることになります。

表3-5 医薬品、成品(サプリメント)、食品（栄養素）の区分の現状

	医薬品			成品(サプリメント)	栄養素
単品	医薬品			サプリメント（成品）	栄養成分
配合・加工	医薬品	保健大衆薬	生薬 漢方薬	特定保健用食品 "健康食品" "機能性食品"	栄養機能食品 加工食品
複合・重合	医薬品 薬物		生薬 漢方薬	"健康食品"	食品

日本では，保健大衆薬，生薬，漢方薬などは医薬品扱いされている。国際的には，保健大衆薬はmulti-supplement などとして、また，生薬，漢方薬などはハーブ類などとして成品扱いされている。健康食品，機能性食品は存在しない。

第 Ⅳ 章 危害因子とリスク評価をめぐって

4-1　リスク評価の方法と実際

4-1-1　O-157による食中毒とフード・セーフティ

　1996（平成8）年の夏、日本中をパニックに陥れた腸管出血性大腸菌O-157による食中毒がありました。

　O-157をはじめとする腸管出血性大腸菌によるこの感染症では、1990（平成2）年に死者2名を含む268名の集団発生が報告されたのが最初ですが、1996（平成8）年には集団発生の続発により9,000人以上という爆発的な患者数を記録しました。

　1997（平成9）年以降は、集団発生は減ったものの、散発発生による患者数は毎年横ばいの状態で、年間1,000人以上の患者が発生し、その後も菌に汚染された同じ食品が広範囲に流通することにより、多地域で同時多発的な発生が起こりました。

　病原性大腸菌のうち、大腸菌の出す毒素の中で最も毒性の強いベロ毒素を産生するものを腸管出血性大腸菌といいます。ベロ毒素は感染した人の血管に害を及ぼしますが、日本では感染症の患者・保菌者から検出される菌の中で最も多いものとされています。

　このO-157事件は、食品の安全性（フード・セーフティ）に関する理解と意識

が低かったために、起こるべくして起きた感染事故といわれましたが、こうした問題と取り組むためには「栄養成分摂取調査に関連する食品摂取のあり方」と「食品のリスク評価」について改めて見直してみる必要があるでしょう。

栄養管理とは、対象者の栄養状態を評価・判定して、栄養上の問題となるものを改善するために、個々人に適した栄養ケアを行っていくことであり、その業務・手順を効率的に行うためにシステム化したものです。

4-1-2 危害因子（ハザード）と危険度（リスク）

O-157や鳥インフルエンザ、豚インフルエンザのような「危害因子（ハザード）」は、外からもたらされるものだけではありません。それは、食品中に含まれるものも含めて、人体の健康を障害するおそれのあるものです。

「ハザード」は、有害作用を引き起こす原因となるもの、あるいは有害作用の性質そのものですが、生物的因子、化学的因子、物理的因子に分けられます。化学物質や微生物などが「ハザード」と呼ばれるのは、それらの因子が健康に対して有害作用をもたらす場合です。

これに対して、「危険度（リスク）」とは、食品に存在する「ハザード」によって引き起こされる有害作用の起こる確率、有害作用の程度を示すものであり、その係数として考えられるものです。

「リスク」は、「ハザード」によって起こる有害作用の程度や頻度を表わし、さらには、起こりうる可能性を示す抽象的な概念であることもあります。

有害作用と危害因子は密接に関連していますが、この両者について、とくに区別しないで用いる場合には、「ハザード」は「危害」を意味し、「リスク」はその度合いや可能性を示すものであるといってよいでしょう。

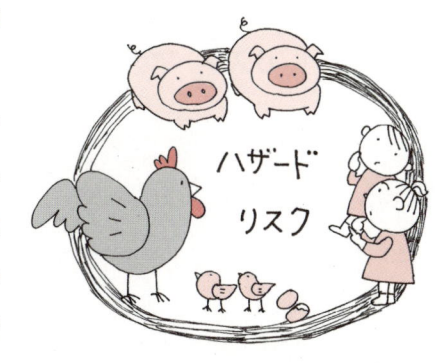

こうした「危険度（リスク）」の解析を「危険度解析（リスク・アナリシス）」と呼んでいますが、この言葉は実際にはそれだけではなく、もっと広い意味合いにおいても使われています。

　ハザードに関する情報交換をする場合の用語・概念として、また、ハザードに関する情報を総合的に把握する場合のリスク管理（リスク・マネジメント）の全体を意味することもあります。

　ここでいうリスクとは、具体的には、微生物、化学物質、放射線、天然毒等に由来するもので、人体の健康状態に有害作用を示すもの（その程度や頻度についても含まれます）のことです。

　「リスク・アナリシス」には、一般にリスク評価、リスク管理、リスク情報交換などがあるといわれています。

　現在、新しい栄養学の取り組みは、「人体の栄養状態の管理」といわれています。その管理のあり方を知るためには、その基になる「リスク管理」を知っていなければなりません。それは、どのような条件・過程の中でどのような有害作用を示すリスクがなぜ起きてしまったのか。そして、今後どのような展開をしていくのかという評価と予測と対策と計画のことである、といってよいでしょう。

■ 表4-1　リスク・アナリシスの内訳

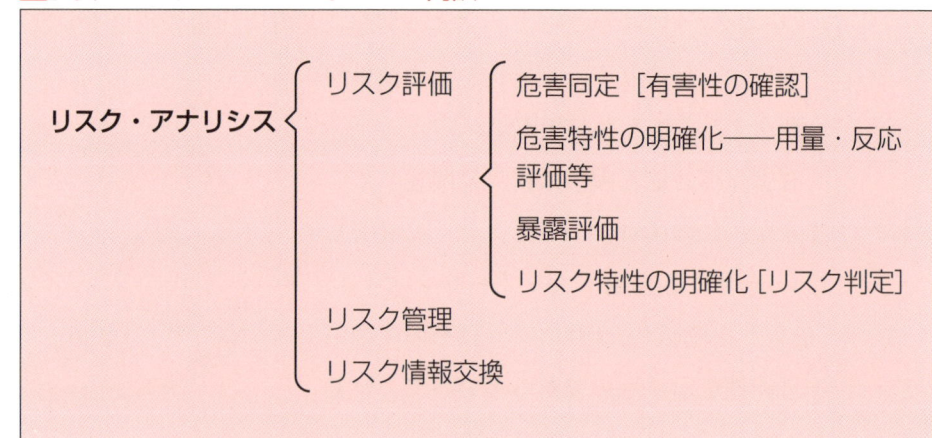

リスク・アナリシス
├─ リスク評価
│   ├─ 危害同定［有害性の確認］
│   ├─ 危害特性の明確化──用量・反応評価等
│   ├─ 暴露評価
│   └─ リスク特性の明確化［リスク判定］
├─ リスク管理
└─ リスク情報交換

■ 表4-2 栄養調査

栄養調査
nutrition survey
- 食物摂取状況調査 dietary survey
- 人体の栄養状態の評価・判定 nutrition assessment

■ 表4-3 栄養成分摂取調査と食品の危険度評価

食物摂取（状況）調査
dietary survey (assessment)
- 栄養成分摂取（状況） 栄養調査 ……… nutrient consumption (intake)
- 添加物 汚染物質 ……… （食品の）危険度評価 risk assessment
  - 残留農薬
  - 化学物質
  - 微生物
  - 自然毒　など

■ 表4-4 食品関連有毒作用の潜在的原因として想定しえるもの

海洋天然毒	食品添加物
植物毒	放射線
微生物	容器包装からの溶出物
マイコトキシン	栄養素の偏り
環境汚染物質	新食品・新食品成分
食品残留農薬	調理・加工関連因子
食品残留動物用化学物質	新規食品加工手法
食品加工助剤	その他

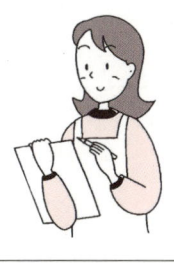

4-1-3 リスク評価——危険度評価について

　飲食を通して人体に健康被害が発生した場合は、このような有害作用を科学的に評価する必要があります。そうした危険度評価のことを「リスク評価」、あるいは「リスク・アセスメント」と呼んでいます。食品に関する安全性を評価するものですから、「安全性評価」といわれることもあります。

　リスク評価には、定量的にリスクを評価する「定量的リスク評価」と、定性的にリスクを評価する「定性的リスク評価」があり、また、危険度評価とは別に、健康障害（被害）が想定される不確実な要因についても検討が行われることがあります。

　リスク評価は、次の4つの段階（危害同定・危害特性の明確化・暴露評価・リスク特性の明確化）を経て行われます。

　栄養の実際活動はリスク管理、リスク情報交換の手法によって、生活者の健康問題、社会問題（生活・環境等）のために調整された方途 regulatory science を用いて、実践されているのです。

①危害同定（有害性の確認）……特定の因子により引き起こされる健康障害、または潜在的な健康影響について、その危害（有害性）を明らかにすることです。

②危害特性の明確化……食品中に存在する生物的因子、化学的因子、物理的因子について、その有害作用の本質を定量的・定性的に明らかにすることです。狭義には、用量・反応の相関関係から、有害作用の起こり始める最小の摂取量を明らかにすること。また、それ以下ならば有害作用は起こらない最大摂取量を求めること。広義には危害因子の標的部位や、哺乳類における代謝経路・代謝速度について明らかにし、有害作用の発生機序などについて明らかにすることなども含まれます。

　化学物質の場合には、危害因子の摂取量と有害作用の発生率の間の相関関係を明確にしていきますが、生物的および物理的因子に対しては、クリアカットなデータが得られない場合があり、そうした際には可能な範囲で用量・反応の相関評価を行っていきます。

③**暴露評価**……暴露評価は、危害因子の摂取量の濃度・定量的評価を推定し、影響を被る集団規模についても評価するものです。「摂取モデル」と呼ぶこともあり、食品摂取調査等から得られる食事摂取量から求めます。マーケット・バスケット調査等から得られる個々の食品に含まれる危害因子の濃度をもとに行われることもあります。暴露レベルを腸管吸収率、血中濃度、尿中濃度等で実測し、そこから求めることもできます。

④**リスク特性の明確化（リスク判定）**……リスク判定は、危害同定、危害特性の明確化、暴露評価の3つの結果を総合して、特定の集団に起こる有害性の発生率をさまざまな暴露条件で評価することです。微生物については、食品中で生産された毒素を人間が摂取して起こる場合、人間の腸管の中で毒素が生産されて起こる場合、病原微生物が人間に感染して全身に増殖し、その結果として起こる場合があります。

　一般的に摂取した微生物の量、あるいは毒素の量と、人間に引き起こされる症状との間に相関関係を示すデータを得ることが困難な場合においては、定性的評価としてリスク特性の明確化、判断を行っていきます。

4-1-4 リスク管理とリスク情報交換

　有害性を示すリスクが明らかになると、そのリスクをそのままにしておくか、最小限にとどめるべきか、あるいは減らすべきか、ということを検討し、適切な対策を選択して実施していくわけですが、こうした過程の全体を「リスク管理」と呼んでいます。

　リスク管理の実施にあたっては、従来行われていたリスク評価と、社会的・経済的・政治的な要請等を考え合わせ、さらに新しい効果的な方策などを検討していきます。

　こうしたリスク管理において、環境汚染物質や残留農薬等の許容限界を定める検討も行われています。食品添加物などの場合はそれを含む食品の容器包装等にそれらを含有しているという表示を義務づけたりしますし、調理や加工の

過程で生じる有害化学物質や天然毒に対しては、講習会等の教育を通して、個人レベルで危害因子を避けることのできるような方策が実施されています。

微生物のリスク管理については、「危害分析重要管理点システム」hazard analysis critical control point system, HACCPのような予防的措置とともに、食品の微生物汚染に関する調査、調理師等の教育、ガイドラインの作成等が併行して対処されることが効果的です。

一つのリスク管理の手法が別のリスクを生じさせる原因となる場合（飲料水の殺菌効果を持つ物質など）もあり、こうした過程においてはより十分な検討が必要とされるところです。

また、リスク評価やリスク管理にあたっては、当然のことながら、周辺の関係者との情報交換や関心を持つ研究者・団体等との協力・調査が周到に行われる必要があります。それがリスク情報交換と呼ばれるものです。

リスク評価やリスク管理を行う過程において、対象の測定上の誤差や推定・仮説段階の判断の粗さなどから、情報の不確実性が生じる場合も考えられます。より客観的で正確な調査・判断を行う上でも、一定の集団に分布している量（食品摂取量、暴露期間、感受性等）に偏向することがないように、さまざまな視点からのアプローチ、多様性のある取り組み方が不可欠です。

図4-1　リスク管理の3つの要素

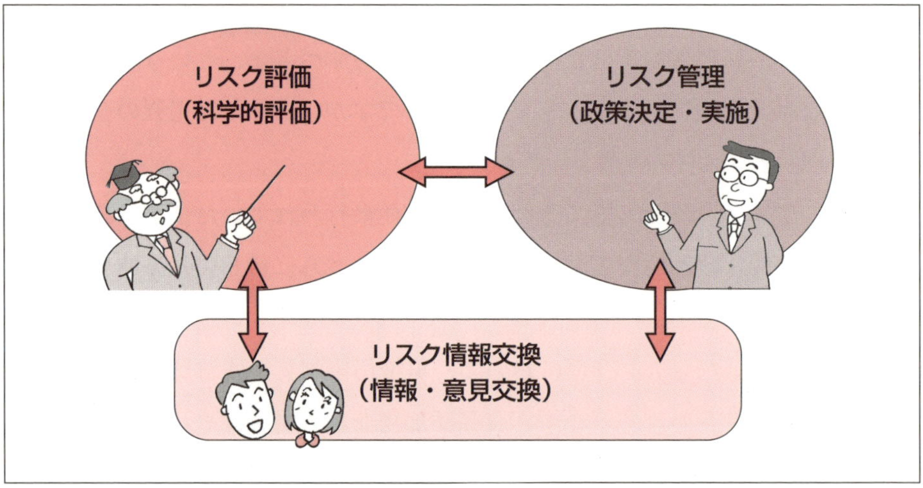

4-2 日本におけるリスク評価について

4-2-1 日本の食品の安全性評価

　「FAO/WHO 合同食品汚染モニタリング計画」は、1976（昭和51）年にスタートした地球環境監視システムの一つですが、日本ではこの計画のもとに「食品汚染物モニタリングプログラムの確立・強化に関するガイドライン」が作成され、「日常食からの汚染化学物質摂取量調査ガイドライン」も設定されました。

　このガイドラインは大きく分けて、食物消費量の推定方法（食物摂取状況調査）と、そのデータに基づいて汚染物質の摂取量を分析する方法との二つの部分から成り立っています。

　ここには、過食者に対する考え方、分析法の原則、精度管理の方法、あるいはデータの解析方法も記載され、食品汚染物質の人体への取り込み量を実験的に追求するのに必要な考え方はすべて網羅されているといってよいでしょう。

　日本における食品の安全性評価は、1977（昭和52）年から毎年、厚生省汚染物質研究班によりマーケット・バスケット方式を用いて食品添加物などを全国的に測定してきました。これは「食品添加物1日摂取量調査方式」と呼ばれるもので、日本人の1日摂取量を短期間に一度に多数の食品添加物について調査するものです。

　このマーケット・バスケット方式による「トータルダイエット調査」の方法は、食物消費量データにのっとって、マーケットから多くの食品を買い集め、調理すべきものは調理して「平均的食事」をモデルとして設定し、個々の食品ごとに、あるいはいくつかの食品群ごとに直接分析していきます。この方法は多様な食料生産手段や食品加工における種々の変化を総合的に把握することに最も適した方法とされています。

　しかし、FAO/WHOが設定した「日常食からの汚染化学物質摂取量調査ガイド

ライン」と日本で例年行っている「トータルダイエット調査」とは必ずしも一致するものではないために、国際的基準に合わせた整合性という観点からも、両者を比較検討した上での日本人のための食品リストの作成・考察が進められています。

4-2-2 栄養の評価・判定とリスク管理

　栄養管理とは、対象者の栄養状態を評価・判定して、栄養上の問題となるものを改善するために、個々人に適した栄養ケアを行っていくことであり、その業務・手順を効率的に行うためにシステム化したものです。

　栄養管理には、最適の栄養ケアを提供するために、まず、対象者をスクリーニング（ある基準によるふるい分け）し、その上で、栄養状態の評価・判定を詳細に行うかどうかが決められます。栄養状態が的確に評価・判定されると、それを基にした栄養ケア計画が立てられ、それを実施しながら栄養状態の変化をモニタリングしていきます。さらに、その結果について計画等の評価や栄養アセスメントなどを検討し、それに基づいた新たな栄養ケアを繰り返して実施していきます。

　また一方では、有害作用を示す危険因子に対して、そのままにしておくのか、最小限にとどめるのか、あるいは消滅してしまうのか、などの適切な方策を検討し、選択・実施する「リスク管理」を行っていくことになります。

　現在、栄養問題に関連するリスク管理としては、次の事項が提唱されています。

　人体の栄養状態の栄養管理としては、栄養素の欠乏状態に陥るリスクから遠ざかり（回避）、栄養素の過剰状態をもたらすリスクからも遠ざかり（回避）、疾病誘発のリスク要因を低減・除去していくこととされています。

　さらに、栄養状態をよりよくして免疫能を増大し、QOLを向上していくこととされています。

　食事摂取基準において、平均必要量、許容上限摂取量、また、摂取安全域が示されていることは、栄養素摂取に関連して、リスク管理の枠組を示すものとされています。

また、加工食品、調理済み食品等に栄養成分を表示したり、栄養素摂取の目安量を策定したり、食生活指針を策定したりすることも、リスク管理の一環として見なされています。

4-2-3 「国民健康・栄養調査」──日本独自の栄養調査

「国民栄養調査」は、第二次世界大戦後の窮乏状態にあった1945（昭和20）年に、国民の食糧状況を把握し、諸外国からの緊急食糧対策援助を得るための基礎資料を作成するため、連合軍最高司令部（GHQ）の指令を受けて東京都内で実施されたことが始まりです。

1948（昭和23）年以降は全国規模の調査となり毎年実施されるようになり、1952（昭和27）年には栄養改善法が制定され、法律に基づく調査として国民の健康状態や栄養素摂取量を把握する役割を担うようになりました。国際的に見ても、日本のように、半世紀以上にわたり毎年全国規模で栄養調査を行っている国は他にありません。

調査開始当時の敗戦後の混乱期においては、栄養素欠乏や発育不全を念頭に置いた調査が行われていましたが、その後の復興と国民生活の安定により経済的繁栄を迎える1970年前後から、国民の食生活の変化や生活習慣病の増加が見られるようになり、エネルギーの過剰摂取や栄養素摂取の偏りが大きな問題として注目されるようになりました。

その結果、従来行われていた世帯調査にとどまらず、個人についても栄養状態の評価・判定を行う調査内容を推進し、食事と疾病との相関関係を追究していくものに変わりました。このため、栄養調査に加えて、各種血液検査、飲酒、喫煙、身体活動・運動習慣等の生活習慣についても調査が行われるようになり、現在に至っています。

国民栄養調査の実施内容は、全国から無作為に300地区が抽出され、その調査地区内の世帯（6,000世帯）および世帯員（約30,000名）を調査対象として始められました。しかし最近は調査対象は減少し、2006（平成18）年の場合は、世帯数

約5,000世帯、世帯員約15,000名になっています。

　食事内容に関する「栄養摂取状況調査」については、1995（平成7）年から、それまで行われていた世帯単位の3日間秤量記録法が改められ、1日調査になるとともに個人単位での摂取量を推定するための「比例案分法」が導入され、医療の一環としての位置づけがなされています（栄養素計算は、科学技術庁資源調査会（現在は文部科学省資源室）策定の日本食品標準成分表に準拠しています）。

　その調査結果は、「21世紀における国民健康づくり運動（健康日本21）」や食育基本法に基づく食育推進基本計画、都道府県が実施する健康増進施策など、健康づくりに関する各種取り組みの基礎データとして活用されています。

　なお、2002（平成14）年までは、「国民栄養調査」として、栄養改善法（昭和27年法律第248号）に基づき、国民の食品の摂取量、栄養素等摂取量の実態を把握すると同時に栄養と健康との関連を明らかにし、広く健康増進対策等に必要な基礎資料を得ることを目的として実施されてきました。

　2003（平成15）年からは、「国民健康・栄養調査」として、健康増進法（平成14年法律第103号）に基づき、国民の身体の状況、栄養摂取量および生活習慣の状況を明らかにし、国民の健康増進の総合的な推進を図るための基礎資料を得ることを目的に実施されています。

4-2-4　近年の栄養調査の結果報告と国民の健康状態

　「国民健康・栄養調査」は、身体状況調査、栄養素等摂取状況調査、生活習慣調査からなり、毎年把握する基本的な項目と、周期的に重点を置いて把握する項目に分けて調査を行っています。

　近年の結果報告の概要の特色を見ると、2005年（平成17年11月実施）の場合は、子どもの体型の状況を年次推移で見ると、男女共に「普通」の者の割合が減少傾向を示しています。体型の状況を年次推移で見ると、「普通」の者の比率が男子は1988（昭和63）年の64.0％から2005（平成17）年の57.0％と7ポイント減

少、女子は昭和63年の62.1％から平成17年の56.6％と5.5ポイント減少しています。

また、生活習慣を見た場合は、朝食を「子どもだけで食べる」と回答した者の割合は増加傾向にあります。ふだん、子どもが朝食を誰と一緒に食べるかについて、「子どもだけで食べる」と回答した者の比率は、小中学生共に増加傾向にあり、平成17年には小学生においても40％を超えていました。

また、ふだん子どもが夕食を何時に食べるかについて、「19時以降」と回答した者の比率は増加傾向であり、とくに「20時以降」は、平成5年の1.7％から平成17年の7.1％と、5.4ポイント増加していました。

メタボリックシンドローム（内臓脂肪症候群）の状況は、40〜74歳では男性の2人に1人、女性の5人に1人が、メタボリックシンドロームが強く疑われる者または予備群と考えられる者でした。

栄養素等摂取の状況は、エネルギー摂取量の平均値は、男女共に漸減傾向。脂肪からのエネルギー摂取が30％以上の者の割合は、成人の男性で約2割、女性で約3割に達しています。

2006（平成18）年の調査結果の概要では、生活習慣病有病者の状況について糖尿病の疑われる人1,870万人、高血圧症の疑われる人5,490万人と推定されています。メタボリックシンドロームの状況は、40〜74歳で男性2人に1人、女性5人に1人がメタボリックシンドロームの疑い、予備軍と考えられています。

身体活動・運動の状況については身体を動かすこと、運動を実行していないが3〜4割以上、食習慣の状況については朝食の欠食率、夕食を午後9時以降に食べる者が男女共に高くなる傾向でした。

2007（平成19）年の国民健康・栄養調査の結果概要では、「糖尿病」「休養（睡眠）」が重点調査項目とされました。

糖尿病が強く疑われる人は約890万人、糖尿病の可能性が否定できない人は約1,320万人、併せて約2,210万人と推定され、5年前、10年前と比べて糖尿病が増加していることがわかりました。

「糖尿病が強く疑われる人」の判定基準は、ヘモグロビンA_1cの値が6.1％以上、または、質問票で「現在糖尿病の治療を受けている」と答えた人です。

糖尿病の検査後に「異常あり」といわれた者のうち、保健指導等を受けた者は約8割でした。
　さらに、「生活習慣を改めた」と回答した者は約9割ですが、糖尿病に関する知識については、「正しい食生活と運動習慣は、糖尿病の予防に効果がある」は約9割、「糖尿病は失明の原因になる」は約8割と高い正答率でした。
　「糖尿病は腎臓障害の原因となる」の正答率は中程度、「糖尿病の人には、血圧の高い人が多い」「軽い糖尿病の人でも、心臓病や脳卒中になりやすい」の正答率は低かった、となっています。
　国民健康・栄養調査では、糖尿病の増加原因についての明確な因果関係を証明することは困難ですが、日常生活での運動不足や食生活の乱れ、糖尿病のリスクの一つである肥満者の増加などの影響が考えられます。
　2008（平成20）年4月からは、こうしたメタボリックシンドロームに着目した特定健康診査・特定保健指導が実施されています。特定健康診査・特定保健指導は、健診の結果から、生活習慣の改善が必要な者を把握し、これらの者に

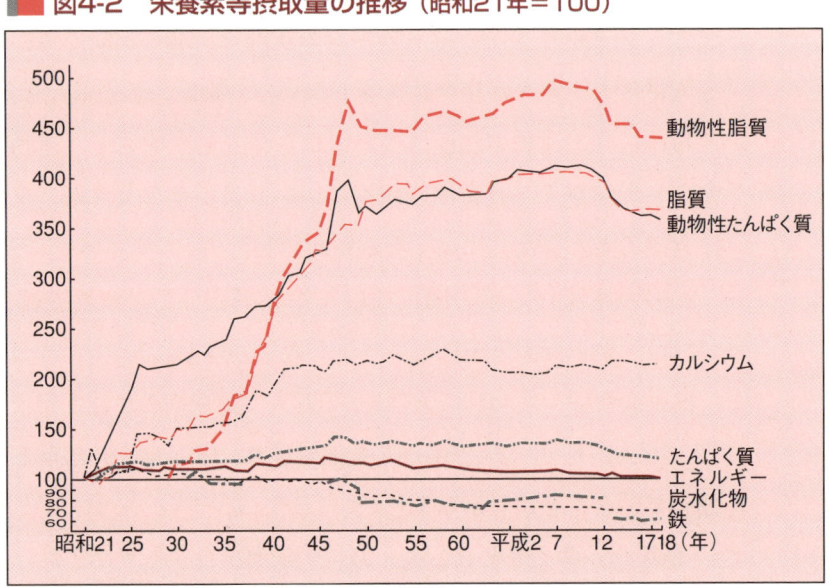

■ 図4-2　栄養素等摂取量の推移（昭和21年＝100）

注）動物性脂質については昭和27年＝100，鉄については昭和30年＝100としている。

対し運動指導や食生活改善指導等の保健指導を行うことで、生活習慣病の発症・重症化予防を図ることを目的としています。

■ 図4-3　エネルギー摂取量の推移

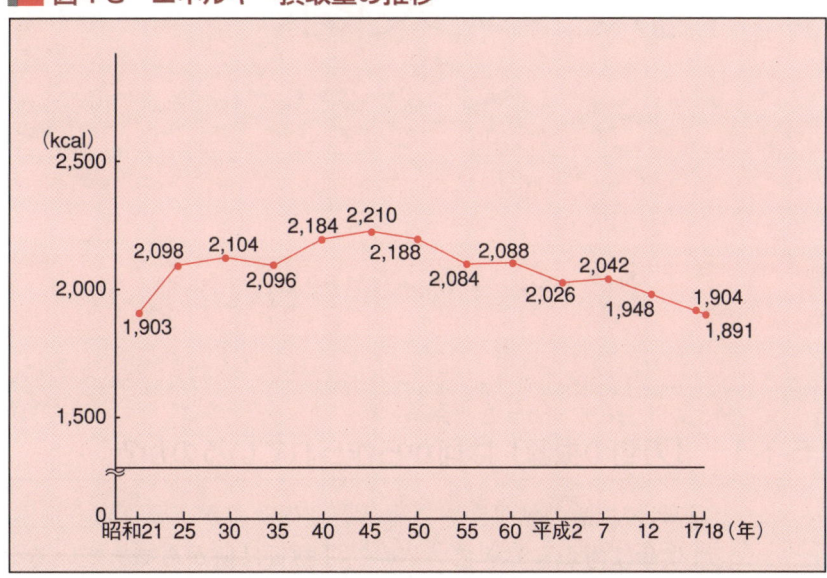

年	kcal
昭和21	1,903
25	2,098
30	2,104
35	2,096
40	2,184
45	2,210
50	2,188
55	2,084
60	2,088
平成2	2,026
7	2,042
12	1,948
17	1,904
18	1,891

■ 図4-4　たんぱく質摂取量の推移

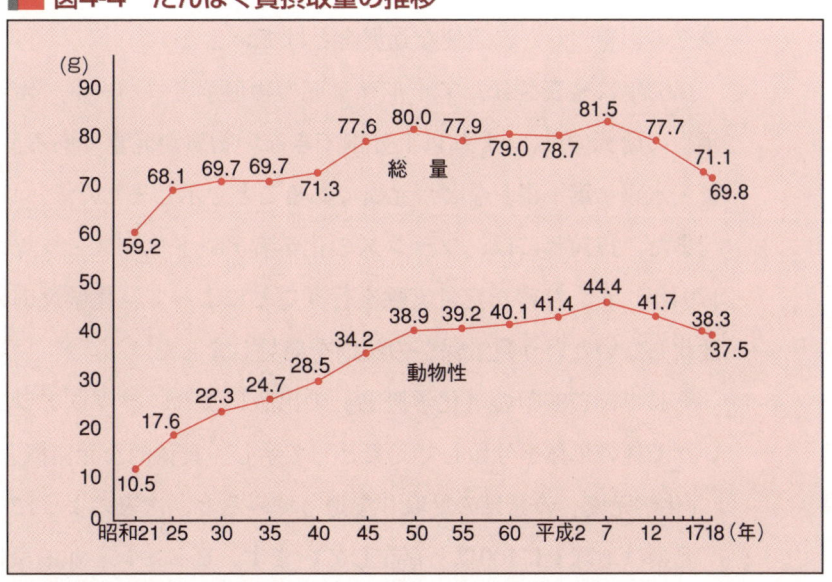

年	総量(g)	動物性(g)
昭和21	59.2	10.5
25	68.1	17.6
30	69.7	22.3
35	69.7	24.7
40	71.3	28.5
45	77.6	34.2
50	80.0	38.9
55	77.9	39.2
60	79.0	40.1
平成2	78.7	41.4
7	81.5	44.4
12	77.7	41.7
17	71.1	38.3
18	69.8	37.5

第Ⅴ章 人間栄養の評価・判定の実際

5-1 生命の始まりへ向けられた問い

5-1-1 「万物の根源」は何から作られているのか?

「生命は何からできているか?」「物質は何からできているのか?」という問いかけは、遠くはるかな時代から人々の心をとらえてきましたが、こうした哲学的な思索は17世紀の社会に入るとさまざまな自然科学の研究活動や産業社会の成立の影響のもとに急速な進展をとげていきます。

1662年に発表されたアイルランドの物理学者ロバート・ボイル（1627～1691年）の研究では、「それ以上分割できない物質が元素である」と定義され、「硫黄・水銀・銅・銀」などが元素であることを示しました。

また、1774年には、フランスの化学者アントワーヌ・ラヴォアジェ（1743～1794年）が、精密な定量実験を行うことによって、化学反応の前後では質量が変化しないという質量保存の法則を発見しました。

そして、1789年の『化学概論』の出版により、ラヴォアジェは当時知られていた33種の単体を分類して元素として示し、具体的な元素概念を確立しました。

「化学元素」の発見の足取りを追ってみると、次表のようになります。

元素は地球上に100以上存在しています。ビタミンと並ぶ微量栄養素のミネラ

ルは、人間の体内に存在するミネラルのうち、一般的な有機物に含まれる元素（炭素・水素・窒素・酸素）をのぞいたもののことです。

さらにいえば、そのミネラルの中でも、生体に欠かすことのできないもの、体の機能の維持や調節など、成長や生命活動に必要な役割を果たすものを「必須ミネラル」とも呼んでいます。必須ミネラルは体重の約4～5％で、成人男性では約3.5kg、成人女性では約2.8kgを占めています。

■ 表5-1　主な「化学元素」の発見の過程

▶1669年……リン	▶1817年……セレン
▶1766年……水素	▶1860年……セシウム
▶1772年……窒素	▶1861年……ルビジウム
▶1774年……酸素	▶1894年……アルゴン
▶1774年……塩素	▶1898年……ネオン、クリプトン、キセノン
▶1778年……モリブデン	▶1898年……ラジウム、ポロニウム
▶1783年……タングステン	
▶1789年……ウラン	

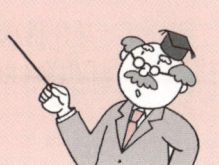

5-2　5つの身体構成レベルと栄養パラメーター

5-2-1　人体栄養の評価を可能とした2つの科学的根拠

　人間の体を作っている栄養状態に関する見方や実測は、どのような考え方によって進められてきたのか？　という人間栄養に関する考察は、おおよそのところ、身体の栄養成分組成と食事の栄養成分組成という2つの視点によって、根拠が示され、比較検討されることから始められました。

1977年、アメリカの外科医スタンリー・ダドリックらは、人体の栄養状態を観察する場合に、栄養パラメーターを考察し、その有効性を実証してきました。

　栄養パラメーターというのは人間の栄養の状態を客観的に判定する評価方法のことです。「パラメーター」という語にはさまざまな事柄の要素、条件といったほどの意味があります。

　栄養アセスメントにおける栄養パラメーターは、身体計測・臨床検査・生化学検査・食事摂取状況などから得たデータを基に、栄養状態を評価しています。

　さらに1992年、コロンビア大学のスティーブン・ヘイムズフィールドらは、現在行われている利用可能の測定法を駆使して、人体構成を観察し、人体の栄養状態を評価・判定する場合には、「5段階レベル」で考察することの妥当性を提唱しました。

　ここにおいて、人体の栄養状態を評価する科学的手法が、栄養パラメーターと身体の構成評価によって確立され、一応の定着を見たと考えてよいでしょう。

　身体構成と人体栄養の関係は、その5つのレベルによって解りやすく理解することができます。

5-2-2 ｜ レベルⅠ（原子）──身体構成と元素

　体を5つのレベルに分けて考える身体の構成部分への対応は、各成分の構成比率などを測定する体組成測定の上でとても重要です。

　人体の最も基本的な構成として考えられるものは、「原子または元素」の世界です。

　生物を含むすべての物体は、小さな粒子である「原子」というものから構成されています。そして、この原子が「分子」と呼ばれる集合体を形成し、私たちが見ることのできるさまざまな物体を作っています。

　たとえば水の場合では、その物質の最小単位の粒子が「分子」ですが、分子は2個の「水素」と呼ばれる原子と、1個の「酸素」と呼ばれる原子に分けることができます。人間の身体は無数個の細胞から作られていますが、その細胞

図5-1　身体の構成部分の5段階モデル

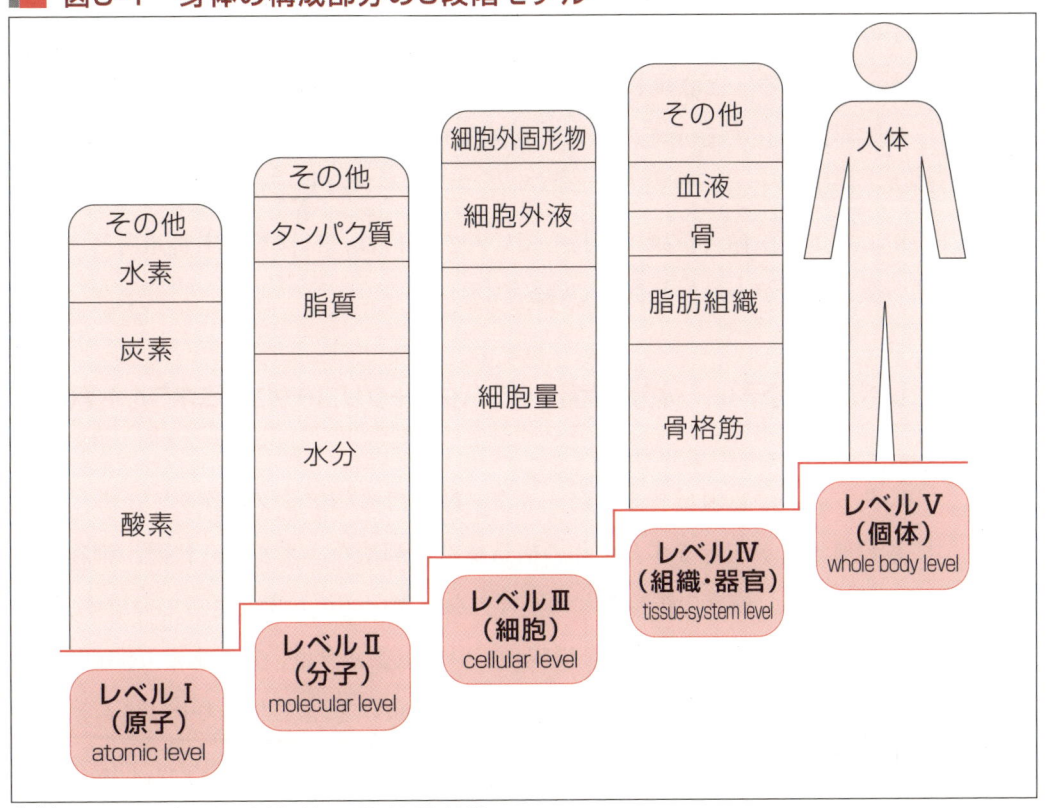

レベルⅠ（原子） atomic level	レベルⅡ（分子） molecular level	レベルⅢ（細胞） cellular level	レベルⅣ（組織・器官） tissue-system level	レベルⅤ（個体） whole body level
その他 水素 炭素 酸素	その他 タンパク質 脂質 水分	細胞外固形物 細胞外液 細胞量	その他 血液 骨 脂肪組織 骨格筋	人体

出典）Heymsfieldら：Am.J.Clin.Nutr., 56,19-28,1992.

　は無数の分子からなり、その分子の内部には、天文学的な数の原子が存在しているわけです。

　地球上にあるすべてのものを原子の段階に分解すると、約110種類の原子が存在することが確認されています。

　人間はその60％が水といわれ、水以外の部分は炭素原子が50％、酸素原子が20％、水素原子が10％、窒素原子が8.5％、カルシウム原子が4％、リン原子が2.5％、カリウム原子が1％などから構成されています。

　原子とは、内部に持つ陽子と中性子の各個数の違いで区別される個々の粒子です。たとえば炭素原子は中性子数の異なる12C、13C、14Cの3種類が存在します。

　一方元素は、中性子数にかかわらず、ある特定の陽子数（原子番号）を持つ

原子のグループを指します。たとえば、「炭素は燃焼（酸素と結合）して二酸化炭素を生成する」と表現した場合の「炭素」や「酸素」は元素を意味します。

　自然界に存在する元素のうち、約50種類の元素が人体から検出されますが、酸素、炭素、水素、窒素、カルシウム、リンなどが大部分を占めています。その中でヒトが生命を健康に維持していくためには、11種類の主要元素と、9種類の微量元素が不可欠とされています。

5-2-3 ｜ レベルⅡ（分子）──水分＋脂質＋タンパク質＋グリコーゲン＋ミネラル＋その他

　ビタミンには必須ビタミンが、アミノ酸には必須アミノ酸があるように元素にも必須元素があります。生体の構造維持、潤滑なエネルギー代謝、細胞の増殖、自己複製、種族の維持などに不可欠な元素を必須元素といっています。

　三大栄養素 macronutrient を構成している主要元素は、体重あたり96.6％含まれています。これに、カルシウム、リン、硫黄、カリウム、ナトリウム、クロール、マグネシウムなど、塩類を構成する主要元素を加算すると、99.5％になります。

　たとえば国際放射線防護委員会 International Commission on Radiological Protection, ICRP が採用している体重70kgの基準人 Reference Man の場合では1％以上存在する6種類の元素は、酸素、炭素、水素、窒素、カルシウム、およびリンで全体の99.4％を占めています。約60％は水であり、脂肪（脂質）約20％、タンパク質約15％で、カルシウムとリンはその大部分が骨および歯に存在しています。

　身体構成成分としてのタンパク質の平均密度は1.34g/cm^{3}とされ、アミノ酸から核タンパク質 nucleoprotein までの窒素を含むすべての化合物をいいます。タンパク質は身体構成の成分の他に、栄養素の1つであり、酵素として生体内のあらゆる代謝に関与し、免疫応答や血液凝固に際して中心的役割を果たしています。

　タンパク質を加水分解すると約20種類のアミノ酸になります。

アミノ酸は炭素、水素、酸素、窒素によって構成されています。1つの分子内に、水素イオンを与えることのできるカルボキシル基と、水素イオンを受けることのできるアミノ基というものがあります。そして、2つの基ともに、同じ炭素に結合しています。

システインやメチオニンのように、側鎖に硫黄を含むものは含硫アミノ酸といいます。

グリコーゲンは炭水化物の主な貯蔵形態であり、ほとんどの細胞の細胞質に存在し、主に骨格筋、肝臓に分布しています。

ミネラルは金属元素と非金属元素からなる無機化合物です。金属元素にはカルシウム、カリウム、ナトリウム、マグネシウムなどがあり、非金属元素には酸素、リン、塩素などがあります。

ミネラルは骨内塩と骨外塩の2つに分類されます。骨塩の大部分は、カルシウム・ハイドロキシアパタイトで、カルシウムが分子量の39.8％を占めます。カルシウム・ハイドロキシアパタイトは、体内総カルシウム量の約99％と、体内総リン量の約86％を含んでいます。骨外塩には、主にカリウム、ナトリウム、塩素が含まれます。

「脂質」と「脂肪」はしばしば混同されますが、脂質は、水に溶解せず、エーテル、ベンゼン、クロロホルムなどの有機溶媒に溶解する化学化合物の集合体です。

脂肪はトリグリセライドと同義語で、厳密にいえば脂肪は総脂質の内のサブカテゴリーです。成人では、総脂質の約90％が脂肪です。

脂質は必須脂質と非必須脂質の2つに分類されます。リン脂質などの必須脂質は、細胞膜の形成などに重要な役割を担っています。非必須脂質の大部分はトリグリセライドです。トリグリセライドは、熱の絶縁体あるいは代謝熱量を貯蔵する役割があります。

体脂肪測定を行う場合は、総脂質の約90％を占める脂肪を測定することになりますが、そのほとんどはトリグリセライドの形で存在します。脂質は、一般的に男性より女性のほうが多く、平均値は30％とされていますが、成分の中では最も個人差が大きいものです。

糖質は、食物から取り込む量は多いのですが、そのほとんどをエネルギー源としてすぐに燃焼してしまうため、体内での割合は少なくなっています。

■ 表5-2　欧米および日本における基準人の体組成

	基準人 欧米人男*		基準人 日本人男**	
	(kg)	(%)	(kg)	(%)
体重	70	100	60	100
脂肪	13.5	19.3	10	16.7
水	42	60	37	61.7
タンパク質	10.6	15.1	9.2	15.3
灰分	3.7	5.3	3.2	5.3

*ICRP Reference Man, ICRP（1975）
**田中義一郎（1989）

5-2-4　人間を構成する成分の割合

　人間の体は、食物から取り込んだ栄養素を中心として成り立っています。その成分割合は、年齢・性別・体格・栄養状態などによって異なります。

> ・水分　50〜60%　　・タンパク質　15〜18%
> ・脂質　16%以上　　・ミネラル　2〜5%以上
> ・糖質　1%以下　　　・ビタミン　微量

　食物に含まれる栄養素には、炭水化物（糖質、食物繊維）、脂質、たんぱく質の三大栄養成分の「高分子の栄養成分」と、ビタミン、ミネラル（無機質）などの「低分子の栄養成分」があります。
　日本ではこれらを一括りにして「五大栄養素」とも呼ばれる場合があります。

しかしこのような呼び方は日本のみで使われている俗称であり、国際的な正式のものではありません。人体の成分は、約20種類の元素でできています。これらの元素がいろいろな結びつき方をして、脂質、炭水化物などの有機化合物やミネラルなどの無機化合物を作っています。

●人体を構成する元素の割合

酸素 65.0%	イオウ 0.25%	銅 0.00002%
炭素 18.0%	塩素 0.15%	マンガン 微量
水素 10.0%	ナトリウム 0.15%	コバルト 微量
窒素 3.0%	マグネシウム 0.005%	モリブデン 微量
カルシウム 1.5%	ヨウ素 0.01%	セレン 微量
リン 1.0%	フッ素 0.01%	亜鉛 微量
カリウム 0.35%	鉄 0.006%	

●主な元素の生体内での働き

▶水・有機化合物（タンパク質，脂質，糖質，核酸）の構成元素
　⇒ 炭素，酸素，水素，窒素，リン，硫黄

▶骨など，体を支持し堅さを保つ働きをする元素
　⇒ カルシウム，リン，マグネシウム

▶体液中でイオンとなり浸透圧や神経の活動電位を発生させる元素
　⇒ ナトリウム，カリウム，カルシウム，塩素，マグネシウム，リン，酸素，水素

▶酵素の働きを助けたり，ホルモンの構成成分となる元素
　⇒ カルシウム，ヨウ素，鉄，銅，マンガン，マグネシウム，セレン，亜鉛，コバルト，クロム，フッ素，モリブデン

5-2-5 レベルⅢ（細胞）——身体構成と細胞

　私たちの身体を細胞レベルで観察してみますと、およそ3分の2近くが細胞であり、約4分の1弱が細胞・組織間液、消化管液や血漿などの細胞外液です。残りの約10％が細胞外個体とされています。

　個体発生の過程では、1個の受精卵が細胞分裂と分化を繰り返し、60兆個もの細胞に達します。これらの細胞は集団を作って組織や器官をなし、生命体のさまざまな働きを遂行しています。

　細胞は、DNAの遺伝情報を複製すると同時に、その転写RNAを翻訳して酵素タンパク質を合成し、その酵素の代謝によって自分自身を再生する能力を持っています。

　それと同時に、タンパク質を含む脂質二重層の膜構造に包まれて、細胞の内と外とは隔離されています。

　このような構造と機能を持った、生命の最小の基本的単位のものが細胞です。

　細胞の内外は、情報、エネルギー、生体物質の統一的な交換、変換の調節regulation が行われています。そのため、栄養と栄養素の定義に従うと、"栄養"の課題は、細胞レベルにおいて観察、考察することになります。

　すべての生命体の構造と機能の単位は細胞です。細胞には構造的に原核細胞と真核細胞の2つがあります。細胞膜は、リン脂質や糖脂質、コレステロール、タンパク質からなります。

　細胞は種々の膜構造で構成され、細胞膜の厚さは約10nm。形質膜（細胞膜）、核膜、小胞体膜、ゴルジ体膜、リソソーム膜、ペルオキシソーム膜、ミトコンドリア膜（内膜、外膜）などがあります。膜は生命現象の発現の場です。膜の主成分はリン脂質や糖脂質などの極性脂質とタンパク質で、コレステロールも重要な働きをします。

　リン脂質疎水部は二重層をなして厚さ6〜7.5nmの2分子膜を形成しています。膜の表面や膜中に膜タンパク質が浮遊し、膜は絶えず動いています。真核細胞の膜では、細胞質側にスペクトリン、アンキリンなどのタンパク質からな

る網目状の裏打ち構造が広がり、これがさらに、細胞骨格タンパク質（マイクロチューブル、マイクロフィラメント、中間径フィラメントなど）と連結し、膜を支えています。

アデノシン三リン酸（ATP）のようなリン酸化合物などは、膜、細胞膜を直接透過することはできません。リン酸の離れた化合物として細胞膜を通過して細胞の中でリン酸化合物になっています。

●細胞の重要な働き
▶ 細胞の形態（構造）保持
▶ 内部環境の調節と細胞内外への選択的物質輸送輸送体やサイトーシス
▶ 細胞表面や膜で区切られた領域の酵素
  細胞内の小器官は生体膜中や生体膜で区切られた領域に特有の酵素をもって機能
▶ "抗原"分子、血液型、組織適合抗原など ⇒ 個体の特徴を示す"細胞の顔"
▶ 情報の受容体（レセプター）やリガンド（特定の受容体に特異的に結合する物質）、細胞内への情報伝達、細胞間認識機構、ウイルス感染の標的

5-2-6 レベルⅣ（組織・器官）──筋肉、脂肪組織、骨、血液

体組成の観点からは、筋肉、脂肪組織、骨、血液などが重要で、体重の約75％を占めます。一般に器官（臓器）は2つ以上の組織から構成されます。皮膚、内臓などがその他に入ります。

筋組織は筋線維からなる組織、収縮能を有する興奮性組織です。「筋線維」とは「筋細胞」のこと。個体発生学的には、一部の例外を除いて、「中胚葉」に由来します。

神経組織は神経系を構成し、興奮を伝える性質を持つ組織。神経細胞は核を持つ細胞体と神経突起からなり、ニューロンと呼びます。

　同じ大きさ、形態、機能を持った細胞が集合・配列し、組み合わさり、その間を細胞間質で満たしているものを組織 tissue と呼んでいます。細胞間質の性状によって、組織の種類が異なってきます。

　上皮組織、支持組織（広い意味でいう結合組織）、筋組織、神経組織に便宜的に大別されています。

　支持組織には、繊維性結合組織（狭義の結合組織）、軟骨組織、骨組織、さらに血液とリンパがあるとされています。

　組織が集まって、特有の機能を営み、独立した一定の形態を示し、体内の一定の位置に存在しているものを器官と呼んでいます。たとえば、骨は、一つの器官ですが、骨組織、骨髄、骨膜という組織からなっています。心臓、肺臓、胃、腸、口、眼、耳などがあります。

　人体は、組織や器官が入り混じって複雑な構造と機能を示していますが、人間の栄養問題を論議する場合には、人間丸ごとの個体レベルと細胞レベルとの間は、組織・器官レベルとを一括して取り扱ったほうが、簡略化されて理解されやすいともいえます。

　身体構成を組織・器官レベルとして観察してみると、重量順では、骨格筋、脂肪組織、骨、血液、内臓、その他という順になります。

　一般的には、レベルⅢ、レベルⅣを組み合わせたような項目、いわゆる栄養パラメーター（栄養素分類）が用いられています。これを用いて、身体構成が観察され、人体の栄養状態が評価・判定 nutritional assessment されています。

5-2-7　レベルⅤ（個体）──一つの系統立った構造と機能

　器官・組織はそれぞれ寄り集まって一つの系統立った構造と機能を示しています。これを系と呼んでいます。筋・骨格系、循環器系、呼吸器系、消化器系、泌尿器系、内分泌系、神経系などがあります。

個体レベルにおいては、血液を介して、器官、組織の間を輸送されて栄養素の量、ならびにその質の変化から、また、これに組織、器官、系等の構造と機能の変化を併せて、人体の栄養状態を伺い知ることにしています。

このように、身体構成の5段階レベルは、人体の栄養状態を評価・判定するための基礎的手段とされています（表5-3）。

■ 表5-3　5段階モデルと身体計測

身体構成成分の内訳				身体計測				
レベルⅠ	レベルⅡ	レベルⅢ	レベルⅣ	レベルⅤ				
				体重	身長	体周囲	皮脂厚	フレームサイズ
炭素	脂肪	脂肪細胞	脂肪組織	◎		◎	◎	
	除脂肪成分	細胞	除脂肪組織	◎	○	○		
		細胞外液						
		細胞外個体						
カルシウム	骨ミネラル	細胞外個体	骨	○	◎			◎
リン								
窒素	たんぱく質	細胞	骨格筋	◎	◎	○		
カリウム	水		内臓					
	骨外のミネラル							
ナトリウム	骨外のミネラル	細胞外液	血液	○	○			
塩素	水		間質液					

注）◎：よく反映する　　○：比較的よく反映する
出典）吉池信男：身体計測,「からだの科学」（増刊）栄養療法の新知識, p.92〜96, 日本評論社, 1995. より一部加工.
　　　細谷憲政・中村丁次編著：臨床栄養管理, 第一出版, 1997.

図5-2　身体構成と栄養パラメーター

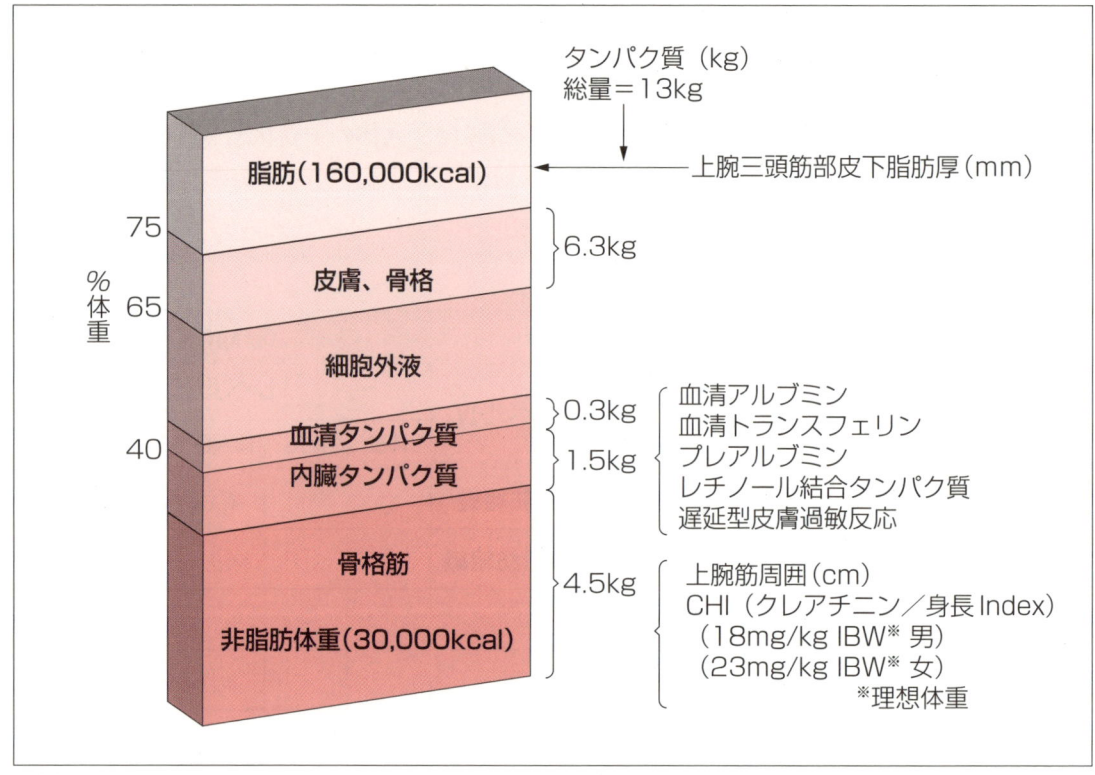

％体重

- 脂肪（160,000kcal）
- 皮膚、骨格 } 6.3kg
- 細胞外液
- 血清タンパク質 } 0.3kg
- 内臓タンパク質 } 1.5kg
- 骨格筋 } 4.5kg
- 非脂肪体重（30,000kcal）

75
65
40

タンパク質（kg）総量＝13kg
上腕三頭筋部皮下脂肪厚（mm）

血清アルブミン
血清トランスフェリン
プレアルブミン
レチノール結合タンパク質
遅延型皮膚過敏反応

上腕筋周囲（cm）
CHI（クレアチニン／身長Index）
（18mg/kg IBW※ 男）
（23mg/kg IBW※ 女）
※理想体重

出典）Dudrick，Blackburnら：J. Parent. Ent. Nutr., 1, 11-22, 1977.

5-3　人体の成分組成と生体内の働き

5-3-1　体組成——水分、脂質、タンパク質、無機質

　体組成（身体組成ともいいます）とは、身体の成分組成のことで、水分、脂質、タンパク質、無機質とに分けられます。性、年齢、生活条件、生活習慣等の影響を受けます。

　前述のように、人体において最も豊富な成分は水分で、体内総水分量は成人で体重の60％程度、新生児では75％程度を占めます。

水分の次に多い成分は脂質で、必須脂質（essential lipid；細胞膜を形成するなど重要な働きをします）と非必須脂質（中性脂肪など、エネルギーの貯蔵作用を持つ）に分類されます。

タンパク質は筋肉や臓器など、無機質は骨などを形づくる材料です。

身体組成研究は、運動科学、栄養、疾病、発育、加齢などといった人間生物学の分野として、解剖学的意義と生物学的意義を持っています。

生体内の成分を直接測定することは不可能ですので、体組成を間接的に推定する方法が開発されました。最近では、家庭で手軽に体脂肪率や体組成を推定できる機器も普及しています。

■ 図5-3　人体を構成する物質

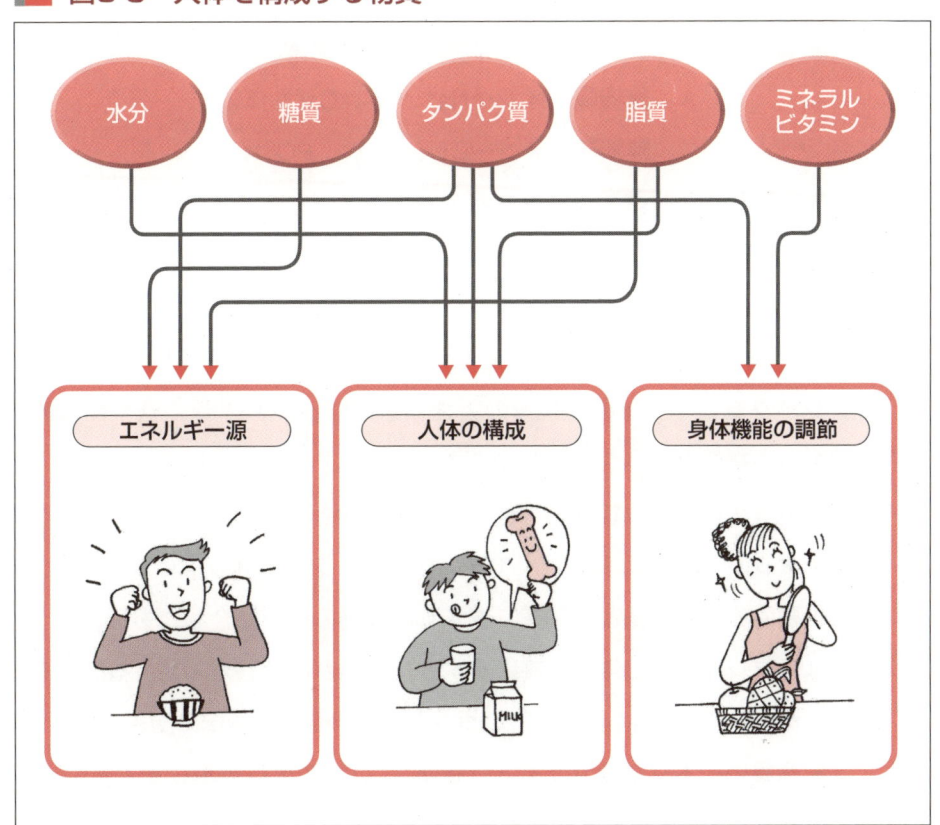

5-3-2 身体構成と人体の栄養状態を理解する

　　人間の体は、食物から取り込んだ栄養素を中心として成り立っています。その成分割合は、年齢・性別・体格・栄養状態などによって異なります。

　　人間の体の中で、最も多いのは水分です。その物質をおおまかに分類すると、水分とそれ以外の固形物ということになり、成長とともに水分が減り、タンパク質の量が増加します。

　　血液や体液などの水分は体重の約60％を占めており、残りの40％ほどが固形

●主な生体物質（生物を構成する物質）

▶水

▶無機物質……空気の成分…酸素や二酸化炭素。
　　　　　　　無機陽イオン…Na^+、K^+、Ca^{2+}、Mg^{2+}、……
　　　　　　　無機陰イオン…Cl^-、SO_4^{2-}、PO_4^{3-}、……

▶有機酸類……酢酸や乳酸などです。

▶アミン類、有機塩基……神経の伝達に使うアセチルコリンやドーパミンなどです。

▶アミノ酸、ペプチド、タンパク質……アミノ酸は、上の有機酸類とアミン類、有機塩基を兼ねた分子です。ペプチドはアミノ酸がつながったもの。タンパク質はペプチドの規模の大きいもの。タンパク質に糖や補酵素などが結合した複合タンパク質もあります。

▶糖質……ブドウ糖、ショ糖、デンプンなどです。

▶ヌクレオシド、ヌクレオチド、核酸……ヌクレオシドはアミン類、有機塩類に属する核酸塩基と、糖質に属するある種の糖が結合したもの。ヌクレオチドはヌクレオシドに無機物質に属するリン酸が結合したもの。核酸はヌクレオチドがたくさん結合したもので、タンパク質の合成や遺伝の働きを担います。

▶脂質……トリグリセライド（脂肪）、コレステロールなどです。

▶ビタミン、補酵素類……体内の化学反応を助ける、比較的小さな分子です。

物（内臓、骨・歯、筋肉、脂肪）ということになります。

　この固形物は有機物と無機物に分類され、有機物はさらに糖質（炭水化物）・タンパク質・脂質の3つに分類されます。

　以上の結果から、水分、糖質（炭水化物）・タンパク質・脂質、そしてミネラル、ビタミンから私たちの体は構成されています。

　ビタミンそれ自体は、身体を構成する物質ではありませんが、生命活動においてなくてはならない働きをする物質です。

　私たちが生命を維持していくためには、人体を構成する物質を体内で合成する必要がありますし、それ以外にも呼吸をするために心肺を活動させ、神経刺激を伝達し、筋肉を収縮伸展させるなどの活動に必要なエネルギーを、外界からとり入れた栄養素から得ていかなければなりません。これらの活動に必要な

COLUMN 5　水分の働きと必要量

●栄養素や酸素を各組織に運ぶ運搬役

　水分は、人間の体重の約50～60％を占め、人体には欠かせない物質の一つです。その割合は、新生児や乳児では高く、高齢になるほど減少します。水分には、次のような働きがあります。

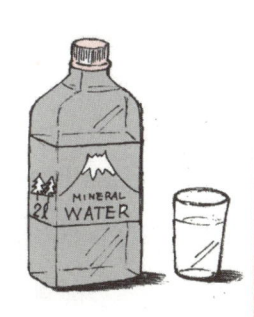

・発汗作用に関係することで体温を調節する。

・栄養素や酸素を体内の各組織に運び、消化・吸収の助けをするとともに、体内で不用になった老廃物を対外へ排出する。

　人間は生命を維持するために、1日に2～3ℓの水分を摂取する必要があります。また発汗量の多い夏場や労働者、運動選手などは、これよりも多めに水分を摂取し、水分の不足に注意しなければなりません。

　体の水分量のうち、その10％を失うと健康に障害が起き、20％が失われると死亡するといわれています。

エネルギーを得る際に重要な役割を果たしているのが「ビタミン」と「ミネラル」という微量な栄養素なのです。

5-4　栄養学と生化学の違いについて

5-4-1　「生化学イコール栄養学」ではないこと

　人間栄養という現在の栄養学のアプローチに至るこれまでの学問的方法・経過はどのようなものであったか、という点についてもふれておきましょう。

　人体を構成している細胞は、人体としての内部環境を一定に維持するために（恒常性の維持）、神経系、内分泌系、免疫系などによって全体的に統御されています。

　そのため、細胞内で行われている栄養素の代謝は、分子レベルの栄養素の代謝とは異なっています。

　一方、組織細胞の増殖は、組織機能の恒常性を維持するために、細胞接着、ホルモン、神経由来物質、成長因子、栄養などによって制御されています。

　この制御 control から外れて、自立的に増殖するようになったものが腫瘍細胞といわれています。

　モルモットなどの実験動物の無細胞系標本を用いて観察される分子レベルの栄養素の変化（代謝）は、調節・制御を受けていないことから、細胞内の栄養素の代謝を類推するための説明資料あるいは作用機序を提供するものの一つに過ぎないと、現在は考えられています。

　従来では、一般生化学の知見イコール栄養素の知見と見なされる傾向がありましたが、現在では、「生化学イコール栄養学」であるという理解はなされておりません。

5-4-2 栄養・栄養学は、細胞レベル、組織レベル、個体レベルで

　生物体を構成しているものの化学は生物化学 biological chemistry として研究され、体系づけられてきました。そのため、生物体の構造に関連する栄養素の化学は"栄養化学"として取り扱われ、栄養士・管理栄養士養成の教科科目として法令で指定されてきました。

　一方、生物体の有効成分の機能に関連する化学ならびにその変化、代謝 metabolism は、生理化学 physiological chemistry として研究され、体系づけられてきました。

　生物体の機能に関連する栄養素の化学ならびにその変化、代謝は、"栄養生理学"として取り扱われ、同様に、栄養士・管理栄養士養成の教科科目として法令で指定されてきました。

　しかし、欧米先進国においては、該当する学問領域は存在しないため、これらに該当する欧文名はありません。

　現在では、生物化学、生理化学は、「生化学 biochemistry」として取り扱われ、栄養素 nutrients の化学とその変化、代謝 metabolism は、分子レベルのものとして代謝図 metabolic map が描かれています。

　栄養学研究イコール栄養素の生化学的研究ということで、栄養学イコール生化学とされた時代もありましたが、現在では、栄養とは、「生物体（人間）が、栄養素（食品 food、食べ物 diet、食事 meal、軽食 snack など）をとり入れた場合の生物体内における処理状態」のことを意味しています。

　そのため、栄養・栄養学は、分子レベルの物ではなく、細胞レベル、組織レベル、個体レベルのものとして、それらの構造と機能に関連する課題として取り組むものとされています。

　これにともない、栄養士・管理栄養士養成の教科目の名称ならびに内容が改正されました（2000（平成12）年）。

　分子レベルでの取り組みは、一般的には、モデル実験動物の無細胞標本（細胞膜は存在しない、細胞のバラバラにされた実験材料）を用いて観察されてい

ます。これは調整 regulation も、制御 control も受けていない分子レベルの変化に過ぎないため、作用機序の一部の情報を示すものと理解されています。

一方、有効性、安全性を評価・判定する場合には、個体レベルで、臨床介入試験 clinical intervention study することと理解されています。

この場合、細胞レベル、組織レベル、器官レベルの観察は、妥当性を評価するものの一つと理解されています。

5-4-3 栄養学の国際的な歴史の流れ——古代の哲学と医学

これまでの西洋の栄養学の歴史の流れについても一覧しておきましょう。

その起点となる最初の大きな流れは紀元前400年～西暦1750年頃で、この時期はギリシャ医学から中世の栄養学説までの時代、自然医学の時代であるといってよいでしょう。

古代エジプトには飢餓状態に陥った人々と富裕層の過食・肥満の記録が残っています。これは現代の先進諸国の過食による生活習慣病と、開発途上国の第三世界が抱え持つ栄養失調・飢餓といった問題と変わるところはありません。当時のエジプトには「栄養と健康」についての科学的知見は存在していませんでしたが、紀元前5世紀頃になると、ギリシャのヒポクラテスらが宗教や哲学と医学を分離させて、栄養学に関する最初の概念を確立しています。

ヒポクラテス（紀元前460年～紀元前377年）の著作『食事について』などは、食事と栄養に関する次のような適切な見解が多数見い出されます。曰く「間違った方法で食物を摂取したために急激に体調が悪化した者は衰弱状態に陥っており、いつ病気に罹っても不思議ではない。食物を摂取する際に十分な注意を払わない者、たとえ注意を払ったとしても正確な食物摂取方法を理解していない者には、病気について正確な知識を得ることは不可能である。」「人間の身体は、食物の摂取方法によって大きな影響をうけやすいものである。」「腹部に脂肪が蓄積している者は、どのような病気にも強い。非常にやせていて消耗状態に陥っている者は病気に弱い。」等々。当時はギリシャ人の食事内容は一般に質

素で、富裕層の家庭においても、食事は1日2回、主食はパンか大麦のお粥で、野菜と果物や魚料理を食べ、肉料理は高価であったため稀にしか口にはできませんでした。しかし、当時の絵には肥満した富裕層の主人とやせて飢餓状態にある奴隷の姿が対比的にとらえられています。

ヒポクラテス学派は自然治癒力を重要視し、生体を構成する4種類の体液（血液・粘液・黒色胆汁・黄色胆汁）のバランスが崩れると病気になると考えました。そしてこの4種類の体液のバランスを保つために最も重要なものが、適切な栄養補給であると考えました。

5-4-4 栄養学の国際的な歴史の流れ──近代生理学の礎

西暦2世紀に入るとギリシャの医学者ガレノス（129年頃～200年頃）が登場し、ガレノスとヒポクラテス学派の考え方はやがてヨーロッパ全土に広まり、ルネッサンス以降までの医学において支配的なものとなっていきます。

ガレノスは解剖学と生理学の研究を行い、プラトンやアリストテレスが提唱した心臓を生命の中心とする学説を追求し、広く支持されていきますが、16世紀に入る頃にはイタリアでは解剖学の発展が大きな影響を与え、近代生理学の礎が築かれることになります。

「体液がしみ出してきて、静脈に突入する」というガレノスの学説を否定し、ウイリアム・ハーベイ（1578～1657年）は静脈弁の重要性を説き、それまで断片的に解明されてきた生理学的知識を統合し、生体内における食物の吸収、転送、代謝経路などについての基礎的見解を確立します。

また、ハーベイと親交のあった同時代の研究者たちも次々と新しい研究成果を収め、科学的理論に基づく新しい生理学が開花していきます。ボイルは、真空状態ではマウスや小鳥の生存も、ろうそくの燃焼も不可能であるという「気体の法則」を確立し、ホークは肺が生命維持のために空気を吸入する臓器であることを証明しました。さらに、ローワーも血液が肺の内部で新鮮な空気と接触し、鮮紅色になることを発見して、過去1500年間にわたり正しいと信じられ

ていた神秘主義的知識に科学的証明が下され、大変革を迎えていきます。

　18世紀に入ると科学が一層の進歩を遂げて、産業革命の進行とともに近代生理学が爆発的に推進されていきます。ラヴォアジェの「食品は酸化され、炭酸ガスと水と熱に変換される」という発見に代表される近代以降の栄養学の先駆的な研究の時代です。ブラックが二酸化炭素の存在を証明し、ラヴォアジェが代謝機構の解明を行い、呼吸を通して「熱（カロリー）」と「固定空気」が産生され、酸素が消費されるというしくみが示され、私たちが今日知っている「代謝」の構造が明らかにされていきます。

　そして、19世紀に入る頃から、加速度的に知識・情報の普及が広まるようになり、食品成分として炭水化物、脂肪、たんぱく質などが個別に定義されるようになります。

　ベルナールは従来からあった「胃で消化は完了する」という説を覆し、「胃は消化作用の準備作業」であることを証明しました。のちに肝臓グリコーゲンが分解されることを発見して、肝臓で行われる糖産生は、食物中に含まれる糖質とは無関係であることを明らかにします。ベルナールはこうした過程から、代謝プロセスをコントロールすることで生体内におけるホメオスタシスを維持するという「内部環境」という概念を提唱します。そして、この内部環境という概念システムの構築から、ホルモン発見への道が開かれて行きました。

5-4-5 栄養学の国際的な歴史の流れ──「ゲノムの時代」の始まりへ

　1900年代の前半期は「生物学の時代」といえるでしょう。これはホプキンスのビタミン研究などを発端としてミクロ栄養素（ビタミン、ミネラル）に関心が集まっていく時代のことです。この時期に入ると、食物摂取における生理学の一般的概念が整理・確立され、健康障害や病気発生時における栄養素の必要摂取量なども認識されるようになりました。リンドやホプキンスらが究明した微量栄養素等の研究内容については第Ⅰ章を参照してください。

　1921年にはインスリンの存在が確認され、脂肪代謝に関する近代的理論が確

立され、先進諸国では心臓病をはじめとする病気予防のための食事療法が盛んになっていきます。

　1955年以降は分子細胞学の登場によって必須栄養素の機能性に関する理解と、ミクロ栄養素の役割、その代謝メカニズムの研究が進んだ「分子栄養学」の時代であり、「細胞学の時代」です。

　さらに2000年以降現在に至る時代は「ゲノムの時代」ということができます。分子細胞学と平行して発展した分子遺伝学・ゲノム学は、ゲノムレベルでの多面的な研究を促し、遺伝子をベースとする生体のメカニズム、健康と病気、生体防御、加齢、精神活動における栄養素の機能の研究を発展させました。これが「遺伝子栄養学」の時代です。

　ヒトの栄養に関する理解は、解剖学、生化学、生理学といった分野の研究とともに発展してきたわけですが、20世紀の後半以降にはヒトのゲノム解析、とりわけ一塩基多型（SNPs）の理解と解析が進んだことで、遺伝子や環境要因と病気の発症メカニズムとの関係が解明されつつあるといってよいでしょう。

5-4-6　「遺伝子から個体へ」あるいは「分子からヒトへ」

　安全性を評価・判定する場合には、個体レベル、細胞レベル、器官レベルで臨床介入試験することになると前述しましたが、栄養学そのものの今後の進展と学問的な共同性は新しい可能性に向けて開かれています。その点についてもふれておく必要があるでしょう。

　分子生物学的研究の進歩により、部分ないし要素の知識は著しく増大していますが、そこでは「遺伝子から個体へ」あるいは「分子からヒトへ」の視点に立って、分子生物学研究の成果をより上位の細胞レベル、器官レベル、個体レベルの生体機能へと統合することによって生体機能とメカニズムを解明する、という生理学の新しい流れが生まれつつあるからです。

　多くの機能分子の同定を見た現在、それらの機能と法則性を明らかにするとともに、今後はそれらを細胞レベル、器官レベル、個体レベルの生体機能へと

■ 表5-4 栄養学と生化学

	科学・化学としての対象	身体構成のレベル（Heymsfieldら）	評価 有効性、安全性
生化学 biochemistry	栄養素 nutrients	分子レベル	作用機序
		（生き物）	
栄養学 sciences of nutrition	栄養 nutrition	細胞レベル	妥当性
		組織レベル	妥当性
		器官レベル	妥当性
	栄養状態 nutritional status	固体レベル	有効性
		（人間丸ごと）	安全性

統合する発想や方法が求められてくることになります。

　すでに「統合生物学」としての生理学の発展の重要性は国際的にも認められ、それにともなった施策が実行され始めています。

　個々の細胞レベル、器官レベルの機能のメカニズムを明らかにし、ホメオスタシス、機能適応、行動、脳の高次機能などを発達・成長・加齢を含めて統合的に解明する方法の整理と開発が今後ますます重要なものとなっていくことでしょう。

5-4-7 わが国の栄養学の歴史的経過として

　栄養学とは、人間が食事をした場合に、食べ物や食品の中の成分である栄養素が体内でどのように利用されたり、影響しているかを研究する学問といってよいでしょう。栄養とは、生物が自らの体を構成して生活活動を営み、健康を保持・増進して生命を維持してゆくために、必要な物質を外界から身体にとり入れ、これを利用する現象です。

　人間の栄養の課題を学問として独立させた創始者は、Ⅱ章でも登場した、岡

山第六高等学校医学部卒業後、京都帝国大学で医化学を学んだ佐伯矩です。佐伯は、在学中にすでに「米と塩を以って人間は生活できるか否かについての研究」を取り上げ、人間を中心として栄養の問題に取り組むと同時に、栄養の実際活動も開拓していきました。

　こうした近代栄養学の幕明けについては第Ⅱ章で既述したとおりですが、ここで、わが国の第二次世界大戦後の栄養学の歴史的な経過についてもふれておくことにします。

　日本における栄養素欠乏の解消は、米国の対日占領政策ならびに日本政府の栄養改善施策によって諸外国に例を見ない短期間のうちに達成され、1955（昭和30）年代以降の復興期に続く豊かで安定した高度経済成長期の消費社会へと突入していきます。

　これによって、日本人の食生活は従来からの伝統的な日本食から洋風化した食事へ、さらには和洋折衷化した食事へと大きく変化していきました。

　その結果、過去の日本の歴史の永い間にわたって、国民の栄養状態と健康生活を支配し続けた栄養素欠乏症にかわって、その反対側に位置するともいえる「過栄養」にともなう生活習慣病が新たな健康障害として発症し増え続けていくことになります。

　また、食品の生産過程・加工技術の進展は国民の食生活・栄養と、食べ物を受け入れる人間の側面にも変化を及ぼし、人間の栄養問題を検討・評価する基礎的事項とは何か、栄養的課題をどのように臨床的に適用していくか、ということが問題となってきました。

　そして、1970（昭和45）年頃から臨床栄養、人間栄養への取り組みが一段と注目を集めるようになりました。医療の現場において、患者の栄養状態を個別的に把握・管理して、最も適切と判断される栄養管理の在り方を実施していくことの重要性が少しずつ認識され始めてきたのです。

　しかし、わが国の医療は患者の病態把握と外科的・内科的対応に終始し、病態の根源にある患者の栄養問題への視点を重視しようとしないことから、医学教育における栄養教育をどうするかが問題となっています。このことはWHOを

中心として国際的にも論議されています。また、臨床領域における栄養の課題を専門職とする人たちの位置づけならびにその教育の課題・方法についても新しい取り組みが求められています。

現代の医学は消化器の専門科、循環器の専門科というように、個々の病態・臓器別に細分化され、著しい発展を遂げてきましたが、その一方において、「病める人間の全体」について向き合うことを置き忘れてきた感があります。

人間栄養への新たな視点はそうした意味において、病気の根幹にある人間そのものへの新しい見直しと尊厳の回復といってよいのです。

日本ではこうした国際的な流れを受け入れて、1977（昭和52）年に日本学術会議シンポジウム「臨床栄養学の現状と問題点」が開催され、食べ物を中心とした栄養の取り組みではなく、人間を中心とした栄養の取り組みが討議されました。

これを母体として1980（昭和55）年には日本臨床栄養学会が開催され、1983（昭和58）年には日本栄養アセスメント研究会が開催されて今日に及んでいます。

現在では、日本静脈・経腸栄養学会（JSPEN）や病態栄養学会など臨床分野に関連する学会、研究会などが毎年開催されて日進月歩に進展する臨床栄養、人間栄養の課題が討議されています。

また、これに関連して栄養サポートチーム nutrition support team, NSTの活動も活発に行われるようになっています。

日本においては栄養素欠乏症の解消のために取り組んだ食品研究は、現在は機能性食品の研究に発展しています。

一方、食品加工の科学・技術は、何でも代替品が作られるように発展してきています。これらについて健康影響、社会への問題（生活、環境など）を考えないものは、栄養教育を無意味なものにする恐れもあるという危惧が国際的に取りざたされ論議を呼んでいます。

こうした動きの中で、栄養素の欠乏症を解消した日本は、新しい健康・栄養目標のもとに、人間の健康への全体的・根源的な取り組みを世界の模範となるように地道に取り組んでいくことが必要となってきています。

5-5 人体の栄養素と食事の栄養成分

5-5-1 「栄養素」と「栄養成分」は異なるもの

　食物に含まれる栄養成分には、炭水化物（糖質、食物繊維）、脂質、たんぱく質、ビタミン、ミネラル（無機質）の5つがあります。このうち、炭水化物、脂質、たんぱく質の主要な3つは、「三大栄養成分」と呼ばれ、ビタミンやミネラルは微量栄養成分として体内の働きを調整する役目を受け持っています。

　人間栄養の問題に取り組むにあたり、食事・食べ物・食品に含まれる栄養成分と、人体の構造と機能に関連する栄養素との関係が論議されるようになってきましたが、栄養成分と栄養素とは同じものではありません。

　「栄養成分は食品成分表に示されている」もので、生化学で規定されている「化学としての栄養素」とはまったく違うものといえます。

　食品成分表は、どんな食品にはどんな栄養成分が含まれているかを示すもの

■ 表3-4（再掲）栄養成分の測定とエネルギー価

粗タンパク質（たんぱく質）	⇒ crude protein N×100／16（6.25）
粗脂肪（脂質）	⇒ crude lipid エーテル抽出、クロロホルム・メタノール抽出
炭水化物	⇒ carbohydrate by difference（差し引きによる炭水化物） 100－（水分＋粗タンパク質＋粗脂肪＋灰分）
エネルギー価	⇒ 4×粗タンパク質＋9×粗脂肪＋4×炭水化物

注）炭水化物には食物繊維が含まれるため、国際的には食物繊維を差し引いたものが、利用可能炭水化物（糖質）non-fibrous carbohydrateとして取り扱われている。エネルギー価も国際的には【4×粗タンパク質＋9×粗脂肪＋4×糖質】としている。

で、最新版の「五訂増補日本標準食品成分表」(文部科学省、2005年)では食品を18の食品群に分類して、1,878の食品が収載されています。

食品成分表には可食部(食べることができる部分)100gあたりのエネルギー量や、三大栄養成分、ビタミン、ミネラル、食塩相当量、食物繊維などが示され、これをもとにして、「必要な栄養素を満たすためにはどのような食品摂取が必要か」といった計算を行うことができるようにしています。

栄養成分の測定法・算出法については、前頁に再掲しました表3-4に示すとおりです。

食品成分表に示されている栄養成分の数値は、1つの数値だけしか示されてはいませんが、現在のところはこれ以外に活用できる数値はありませんから、その意義を理解していかに有効に活用していくかが問題になります。

具体的な例を考えてみると、「朝食に4枚切りのバタートーストを1枚食べた」場合では、食材の可食部重量(g)×100gあたりの数値(エネルギー量や各栄養成分量)÷100=摂取エネルギー量が計算されます。

食パン1枚(4枚切り)90g→90(食材の可食部重量)×264(100gあたりの数値)÷100=237.60≒238kcalとなります。これにバター3gをぬった場合にはさらに3×745÷100=22.35≒22ということで、22kcalが加わり、1枚のバタートーストでは合計260kcalのエネルギー摂取になります。

(注:÷100は、食品成分表の数値が100gあたりで示してあるからです。)

人体の組成についても、同じ手法を用いて、炭水化物、脂肪(脂質)、タンパク質などが算出されていることもあるので、これらの用語に対しては十分に気をつけて、その取り扱いには混乱しないように気をつけることが大切です。

食事摂取について三大栄養成分を見てみると、最大比率の炭水化物は、身体内では最小比率ということになります(表3-4,前頁参照)。

このことから、短絡的に考えると、食事として多量に摂取する炭水化物は、身体内で分解され、エネルギー源として代謝されてエネルギーを提供するだけでなく、他の栄養成分にも転換していくことになります。

この比率はだいたい"半々"と考えられています。

そのため、加齢にともなって代謝回転が低下していくと、糖質代謝の低化にしたがって、私たちの身体は必然的に糖尿病を罹患しやすくなる、ともいわれています。

COLUMN 6　栄養成分と表示方法

　日本では、健康増進法に基づく栄養表示基準により、消費者向けに販売される加工食品などは、栄養成分を表示する表示方法が決められています。

　それらの表示分類は、炭水化物/糖質（食物繊維ではない炭水化物）／糖類（単糖類または二糖類であって、糖アルコールでないもの）／その他（デンプンなど）／食物繊維とされています。

　たとえば、ある食品の栄養成分表示には、炭水化物○g、糖質□g、食物繊維△g、糖類×gと書いてあれば、糖質と食物繊維の含有量□・△は、炭水化物含有量○の内数であり、さらに糖類含有量×は、糖質含有量□の内数であるというわけです。

　甘味料、着色料、保存料、増粘剤、安定剤、酸化防止剤、発色剤、漂白剤等を使用する場合はその用途名と物質名が明記されます。

　「消費期限」とあるのは製造または加工日を含めて5日程度で品質が急速に劣化する食品に使われる表示です。それ以上の場合は「賞味期限」として年月日を表示します。

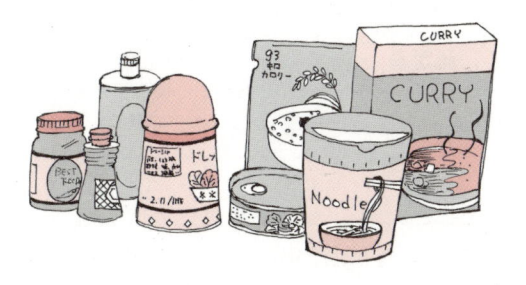

5-5-2 人体の栄養成分をめぐって

　生体を構成する成分としては、脂質（リン脂質や糖脂質は細胞膜の成分となります。また、リポタンパク質も脂質を含みます）、糖質（単糖類、多糖類があり、細胞壁や糖タンパク質を構成します。デンプンはエネルギーの貯蔵体となります）；タンパク質（アミノ酸から成ります。酵素は生命活動を支える働き者。細胞膜にもあります。毛髪、腱、筋肉はタンパク質が主です）、核酸（遺伝情報を司どります。この情報を基にタンパク質が作られます）、その他として、体液や細胞質の水にはカルシウムやナトリウム、マグネシウム、塩素などのいろいろな無機イオンが溶けています。

　このような身体組成について、日本ではまだ栄養問題として観察した資料は、現状ではほとんど見当たりませんが、欧米諸国の場合は人間栄養の取り組みの前提として人体の栄養成分が必ず示されてきました。

　しかし、測定の仕方に関してはいろいろな制約や問題点があるため、その観察例はやはり非常に少ないといってよいでしょう。以下に引用する資料は少し古い平均値ですが、その中でもよく知られている栄養成分の資料です（表5-5）。

　人体の栄養成分をもう少し具体的に考えるために、体重65kgの男性のケースで見てみると、その人の場合にはタンパク質：11kg（17%）、脂肪：9 kg（13.8%）、炭水化物：1 kg（1.5%）、水：40kg（61.6%）、無機質：4 kg（6.1%）という測定結果が出ています（Eastwood, M.： Principle of Human Nutrition, 2nd Ed., Blackwall, 2003.）。

■ 表 5-5　人体の栄養成分

測定者	水	タンパク質	脂質	塩類
Mitchell　　（1945年）	68.2	14.5	12.5	4.8
Widdowson　（1951年）	62.0	16.6	15.0	6.4
Forbes　　　（1953年）	62.6	16.4	15.3	5.7

出典）Goodhart, T. R., Shils, M.E.：Modern Nutrition in Health and Disease 5th Ed., Lea & Febiger, 1973.

脂肪については個人差があり、また男性と女性でもその比率が異なりますから、人により蓄積量にはかなりの変動幅があります。

しかし、この割合を見てみると、利用可能の炭水化物は、わずか200g程度の含有量です。タンパク質の約2kg程度はエネルギー源として活用されることもあります。

水分含有量ではその10％以上を損失すると、生命に障害をもたらすともいわれています。

日本人の摂取する食事内容は変動幅が大きいため、「国民健康・栄養調査」の結果を見ることにします。この調査は日本人の平均値を示し、年次推移を知ることができるものとして、信頼されている資料です。

日本人の食事内容の平均摂取の比率と、欧米人の身体組成との比率を比較して、栄養成分摂取のあり方にふれることは、人種・環境・条件等の制約を飛び越えたやや現実性の乏しい考察になりかねません。しかしある意味では、日本人と欧米人との比較という側面において、そこに一定の真理を見出すこともできるといってよいのです。

5-5-3 動物はエネルギーの保有形態として何を選んだか？

ここで栄養摂取という面から、動物と植物のあり方の違いについて考えてみましょう。

植物の場合は、自身では身動きもとれませんから、必要とする栄養成分は自分自身に保有しているわけです。ですから、太陽の光、雨水、風まかせしだいで栄養摂取は左右されてしまいます。砂漠では植物が育ちにくいし、高山と平地においても植物分布図は大きく変わってきます。

こうした環境の制約・変化から身を守るためには、よりよい環境に移動することが必要になってきますから、動物の場合は移動のために身軽になることが存在の条件を左右し、かさばるものの体内保有を少なくしてきたと考えられるわけです。

炭水化物は、含水炭素→炭水化物というように、炭素1分子に水1分子が付いた構造です。

　同じ炭素数（炭素18個）のブドウ糖3分子とステアリン酸1分子（炭素数18個）について、酸化の状況を比較してみましょう。

> $3C_6H_{12}O_6：3C_6・6H_2O＋18O_6→18CO_2＋18H_2O$
> ブドウ糖〔180〕×3
> $C_{18}H_{36}O_2：C_{18}H_{32}・2H_2O＋34O_2→18CO_2＋18H_2O$
> ステアリン酸〔284〕

　ブドウ糖の場合は18分子の水を含んでいます。

　ステアリン酸は2分子の水で、ブドウ糖の9分の1の含有です。ステアリン酸の分子量はブドウ糖3分子の0.53倍で、約2分の1です。比較的軽量といえます。

　ですから、エネルギー源としては、効率よく保有されているといえます。しかも、酸化により、ステアリン酸は、ブドウ糖よりは9倍の水を作ることになります。

　こうした意味合いから、私たちの身体は、エネルギーの保有形態として、脂肪を選択したものと思われます。

　また、脂肪は水分含有量が少ないので熱伝導が低いことから、皮下に備蓄されて体温の放散を防いだり、体内臓器などを保護するクッションの役割等も果たしています。

　一方、砂漠を横断するアラビアの隊商などは、ラクダのこぶ（脂肪の塊）から作られた水を活用して、1カ月余にも及ぶ砂漠の旅を乗り切っていったともいわれています。

5-5-4 学術用語のタンパク質と食品成分表のたんぱく質

　人間の体は14～19%がタンパク質でできています。これは水分に次いで多い量です。人体は約10万種類のタンパク質から構成され、筋肉や臓器、神経伝達物質から免疫機能、酵素、遺伝子までを含めた生命現象を支える栄養素で、ギリシャ語の「第一」が語源です。

　タンパク質（蛋白質）は、L-アミノ酸が多数連結してできた高分子化合物で、炭素、水素、酸素、窒素、イオウ、リンなどから作られています。「蛋白質」の「蛋」とは卵のことを指し、卵白（蛋白）がタンパク質を主成分とすることによっています。

　学術用語としては、「タンパク質」と表記します。

　一方、栄養成分として食品成分表に示されているものは、"たんぱく質"と呼ばれています。これは、正確には、粗タンパク質のことです。

　栄養成分としてのたんぱく質量は、タンパク質を抽出（精製・純化）したものの窒素含有率（12～17%、平均16%）に、窒素・タンパク質換算係数（100／窒素含有率、平均6.25）を乗じて、同定しています（表3-4，47頁参照）。

　ヒトの血漿、血清のタンパク質は、総窒素量から非タンパク質窒素を差し引いたものから、窒素・タンパク質換算係数を実測してみると、平均値とその信頼限界（危険率5%）は、6.57±0.11でした（吉川春寿，細谷憲政：医学と生物学，13，334，1948）。

■ 表5-6　タンパク質とたんぱく質

タンパク質	生体から分画、抽出、同定
タンパク質	（窒素含有量－非タンパク質）×係数$_1$
たんぱく質（粗タンパク質）	〔食品〕の窒素含有量×係数$_2$

係数$_1$：窒素・タンパク質換算係数
係数$_2$：窒素・たんぱく質換算係数

食品の窒素含有量は、すべてタンパク質の窒素と見なして、窒素含有量に窒素・たんぱく質換算係数（便法として、窒素・タンパク質換算係数をそのまま適用しています。100／16=6.25）を乗じて求めています。
　そのため、臨床栄養の実際活動においては、時に混乱が生じることも起こってきます。
　また、植物性のタンパク質には、窒素含有量の12％くらいのものもあるので、注意する必要があります。
　食品成分として示されているたんぱく質の場合には、タンパク質以外の核酸やリン脂質等の窒素を、たんぱく質の窒素として算入している場合も少なくありません。
　そのため、時と場合によっては、食品中のたんぱく質は、正味のタンパク質に比べて、過大に算出される場合も見かけられます。
　食物の栄養素として摂取されたたんぱく質は、アミノ酸に分解され、小腸から吸収されて体の各組織のタンパク質に合成され、細胞の主な成分となります。体の中では筋肉・皮膚・毛・赤血球・心臓・胃腸などの臓器、体のバランスを保つホルモンや化学反応を助ける酵素、抵抗力をつける免疫体がタンパク質で構成されています。
　タンパク質はアミノ酸から構成される単純タンパク質と、単純タンパク質に他の成分が結合した複合タンパク質、物理的・化学的に処理して得られる誘導タンパク質に分けられます。
　人体はアミノ酸をもとに必要な種類のタンパク質を作っていますが、アミノ酸は20種類しかありません。そのうち9種類のアミノ酸は体の中で作り出すことができません。これを必須アミノ酸といい、食物から摂取しなければなりません。そのため、私たちは肉・魚介類・卵・大豆製品・乳製品・野菜・果物・芋類など、さまざまな食物からタンパク質を摂取しています。
　これに対して、体の中でも作り出せるアミノ酸を可欠アミノ酸といっています。
　タンパク質は1gあたり約4kcalのエネルギーを作りますが、タンパク質からエネルギーを得ようとすると本来のタンパク質の働きができなくなるため、

■ 表5-7　タンパク質の種類と主な名称・特性

分類	種類	主なものの名称と所在	特性
単純タンパク質	アルブミン	オボアルブミン（卵白） ラクトアルブミン（乳） 血清アルブミン（血液）	水に溶けます 加熱すると凝固します
単純タンパク質	グロブリン	グロブリン（卵白・血液） グリシニン（大豆） ミオシン（筋肉）	水に溶けず、塩溶液に溶けます　加熱すると凝固
単純タンパク質	グルテリン	オリゼニン（米） グルテニン（小麦）	水や塩溶液に溶けず、薄い酸やアルカリに溶けます 加熱しても凝固しない
単純タンパク質	プロラミン	グリアジン（小麦） ツェイン（とうもろこし）	水に溶けず、アルコールに溶けます
単純タンパク質	硬タンパク質	コラーゲン（骨・皮） エラスチン（腱） ケラチン（爪・毛髪）	水・塩溶液・アルカリなどに溶けません
複合タンパク質	核タンパク質	ヒストン（細胞核）	DNAとともに染色体を構成します
複合タンパク質	糖タンパク質	オボムコイド（卵白） ムチン（血清）	タンパク質に糖が結合したものです
複合タンパク質	リンタンパク質	カゼイン（乳） ビテリン（卵黄）	タンパク質にリン酸が結合したものです
複合タンパク質	色素タンパク質	ヘモグロビン（血液） ミオグロビン（筋肉）	タンパク質に色素が結合したものです
複合タンパク質	リポタンパク質	リポビデリン（卵黄）	タンパク質にリン脂質が結合したものです
その他	誘導タンパク質	ゼラチン	タンパク質を物理的、科学的に処理したものです

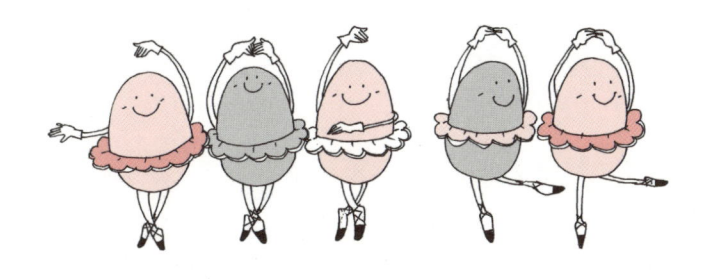

■ 表5-8　食品の100g中に含まれるたんぱく質量

食品名	たんぱく質量（g）	食品名	たんぱく質量（g）
卵	12.3	かき貝	6.6
木綿豆腐	6.6	いか	17.6
納豆	16.5	たこ	16.4
大豆	35.3	あさり	6.0
牛乳	3.3	かつお春穫り	25.8
プロセスチーズ	22.7	かれい	19.6
牛もも	18.9	鮭	22.3
鶏手羽	17.5	たら	17.6
鶏胸肉	19.5	かまぼこ	12.0
豚もも	20.5	くるまえび	21.6

出典）五訂増補日本食品標準成分表

■ 表5-9　たんぱく質の食事摂取基準（g/日）

性　別	男　性				女　性			
年　齢	推定平均必要量	推奨量	目安量	耐容上限量	推定平均必要量	推奨量	目安量	耐容上限量
0～5（月）	ー	ー	10	ー	ー	ー	10	ー
6～8（月）	ー	ー	15	ー	ー	ー	15	ー
9～11（月）	ー	ー	25	ー	ー	ー	25	ー
1～2（歳）	15	20	ー	ー	15	20	ー	ー
3～5（歳）	20	25	ー	ー	20	25	ー	ー
6～7（歳）	25	30	ー	ー	25	30	ー	ー
8～9（歳）	30	40	ー	ー	30	40	ー	ー
10～11（歳）	40	45	ー	ー	35	45	ー	ー
12～14（歳）	45	60	ー	ー	45	55	ー	ー
15～17（歳）	50	60	ー	ー	45	55	ー	ー
18～29（歳）	50	60	ー	ー	40	50	ー	ー
30～49（歳）	50	60	ー	ー	40	50	ー	ー
50～69（歳）	50	60	ー	ー	40	50	ー	ー
70以上（歳）	50	60	ー	ー	40	50	ー	ー
妊婦（付加量）初期					+0	+0	ー	ー
中期					+5	+5	ー	ー
末期					+20	+25	ー	ー
授乳婦（付加量）					+15	+20	ー	ー

出典）日本人の食事摂取基準2010年版，以下同じ。

たんぱく質は糖質や脂質とともに摂取することが大切です。

　たんぱく質の1日の必要量は体重1kgあたり1.0〜1.2g程度で、体重が60kgの人の場合では60g〜72g必要ということになります。

　タンパク質の不足は、成長阻害・下痢・むくみ・食欲不振・疲労・貧血・精神障害などの全身障害が出てきますが、過剰摂取の場合には糖質・脂肪として貯えられ、肥満やカルシウムの不足を招きます。

5-5-5 脂質は、単純脂質と複合脂質と誘導脂質に分かれます

　脂質は、生物から単離される水に溶けない物質の総称です。特定の化学的、構造的性質はなく、現在の生化学的定義では「長鎖脂肪酸あるいは炭化水素鎖を持つ生物体内に存在あるいは生物由来の分子」となります。栄養の領域では

COLUMN 7　コレステロールを下げる脂肪酸

　コレステロールを多く含む食品が血中コレステロール値を上昇させるとは限りません。食品中にコレステロールが含まれていても、それを下げる働きの強い脂肪酸が含まれていれば血中コレステロールは上がりません。逆に食品中にコレステロールが少なくても脂肪酸が少なければ血中コレステロールの上昇が見られます。

　不飽和脂肪酸のリノール酸や魚油のEPA・DHA、一価不飽和脂肪酸のオレイン酸（オリーブ油）にはコレステロールの低下作用が見られます。

　リノール酸は善玉コレステロールも一緒に下げてしまうため、最近では魚油やオリーブ油が注目されるようになっています。

■ 表5-10 脂質の食事摂取基準
（脂質の総エネルギーに占める割合（脂肪エネルギー比率）；％エネルギー）

性別	男性		女性	
年齢	目安量	目標量（範囲）	目安量	目標量（範囲）
0～5（月）	50	－	50	－
6～11（月）	40	－	40	－
1～2（歳）	－	20以上30未満	－	20以上30未満
3～5（歳）	－	20以上30未満	－	20以上30未満
6～7（歳）	－	20以上30未満	－	20以上30未満
8～9（歳）	－	20以上30未満	－	20以上30未満
10～11（歳）	－	20以上30未満	－	20以上30未満
12～14（歳）	－	20以上30未満	－	20以上30未満
15～17（歳）	－	20以上30未満	－	20以上30未満
18～29（歳）	－	20以上30未満	－	20以上30未満
30～49（歳）	－	20以上25未満	－	20以上25未満
50～69（歳）	－	20以上25未満	－	20以上25未満
70以上（歳）	－	20以上25未満	－	20以上25未満
妊婦（付加量）			－	－
授乳婦（付加量）			－	－

便宜的に、「脂質イコール脂肪」と見なしています。

　脂質は炭素、水素、酸素の3元素から構成され、1gあたり9kcalの効率的なエネルギー源となり、ホルモンや細胞膜の材料となる他、脂溶性ビタミンの吸収・貯蔵、必須脂肪酸の供給、神経の働きにもかかわるなどさまざまな役割を持っています。

　脂質は、単純脂質と複合脂質と誘導脂質に分かれます。アルコールと脂肪酸のみがエステル結合してできている単純脂質は、エネルギーの貯蔵や組織の保護などに利用されます。

　生物中に多く見られる単純脂質は、アルコールとしてグリセリンを持つもので、これらを総称してアシルグリセロールまたはグリセリドと呼び、栄養的観

点からは「中性脂肪」と呼ばれています。

　一般的に脂肪と呼ばれているのは中性脂肪で、体内に入ると脂肪酸とグリセロールに分解され、必要な分はエネルギーとして利用され、残りは肝臓や皮下脂肪に貯蓄されます。

　分子中にリン酸や糖などを含む脂質は複合脂質といい、細胞膜の脂質二重層の主要な構成要素である他、体内での情報伝達などにかかわっています。複合脂質は、部分構造としてリン酸エステルを持つリン脂質と、糖が結合した糖脂質（単純脂質に糖が結びついたもの）に大別されます。

　誘導脂質には脂肪酸とステロールがあり、脂質として蓄積し、分解してエネルギーを供給します。

5-5-6 飽和脂肪酸と不飽和脂肪酸

　脂肪の消化・吸収過程は、たんぱく質や糖質よりも少し複雑です。

　食事によって人間の体内に取り込まれた脂肪は、唾液のリパーゼで一部加水分解され、胃内の撹拌で乳化されます。脂肪の大部分の吸収は、小腸で行われ、胆汁と腸液や膵液に含まれる脂肪分解酵素のリパーゼの作用で脂肪酸とグリセリンに加水分解され、吸収されます。その後、リンパ管を経て肝臓へ送られ、さらに血液に乗って脂肪細胞に運ばれます。

　エネルギーが必要になると、体内の中性脂肪が分解され、脂肪酸とグリセリンに分解されます。エネルギーとして使われるのは脂肪酸です。

　この脂肪酸は炭素・水素・酸素からできていますが、炭素の鎖に水素が結合し片方の端に酸素がついています。結合の仕方の違いによって、飽和脂肪酸と一価不飽和脂肪酸・多価不飽和脂肪酸に分かれます。

　脂肪酸の中でも飽和脂肪酸や一価の不飽和脂肪酸は体内で合成されますが、多価不飽和脂肪酸は体内で合成されない必須脂肪酸です。

　必須脂肪酸には、リノール酸・α－リノレン酸・アラキドン酸があります。欠乏すると皮膚炎・腎障害・小腸繊毛の形成障害などの障害が起こります。た

だし肉や卵・魚に含まれるアラキドン酸が過剰になった場合は、動脈硬化や高血圧・アレルギー疾患などを引き起こすおそれがあります。

　生活習慣病の予防として推奨されているものに、魚油に含まれるDHA・EPAやリノール酸が含まれる植物油の多価不飽和脂肪酸と一価の不飽和脂肪酸があります。多価不飽和脂肪酸は動脈硬化だけでなく、心疾患・がん・脳の疾患にも予防効果があるとされています。

　欠点は酸化しやすいことで、酸化した油は体内で過酸化脂質を作る原因ともなり、動脈硬化や老化を促進させてしまいます。こうした酸化を防ぐためにはビタミンEやC、カロテンを組み合わせて摂取することが大切です。

　脂肪を過剰摂取した場合は生活習慣病の温床となるため、望ましい摂取比率は、飽和脂肪酸（S）：一価不飽和脂肪酸（M）：多価不飽和脂肪酸（P）をおおむね3：4：3にすること（第六次改定日本人の栄養所要量より）とされています。

脂肪酸の分類と多く含む食品

飽和脂肪酸
　　パルミチン酸・ステアリン酸・ミリスチン酸・ラウリル酸（ラード・ヘット・バター）

不飽和脂肪酸
　一価不飽和脂肪酸
　　n-9系列　オレイン酸（オリーブ油）

　多価不飽和脂肪酸
　　n-6系列　　リノール酸　（サフラワー（紅花）油・
　　　　　　　　　　　　　ひまわり油・コーン油）
　　n-3系列　　α-リノレン酸（シソ油・えごま油）
　EPA・DHA
　　　（魚油）

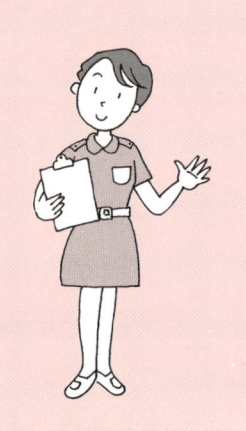

5-5-7 いわゆる「差し引きによる炭水化物」って?

　炭水化物は、たんぱく質、脂質と並ぶ三大栄養成分の一つで、炭素、水素、酸素の3元素から構成される有機化合物です。消化・吸収される炭水化物（糖質）は最も大切なエネルギー源で、1gあたり約4kcalのエネルギーを発生するとしています。

　炭水化物は単糖あるいはそれを最小単位とする重合体で、重合度によって分類すると、糖類（重合度が1または2）、少糖類(重合度が3〜9)、多糖類（重合度が10以上）に分けられます。

　糖類はさらに、単糖類（ブドウ糖、果糖、ガラクトース）、二糖類（しょ糖、乳糖、麦芽糖など）に分かれます。少糖類はマルトオリゴ糖（α-グルカン）と、ブドウ糖以外の単糖類を含むオリゴ糖に分かれます。多糖類は、でんぷん（アミロース、アミロペクチン等）と、非でんぷん性多糖類（セルロース、ヘミセルロース、ペクチン等）に分かれます。

　生理学的に分類すると、炭水化物は消化性炭水化物（いわゆる糖質）と、難消化性炭水化物（小腸で消化できない食物繊維）に分けられます。難消化性炭水化物は腸内細菌による発酵分解によりエネルギーを産生しますが、その値は一定ではなく、有効エネルギーは0〜2kcal/gと考えられ、生活習慣病予防との関連が注目されています。

　炭水化物の栄養学的な主な役割は、脳、神経組織、赤血球、腎尿細管、精巣、酸素不足の骨格筋等、通常はブドウ糖しかエネルギー源として利用できない組織にブドウ糖を供給することです。消化性炭水化物の最低必要量は、およそ100g/日と推定されていますが、平成17年および18年国民健康・栄養調査によると、100g/日未満の摂取量を示したものは成人男性：0.8％、成人女性：1.4％で、ほぼすべての人で最低必要量を十分に満たしているとされています。

　しかし、炭水化物と呼ばれるように、水を含んでいる以外に、これといった大きな特徴は、見出せません。そこで、現在のところ、主だった特徴のあるものを差し引いた、いわゆる「差し引きによる炭水化物」として求めています。

（表3-4，47頁参照）。

　水、脂質（有機溶媒で抽出される有機化合物）、たんぱく質（窒素を含んだ有機化合物）、灰分（550℃で灰にした場合の残渣）の合計（g）を100gから差し引いた値が示されています。

　しかし、炭水化物には食物繊維が含まれています。食物繊維は私たちの消化管で消化・吸収されません。そこで、炭水化物から食物繊維を差し引いたものを、国際的には「非繊維炭水化物、あるいは糖質」として、取り扱っています。

　デンプン類は、穀物やイモ類に含まれ、糖類は果物などに含まれています。比較的に含有量の多いものについては、含有量ならびにエネルギー保有量が実測されて、エネルギー換算係数が示されています。それ以外は、Atwaterのエネルギー換算係数が用いられています。

■飽和脂肪酸の食事摂取基準（％エネルギー）
18〜70歳以上の男性の目標量………4.5以上7.0未満
18〜70歳以上の女性の目標量………4.5以上7.0未満

■炭水化物の食事摂取基準（％エネルギー）
1〜70歳以上の男性の目標量………50以上70未満
1〜70歳以上の女性の目標量………50以上70未満

■食物繊維の食事摂取基準（g/日）
18〜70歳以上の男性の目標量………19以上
18〜70歳以上の女性の目標量………17以上

5-5-8 人間が1日に必要とする炭水化物は最低でも150g

　糖質は消化によってブドウ糖やガラクトースなどの単糖類に分解され小腸から吸収されて肝臓に入り、その多くはグリコーゲン（エネルギーの貯蔵庫）として肝臓に貯えられ、一部はブドウ糖として血液中に入ります（一部は筋肉にも貯えられます）。

　空腹時や運動時には血液中のブドウ糖だけではエネルギー源として不足するので、肝臓に貯えられたグリコーゲンが分解され、血糖値を一定に保ちます。

　糖質はとり過ぎると、脂肪として体内に貯えられるため、肥満の原因ともなりますが、血糖値を一定に保つために重要な役割を果たしています。

COLUMN 8　食肉の「熟成」と糖質の消失

　糖質は、動物類では、グリコーゲンとして、主として肝臓と筋肉に含まれています。獣肉類は、生命が途絶えると筋肉の横紋筋が収縮して、死後の硬直を引き起こします。このままでは、食肉としては硬く、消化も悪いので、この硬直を解く必要があります。

　これを食肉の「熟成」と呼んでいます。

　筋肉タンパク質の収縮が解除されると、一部のタンパク質は分解し、アミノ酸が生成して風味が出てきます。これと同時に、グリコーゲンは解糖系を経て乳酸を生成します。この乳酸は、筋肉の酸性度を下げて、腐敗防止の役目を果たしています。

　そのため、獣肉類の食品には、糖質、炭水化物は、消失して存在しておりません。魚は釣り上げたときに、バタバタ暴れるので、筋収縮によって、同じように糖質は消失しています。

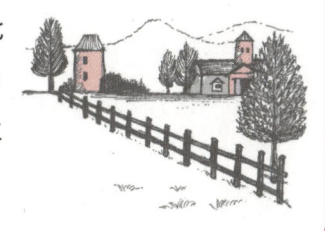

また、脳・中枢神経系・血球などはブドウ糖からエネルギーを得ています。脳は１分間に約100mgの割合でブドウ糖を絶え間なく消費しています。これは１日144ｇの割合でブドウ糖を必要としているわけです。血球の場合は１分間に約25mg、１日に36ｇが必要といわれています。
　食物から栄養摂取をしないで糖の補給が途絶えたとすると、しばらくの間は

COLUMN 9　ブドウ糖と糖尿病の関係とは…

　ブドウ糖（グルコース）とは脳や体を動かすエネルギー源となるものです。

　ブドウ糖（グルコース）は、食物の糖質が消化されてできるもので、腸で吸収されて血液中に入り、血液の流れに乗って体の細胞に運ばれて、筋肉や臓器で使われます。

　このブドウ糖（グルコース）がインスリンの不足や働きの低下によってうまく利用されなくなると糖尿病になることがあります。

　ブドウ糖（グルコース）は水に溶ける際、熱を奪う性質があり、酸化するとグルコン酸となり、酒類、清涼飲料水などに利用されています。ごはんやパンなどのデンプン（複合糖質）としてではなく、ジュースや菓子や果物といった単純糖質の形でとり過ぎると吸収が速くなり、それによって血糖値の上昇も速くなります。

　これは糖代謝異常（糖尿病）を招いたり、それを合併症へ導いたりすることにも繋がってきます。

　過度な労働やスポーツなどで糖質がすぐに必要な場合や低血糖状態では即効性のある糖質として砂糖や果物が有効ですが、日常生活ではごはんなどのデンプンとして摂取し、血糖値をゆっくり上昇させることが望ましいと考えられます。

肝臓のグリコーゲンを分解してブドウ糖にして補います。しかし、貯えられたグリコーゲンはわずかなもので、約10時間程度で貯えは底をつきます。その後は、筋肉のタンパク質を分解して、ブドウ糖に代えて補うことになります。それが底をつくと今度は体の脂肪を燃やしてエネルギー源としますが、脂肪をエネルギーに代えるためには糖質が必要ですから、つまりはここでも糖質が必要となってくるわけです。

人間が1日に必要とする炭水化物は総エネルギー必要量の50〜70％が目標とされています。2,000kcal必要な人の場合で、糖質にすると280〜300ｇくらいになります。糖質は1日に最低150ｇは必要です。

不足すると、エネルギー不足による疲労感や集中力の減少が見られ、また、ブドウ糖が必要な脳・神経で供給不足が起こると、意識障害を起こすこともあります。過剰に摂取した場合は、エネルギーとして消費されなかった糖質は中性脂肪として蓄積され、肥満や生活習慣病の原因にもなります。

5-5-9 脂溶性ビタミンと水溶性ビタミン

ビタミンとミネラルは生命活動にともなうさまざまな化学反応を助け、体の機能を調節する役割を担っています。

たとえば、口から食べ物が入り、消化管を介して消化と吸収、排泄が促されるなどの代謝活動や、包丁で指を切ったあとの治癒など、いろいろな神経情報伝達などは、生体内の化学反応といってよいものです。酵素はその触媒のような役割を果たしていますが、ビタミンとミネラルは酵素を応援する「生命の推進役」を担っています。

ビタミンとミネラルは、1日何mg、何μg、というごくわずかな量でも十分な生理作用を発揮するところから、「微量栄養素」と呼ばれていますが、これらの微量栄養素は、体内で合成されず、食べ物から摂取しなければならないため、「必須栄養素」とも呼ばれています。

ビタミンは「有機化合物」で、炭素を含んでいます。有機化合物は微生物や

動植物の生命活動によって生み出されるものです。

　ビタミンには、A、B_1、B_2、B_6、B_{12}、ナイアシン（ニコチン酸）、葉酸、パントテン酸、ビオチン、C、D、E、Kの13種類が食事摂取基準（DRI）に取り上げられていて、「脂に溶けるもの」と「水に溶けるもの」とに分かれます。

　脂溶性のビタミンはA・D・E・Kの4種類です。

●ビタミンA……経口摂取により体内でビタミンA活性を有する化合物はレチナール、レチノール、レチニルエステル、$β$-カロテン、$β$-クリプトキサンチンなど50種類に及びます。ビタミンAは動物性食品として主にレチニルエステルとして、植物性食品としてプロビタミンAであるカロテノイドとして摂取されます。

　ビタミンAの欠乏症としては乳幼児の角膜乾燥症、成人の夜盲症の他、成長阻害、骨および神経系の発達抑制、上皮細胞の分化・増殖の障害等が見られます。

●ビタミンD……天然にビタミンD活性を有する化合物としてビタミンD_2とビタミンD_3がありますが、分子量はほぼ等しく、体内で同様に代謝され、同等の生理効力を現します。食品ではビタミンD_2はキノコ類、ビタミンD_3は魚肉類に多く含まれます。Dの食事摂取基準の数値は両者の合計量として示されています。

　Dの欠乏症としては、血中のカルシウムイオン濃度が低下し、血中副甲状腺ホルモン濃度が上昇し、骨密度が低下します。そのため、骨折や小児のくる病、成人の骨軟化症、骨粗鬆症予防にはD摂取が必要とされています。しかし、過剰に取り続けると血液中のカルシウムの濃度が上昇し、血管壁、心筋、肺、胃などにカルシウムが沈着します。

●ビタミンE……ビタミンEには4種のトコフェロールと4種のトコトリエノールの8種の同族体が知られています。摂取された同族体8種は、腸管からリンパ管を経由して吸収され、肝臓に取り込まれ、肝細胞で代謝されたり、再度血流中に移行します。血液および組織中に存在するE同族体の大部分は$α$-トコフェロールです。Eは抗酸化作用により、血管を健康に保ち、血液をよくして動脈硬化を予防します。不足すると血行障害からくる肩こり、頭痛、更年期障害

などを招きます。しかし、平成18年国民健康・栄養調査の平均摂取量（男性：8.6mg/日、女性：9.1mg/日）は、充足された摂取量として問題がないと判断されています。

●**ビタミンK**……天然に存在するビタミンKには、フィロキノン（ビタミンK_1）とメナキノン類があります。栄養上とくに重要なものは、動物性食品に広く分布するメナキノン－4（ビタミンK_2）と納豆菌が産生するメナキノン－7。生体内のメナキノンは食事から摂取されるものの他に、腸内細菌が産生するものなどがあります。Kの欠乏症が明確に認められるのは、血液凝固の遅延のみですが、通常のビタミンK摂取量では不足に陥ることはありません。

水溶性ビタミンにはB群（B_1、B_2、B_6、B_{12}、ナイアシン（ニコチン酸）、葉酸、パントテン酸、ビオチン）とCの9種類です。

●**ビタミンB_1**……ビタミンB_1の不足については本書の第Ⅰ章等でたびたびふれましたが、不足すると末梢神経に異常が出てくる脚気（多発性神経炎）や中枢神経に異常が出るウェルニッケ脳症等にかかりやすくなります。

ビタミンB_1の化学名は、チアミン。細胞中のビタミンB_1の大半は、補酵素のチアミン二リン酸として存在し、酵素タンパク質と結合しています。チアミンの慢性的な服用は成人において副作用としてさまざまな毒性を示す臨床症状があるという報告があります。一般に水溶性ビタミンは必要量を超えると、尿中に排泄が認められます。

●**ビタミンB_2**……ビタミンB_2の化学名はリボフラビンです。ビタミンB_2は成長を促進する働きがあります。体内では動脈硬化の原因となる過酸化脂質の生成を抑制し、高血圧・脳卒中を予防する効果もあります。リボフラビンは水に溶けにくく、吸収率は摂取量が増加するとともに顕著に低下し、尿中にも速やかに排泄されるため、過剰吸収の影響はありません。

●**ビタミンB_6**……ビタミンB_6はタンパク質合成に必要なアミノ酸が不足した場合に、別のアミノ酸に作り変える働きを助ける補酵素で、生理活性アミンの代謝にかかわっています。不足すると不眠症や神経過敏、足のしびれなどに影響が出ます。ビタミンB_6活性を有する化合物としてピリドキシン、ピリドキサミ

ン、ピリドキサールがあります。ビタミンB6の必要量は、タンパク質摂取量が増加すると増し、血漿ピリドキサール濃度はタンパク質あたりのビタミンB6摂取量と相関することが知られています。

●**ビタミンB12**……ビタミンB12はコバルトを有する化合物で、アデノシルコバラミン、メチルコバラミン、スルフィトコバラミン、ヒドロキソコバラミン、シアノコバラミンがあります。ビタミンB12はタンパク質の代謝に重要な働きをするとともに、赤血球の産生にもかかわり、不足すると、貧血や無気力、いらいら、集中力の低下や運動神経機能の低下などを招きます。食品中のビタミンB12はタンパク質と結合しており、胃酸やペプシンの作用で遊離し、胃の壁細胞から分泌された内因子に移行して、腸管上皮細胞に取り込まれます。

●**ナイアシン（ニコチン酸）**……ナイアシン（ニコチン酸）は脂質や糖質、タンパク質などの代謝、アルコールの分解などの補酵素として働き、循環系・消化系・神経系の働きを促進します。ナイアシン活性を有する主要な化合物はニコチン酸、ニコチンアミド、トリプトファンです。

●**パントテン酸**……細胞内で糖質が燃焼し、エネルギーになるとき、最初の化学反応にはコエンザイムAという補酵素が必要です。細胞中のパントテン酸の大半は補酵素型のコエンザイムAの誘導体であるアセチルCoAやアシルCoAとして存在しています。これらは脂肪酸の生合成に関係しています。パントテン酸が不足すると、エネルギー生産が低下するだけでなく、脂肪がたまりやすくなり、肥満のリスクを高めるともいわれています。しかし、平成18年国民健康・栄養調査の平均摂取量において、その摂取量で欠乏が生じたという報告は見られませんでした。

●**葉酸**……食品中の葉酸の大半は補酵素型の一炭素単位置換のポリグルタミン酸型として存在し、酵素タンパク質と結合した状態で存在しています。ポリグルタミン酸は加熱調理で活性が失われやすいという特色があります。葉酸が不足すると成人の場合でも消化器系の粘膜の障害として現れ、口内炎や舌炎、胃潰瘍、十二指腸潰瘍などにかかりやすくなります。

●**ビオチン**……細胞内でブドウ糖がエネルギーになる生産過程でピルビン酸と

いう中間体ができますが、このピルビン酸がオキザロ酢酸へと変化し、再びブドウ糖へ再合成されます。この糖のリサイクルは「糖新生」と呼ばれています。ビオチンは糖のリサイクル過程で補酵素としての役割を果たしています。生細胞中のビオチンはほとんどがタンパク質中のリジンと共有結合した形で存在し、食品の調理・加工過程において遊離型になることはほとんどありません。

●**ビタミンC**……ビタミンCは壊血病の予防因子としてオレンジ果汁から抽出されました。かつての1日のC必要摂取量は安全率を考慮して50～60mgとされていましたが、現在は1日6～12mg摂取していれば壊血病は発症しないとされています。また、心臓血管系の疾病の予防効果および有効な抗酸化作用は、血漿ビタミンC濃度が50μmol/ℓ程度あれば期待できると考えられています。

それぞれのビタミンの推定平均必要量・推奨量・耐容上限量等については後掲の表を参照してください。

5-5-10 多量ミネラルと微量ミネラル

ミネラルは「無機化合物」の総称で「骨や歯のような硬組織、軟組織、体組織に不可欠な構成成分としての役割と、体内の浸透圧や水分平衡、酸塩基平衡の維持、筋肉の正常な機能、その他神経機能や血液凝固などの体調節機能」を持っています。

ビタミンは有機化合物として複雑な化学式を持っていますが、ミネラルは鉱物として存在する単一の成分ですから、カルシウム（Ca）、鉄（Fe）などすべて元素記号で表されています。ただし、生体に含まれる元素のうち、炭素（C）、水素（H）、酸素（O）、窒素（N）を除いたものをミネラルといいます。人間の体内に存在する　さらにいえば、そのミネラルの中で、「生体に欠かすことのできないもの」「体の機能の維持や調節に必要な役割を果たすもの」を必須ミネラルと呼んでいます。

生体内存在量、1日の必要量、食事からの摂取量などから、必須ミネラルは多量ミネラルと、微量ミネラルに分けられます。体が正しく機能するために、

1日計100mg以上必要であれば多量ミネラルです。1日計100mg以下必要とされるミネラルは微量ミネラルです。

　多量ミネラルには、カルシウム・マグネシウム・リン・ナトリウム・カリウム・塩素・硫黄の7種、微量ミネラルには鉄・銅・ヨウ素・マンガン・セレン・亜鉛・クロム・モリブデンの8種があります。

　必須ミネラルにはカロリーがなく、ビタミンとの相互関係を持ちながら、酵素と結びついて食物の消化・吸収、老廃物の排泄、エネルギー生産などの代謝活動の活性化を助ける働きを持っています。

　ミネラルのこうした働きはビタミンとよく似ていますが、ビタミンとの大きな違いは、ミネラルは「ナトリウムとカリウム」、「カルシウムとマグネシウム」といったように、相互にバランスをとりながら代謝を助けている点です。

　必須ミネラルが不足すると欠乏症を誘発しますが、必須ミネラルは必要量と過剰摂取量の幅が少ないため、とり過ぎても中毒症や過剰症が起きやすく、バランスが崩れると機能しにくくなるのです。そのため、ミネラルの吸収や利用率を高めるには、一定範囲内での比率を保つことと、他の栄養素と一緒にとることが大切なポイントになってきます。

●**ナトリウム**……ナトリウムは細胞外液の主要な陽イオン（Na^+）であり、細胞外液を維持しています。浸透圧、酸・塩基平衡の調節にも重要な役割を果たしています。

　摂取されたナトリウムは小腸で吸収され、損失は皮膚、糞、尿を通して起こります。

　ナトリウム損失の90％以上は腎臓経由です。通常の食事による主なナトリウムの摂取源は塩化ナトリウムです。食塩の主成分は塩化ナトリウムであり、食塩相当量は次の式から求められます。

　食塩相当量（g）＝ナトリウム（g）×58.5／23＝ナトリウム（g）×2.54

　腎臓の機能が正常なら、腎臓におけるナトリウムの再吸収機能によりナトリウム平衡は維持され、ナトリウム欠乏となることはありません。

●**カリウム**……カリウムは細胞内液の主要な陽イオン（K^+）であり、体液の浸

COLUMN 10　13のビタミンの名前がふぞろいになった訳

　この13のビタミンのうち、最初に発見されたものは1911年のB_1で、それ以外は1948年のB_{12}の発見まで40年ほどの間に見つかりました。ビタミン発見の大きな流れを作ったのがイギリスの生化学者ホプキンスで、マウスを使った食物の実験により、牛乳には未知の成長促進因子が含まれていることを発見しました。

　1915年、アメリカではマッカラムが、牛乳の成長促進因子には、脂溶性A因子と水溶性B因子があることを指摘しましたが、これがのちのビタミンAとなり、ビタミンB群となったものです。ビタミンB群には、B_1、B_2、B_6などがあります。

　さらに、1919年、イギリスのドラモンドは、オレンジの果汁から壊血病予防因子を発見し、これを水溶性C因子と命名し、ビタミンCが誕生しました。同じ年には、くる病予防因子も発見されビタミンDと、1922年にはネズミの不妊予防因子が発見され、ビタミンEと命名されました。

　ここまでは発見の順にしたがって、アルファベット順にビタミンの名称がついたのですが、そのあとはグループ分けの都合などによって現在のようなふぞろいの呼称になっています。

　たとえば、1926年に発見されたネズミの成長促進因子は、当初は別の名前で呼ばれましたが、英国医学研究会議はこれをビタミンBグループに入れることにし、ビタミンB_1、B_2と改名したからです。

　また、人間の体の中で合成できないために食物から摂取する必要のある脂肪酸（必須脂肪酸）は、当初はビタミンFと呼ばれましたが、そのあとでビタミンから外され、多価不飽和脂肪酸と呼ばれることになりました。

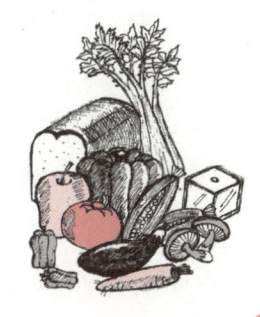

透圧を決定する重要な因子です。また、酸・塩基平衡を維持する作用があります。神経や筋肉の興奮伝導にも関与しています。健常人において、下痢、多量の発汗、利尿剤の服用の場合以外は、カリウム欠乏を起こすことはまずありません。

　成人におけるカリウム不可避損失量の推定値として、糞：4.84mg/kg体重/日、尿：2.14mg/kg体重/日、皮膚：2.34mg/kg体重/日（高温環境安静時5.46mg/kg体重/日）、合計9.32mg/kg体重/日（高温環境安静時12.44mg/kg体重/日）とする報告、あるいは15.64mg/kg体重/日とする報告があります。

　平成18年国民健康・栄養調査における日本人成人のカリウム平均摂取量は、男性2,415mg/日、女性2,261mg/日でした。この値はカリウム平衡を維持するのに十分な摂取量です。

●**カルシウム**……カルシウムは体重の1〜2％を占め、その99％は骨および歯に存在します。残りの約1％は血液や組織液、細胞に含まれ、身体のさまざまな機能を調節する働きをしています。血液中のカルシウム濃度は非常に狭い範囲で一定に保たれており、濃度が低下すると、副甲状腺ホルモンの分泌が増加し、主に骨からカルシウムが溶け出し、もとの濃度に戻します。したがって副甲状腺ホルモンが高い状態が続くと、骨からの溶出が大きくなり、骨の粗鬆化を引き起こすこととなります。

　骨折の一次予防にはカルシウム摂取以外にもビタミンDなどの栄養素や、やせ、喫煙、身体活動の不足など多数の要因が関連しています。

●**マグネシウム**……マグネシウムは骨の健康の維持と多種の酵素反応に寄与しています。生体内には約25gのマグネシウムが存在し、その50〜60％は骨に存在します。血清中のマグネシウム濃度は1.8〜2.3mg/dℓに維持されており、マグネシウムが欠乏すると腎臓からのマグネシウムの再吸収が亢進し、骨からマグネシウムが遊離し利用されます。マグネシウムの腸管からの吸収率は、平均摂取量が約300〜350mg/日の場合は約30〜50％であり、摂取量が少ないと吸収率は上昇します。マグネシウムの欠乏は低カルシウム血症、筋肉の痙れん、冠動脈のれん縮を引き起こします。また、長期にわたるマグネシウムの不足が、骨粗鬆症、心疾患、糖尿病のような生活習慣病のリスクを上昇させることが示唆さ

れています。

●**リン**……リンは、細胞の中のリン酸化を必要とするエネルギー代謝に必須な成分です。成人の生体内には最大850gのリンが存在し、その85％が骨組織、14％が軟組織、1％が細胞内、細胞外液および細胞膜に存在しています。

血清中のリン濃度の基準範囲は、0.8〜1.6mmol/ℓと、カルシウムに比べて広く、食事からのリン摂取量の増減がそのまま血清リン濃度と尿リン排泄量に影響します。

日常食から摂取するリンの量は調理による損失を考慮しても不足になることはなく、むしろ食品添加物として各種リン酸塩が加工食品に広く用いられている関係で、現在ではリンの摂取過多も問題視されています。

平成18年国民健康・栄養調査によると、リンの平均摂取量は1,004mg/日です。リン摂取量が最も多いのは15〜19歳の男子で1,199mg/日となっています。

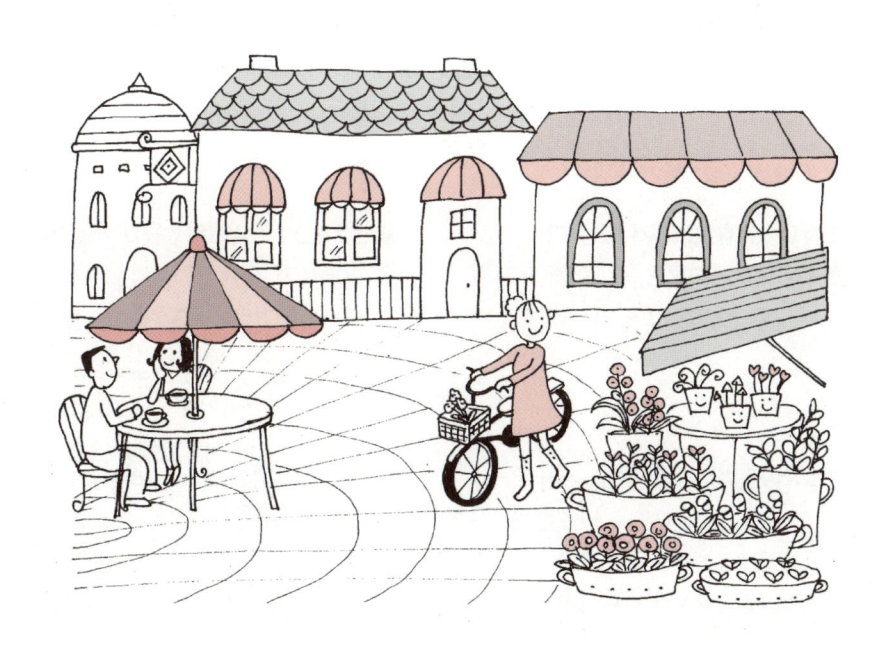

表5-11 ビタミンAの食事摂取基準（μgRE/日）[1]

性別	男性		女性	
年齢	推奨量[2]	目安量[3]	推奨量[2]	目安量[3]
0～5（月）	−	300	−	300
6～11（月）	−	400	−	400
1～2（歳）	400	−	350	−
3～5（歳）	450	−	450	−
6～7（歳）	450	−	400	−
8～9（歳）	500	−	500	−
10～11（歳）	600	−	550	−
12～14（歳）	750	−	700	−
15～17（歳）	900	−	650	−
18～29（歳）	850	−	650	−
30～49（歳）	850	−	700	−
50～69（歳）	850	−	700	−
70以上（歳）	800	−	650	−
妊婦（付加量）初期			+0	−
中期			+0	−
末期			+80	−
授乳婦（付加量）			+450	−

1 レチノール当量(μgRE)＝レチノール(μg)＋β-カロテン(μg)×1/12＋α-カロテン(μg)× 1/24＋β-クリプトキサンチン(μg)×1/24＋その他のプロビタミンAカロテノイド(μg)×1/24
2 プロビタミンAカロテノイドを含む。
3 プロビタミンAカロテノイドを含まない。

● ビタミンDの食事摂取基準(μg/日)
・18歳～70歳以上の男性──目安量5.5
・18歳～70歳以上の女性──目安量5.5

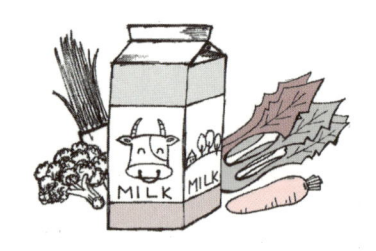

● ビタミンEの食事摂取基準(mg/日)[1]
・18歳～70歳以上の男性──目安量7.0
・18歳～70歳以上の女性──目安量6.5

1 α-トコフェロールについて策定した。それ以外のビタミンEは含んでいない。

● ビタミンKの食事摂取基準(μg/日)
・18歳～70歳以上の男性──目安量75
・18歳～29歳の女性──目安量60
・30歳～70歳以上の女性──目安量65

表5-12 ビタミンB_1の食事摂取基準（mg/日）[1]

性別	男性			女性		
年齢	推定平均必要量	推奨量	目安量	推定平均必要量	推奨量	目安量
0〜5（月）	−	−	0.1	−	−	0.1
6〜11（月）	−	−	0.3	−	−	0.3
1〜2（歳）	0.5	0.5	−	0.4	0.5	−
3〜5（歳）	0.6	0.7	−	0.6	0.7	−
6〜7（歳）	0.7	0.8	−	0.7	0.8	−
8〜9（歳）	0.8	1.0	−	0.8	1.0	−
10〜11（歳）	1.0	1.2	−	0.9	1.1	−
12〜14（歳）	1.1	1.4	−	1.0	1.2	−
15〜17（歳）	1.2	1.5	−	1.0	1.2	−
18〜29（歳）	1.2	1.4	−	0.9	1.1	−
30〜49（歳）	1.2	1.4	−	0.9	1.1	−
50〜69（歳）	1.1	1.3	−	0.9	1.1	−
70以上（歳）	1.0	1.2	−	0.8	0.9	−
妊婦（付加量）初期				+0.0	+0.0	−
中期				+0.1	+0.1	−
末期				+0.2	+0.2	−
授乳婦（付加量）				+0.2	+0.2	−

1 身体活動レベルⅡの推定エネルギー必要量を用いて算定した。

●ビタミンB_2の食事摂取基準（mg/日）[1]
・18歳〜49歳の男性────推奨量1.6
・50歳〜69歳の男性────推奨量1.5
・70歳以上の男性────推奨量1.3
・18歳〜69歳の女性────推奨量1.2
・70歳以上の女性────推奨量1.0

1 身体活動レベルⅡの推定エネルギー必要量を用いて算定した。

●ナイアシンの食事摂取基準（mgNE/日）[1]
・18歳〜49歳の男性────推奨量15
・50歳〜69歳の男性────推奨量14
・70歳以上の男性────推奨量13
・18歳〜29歳の女性────推奨量11
・30歳〜49歳の女性────推奨量12
・50歳〜69歳の女性────推奨量11
・70歳以上の女性────推奨量10

1 NE=ナイアシン当量=ナイアシン＋1/60トリプトファン。身体活動レベルⅡの推定エネルギー必要量を用いて算定した。

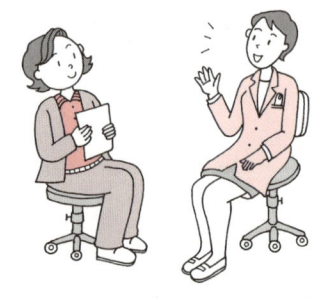

■ 表5-13 ビタミンB6の食事摂取基準（mg/日）[1]

性　別	男　性				女　性			
年　齢	推定平均必要量	推奨量	目安量	耐容上限量[2]	推定平均必要量	推奨量	目安量	耐容上限量[2]
0～5（月）	－	－	0.2	－	－	－	0.2	－
6～11（月）	－	－	0.3	－	－	－	0.3	－
1～2（歳）	0.4	0.5	－	10	0.4	0.5	－	10
3～5（歳）	0.5	0.6	－	15	0.5	0.6	－	15
6～7（歳）	0.7	0.8	－	20	0.6	0.7	－	20
8～9（歳）	0.8	0.9	－	25	0.8	0.9	－	25
10～11（歳）	0.9	1.0	－	30	0.9	1.0	－	30
12～14（歳）	1.0	1.3	－	40	1.0	1.3	－	40
15～17（歳）	1.1	1.4	－	50	1.0	1.3	－	45
18～29（歳）	1.1	1.4	－	55	1.0	1.1	－	45
30～49（歳）	1.1	1.4	－	60	1.0	1.1	－	45
50～69（歳）	1.1	1.4	－	55	1.0	1.1	－	45
70以上（歳）	1.1	1.4	－	50	1.0	1.1	－	40
妊　婦（付加量）					+0.7	+0.8	－	－
授乳婦（付加量）					+0.3	+0.3	－	－

1 たんぱく質食事摂取基準の推奨量を用いて算定した（妊婦・授乳婦の付加量は除く）。
2 食事性ビタミンB6の量ではなく，ピリドキシンとしての量である。

●ビタミンB12の食事摂取基準（μg/日）
・15歳～70歳以上の男性――推奨量2.4
・15歳～70歳以上の女性――推奨量2.4

●葉酸の食事摂取基準（μg/日）
・15歳～70歳以上の男性――推奨量240
・15歳～70歳以上の女性――推奨量240

●パンテトン酸の食事摂取基準（mg/日）
・18歳～49歳以上の男性――推奨量5
・50歳～70歳以上の男性――推奨量6
・18歳～70歳以上の女性――推奨量5

●ビオチンの食事摂取基準（μg/日）
・18歳～70歳以上の男性――推奨量50
・15歳～70歳以上の女性――推奨量50

表5-14 ビタミンCの食事摂取基準（mg/日）

性別	男性			女性		
年齢	推定平均必要量	推奨量	目安量	推定平均必要量	推奨量	目安量
0〜5（月）	−	−	40	−	−	40
6〜11（月）	−	−	40	−	−	40
1〜2（歳）	35	40	−	35	40	−
3〜5（歳）	40	45	−	40	45	−
6〜7（歳）	45	55	−	45	55	−
8〜9（歳）	55	65	−	55	65	−
10〜11（歳）	65	80	−	65	80	−
12〜14（歳）	85	100	−	85	100	−
15〜17（歳）	85	100	−	85	100	−
18〜29（歳）	85	100	−	85	100	−
30〜49（歳）	85	100	−	85	100	−
50〜69（歳）	85	100	−	85	100	−
70以上（歳）	85	100	−	85	100	−
妊婦（付加量）				+10	+10	−
授乳婦（付加量）				+40	+50	−

COLUMN 11　ビタミンの過剰摂取と健康障害

　ビタミンには生命活動の維持に必要な「生理作用（栄養素作用）」と、ビタミン摂取により体の機能に変化が現れる「薬理作用」があります。

　通常の食生活でビタミンの一日の必要量をとっている場合は、期待される効果は「生理作用」だけです。しかし、ビタミンを大量に摂取することによって、生理作用にとどまらない変化が現れる場合があります。それが「薬理作用」です。

　「薬理作用」を期待する場合には、ビタミン剤などのサプリメントを積極的に利用しなくてはなりません。その際に問題となるのが、「ビタミンの過剰摂取」です。脂溶性ビタミンの中ではAとDに、この過剰摂取による「健康障害（過剰症）」が認められます。そのため、ビタミン剤などを利用する場合は、ビタミンの用量や用法について、正しく守る必要があります。

表5-15　ナトリウムの食事摂取基準（mg/日、（　）は食塩相当量（g/日））

性別	男性			女性		
年齢	推定平均必要量	目安量	目標量	推定平均必要量	目安量	目標量
0～5（月）	−	100(1.3)	−	−	100(1.3)	−
6～11（月）	−	600(1.5)	−	−	600(1.5)	−
1～2（歳）	−	−	(4.0未満)	−	−	(4.0未満)
3～5（歳）	−	−	(5.0未満)	−	−	(5.0未満)
6～7（歳）	−	−	(6.0未満)	−	−	(6.0未満)
8～9（歳）	−	−	(7.0未満)	−	−	(7.0未満)
10～11（歳）	−	−	(8.0未満)	−	−	(7.5未満)
12～14（歳）	−	−	(9.0未満)	−	−	(7.5未満)
15～17（歳）	−	−	(9.0未満)	−	−	(7.5未満)
18～29（歳）	600(1.5)	−	(9.0未満)	600(1.5)	−	(7.5未満)
30～49（歳）	600(1.5)	−	(9.0未満)	600(1.5)	−	(7.5未満)
50～69（歳）	600(1.5)	−	(9.0未満)	600(1.5)	−	(7.5未満)
70以上（歳）	600(1.5)	−	(9.0未満)	600(1.5)	−	(7.5未満)
妊婦（付加量）				−	−	−
授乳婦（付加量）				−	−	−

●カリウムの食事摂取基準(mg/日)
- 18歳～70歳以上の男性―目安量2,500
- 18歳～70歳以上の女性―目安量2,000

●リンの食事摂取基準(mg/日)
- 18歳～70歳以上の男性――目安量1,000
- 18歳～70歳以上の女性――目安量900

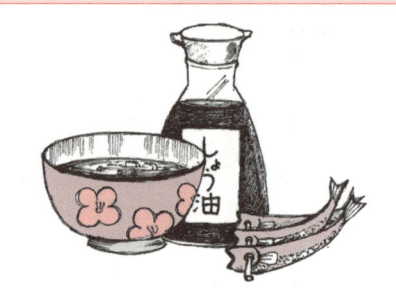

●マグネシウムの食事摂取基準(mg/日)
- 18歳～29歳の男性―――――推奨量340
- 30歳～49歳の男性―――――推奨量370
- 50歳～69歳の男性―――――推奨量350
- 70歳以上の男性――――――推奨量320
- 18歳～29歳の女性―――――推奨量270
- 30歳～69歳の女性―――――推奨量290
- 70歳以上の女性――――――推奨量260

表5-16　カルシウムの食事摂取基準（mg/日）

性別	男性				女性			
年齢	推定平均必要量	推奨量	目安量	耐容上限量	推定平均必要量	推奨量	目安量	耐容上限量
0〜5（月）	−	−	200	−	−	−	200	−
6〜11（月）	−	−	250	−	−	−	250	−
1〜2（歳）	350	400	−	−	350	400	−	−
3〜5（歳）	500	600	−	−	450	550	−	−
6〜7（歳）	500	600	−	−	450	550	−	−
8〜9（歳）	550	650	−	−	600	750	−	−
10〜11（歳）	600	700	−	−	600	700	−	−
12〜14（歳）	800	1,000	−	−	650	800	−	−
15〜17（歳）	650	800	−	−	550	650	−	−
18〜29（歳）	650	800	−	2,300	550	650	−	2,300
30〜49（歳）	550	650	−	2,300	550	650	−	2,300
50〜69（歳）	600	700	−	2,000	550	650	−	2,300
70以上（歳）	600	700	−	2,300	500	600	−	2,300
妊婦（付加量）					+0	+0	−	−
授乳婦（付加量）					+0	+0	−	−

●亜鉛の食事摂取基準(mg/日)
・18歳〜69歳の男性――――推奨量12
・70歳以上の男性――――推奨量11
・18歳〜70歳以上の女性――推奨量9

●銅の食事摂取基準(mg/日)
・18歳〜69歳の男性――――推奨量0.9
・70歳以上の男性――――推奨量0.8
・18歳〜70歳以上の女性――推奨量0.7

●マンガンの食事摂取基準(mg/日)
・18歳〜70歳以上の男性――目安量4.0
・18歳〜70歳以上の女性――目安量3.5

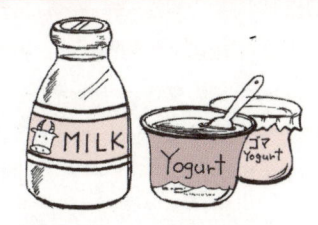

●ヨウ素の食事摂取基準(mg/日)
・18歳〜70歳以上の男性――推奨量130
・18歳〜70歳以上の女性――推奨量130

■ 表5-17 鉄の食事摂取基準（mg/日）[1]

性　別	男　性				女　性					
					月経なし		月経あり			
年　齢	推定平均必要量	推奨量	目安量	耐容上限量	推定平均必要量	推奨量	推定平均必要量	推奨量	目安量	耐容上限量
0～5（月）	−	−	0.5	−	−	−	−	−	0.5	−
6～11（月）	3.5	5.0	−	−	3.5	4.5	−	−	−	−
1～2（歳）	3.0	4.0	−	25	3.0	4.5	−	−	−	20
3～5（歳）	4.0	5.5	−	25	4.0	5.5	−	−	−	25
6～7（歳）	4.5	6.5	−	30	4.5	6.5	−	−	−	30
8～9（歳）	6.0	8.5	−	35	5.5	8.0	−	−	−	35
10～11（歳）	7.0	10.0	−	35	6.5	9.5	9.5	13.5	−	35
12～14（歳）	8.0	11.0	−	50	7.0	10.0	10.0	14.0	−	45
15～17（歳）	8.0	9.5	−	45	5.5	7.0	8.5	10.5	−	40
18～29（歳）	6.0	7.0	−	50	5.0	6.0	8.5	10.5	−	40
30～49（歳）	6.5	7.5	−	55	5.5	6.5	9.0	11.0	−	40
50～69（歳）	6.0	7.5	−	50	5.5	6.5	9.0	11.0	−	45
70以上（歳）	6.0	7.0	−	50	5.0	6.0	−	−	−	40
妊婦（付加量）初期					+2.0	+2.5	−	−	−	−
中期・末期					+12.5	+15.0	−	−	−	−
授乳婦（付加量）					+2.0	+2.5	−	−	−	−

1 過多月経（月経出血量が80mℓ/回以上）の者を除外して策定した。

●セレンの食事摂取基準（μg/日）
・18歳～70歳以上の男性————推奨量30
・18歳～70歳以上の女性————推奨量25

●クロムの食事摂取基準（μg/日）[1]
・18歳～69歳の男性————推奨量40
・70歳以上の男性————推奨量35
・18歳～69歳の女性————推奨量30
・70歳以上の女性————推奨量25

1 身体活動レベルⅡの推定エネルギー必要量を用いて算定した。

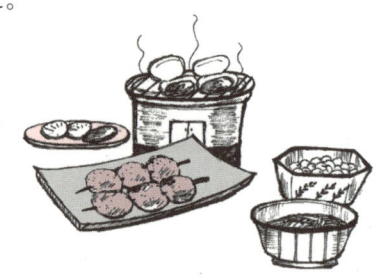

●モリブデンの食事摂取基準（μg/日）
・18歳～29歳の男性————推奨量25
・30歳～49歳の男性————推奨量30
・50歳～70歳以上の男性————推奨量25
・18歳～29歳の女性————推奨量20
・30歳～69歳の女性————推奨量25
・70歳以上の女性————推奨量20

COLUMN 12　特定保健用食品と栄養機能食品

　健康食品と呼ばれるものには、法律上の定義はありませんが、国が定めた安全性や有効性に関する基準等を満たした「保健機能食品制度」があります。

　これは一定の条件を満たした食品を「保健機能食品」と称することを認める表示の制度で、「特定保健用食品（トクホ）」と「栄養機能食品」の２つに分類されます。「健康食品に係る制度のあり方に関する検討会」では、健康食品から保健機能食品を除いたものを、「いわゆる健康食品」と表現しています。

　「特定保健用食品」は、体の生理学的機能などに影響を与える保健機能成分を含む食品で、血圧、血中のコレステロールなどを正常に保つことや、胃腸の調子を整えるなどの特定の保健の用途に資するもの。「栄養機能食品」は、通常の食生活を行うことが難しく１日に必要な栄養成分をとれない場合に、その補給・補完の用途に資するもの。栄養機能食品の表示の対象となる栄養成分は、人間の生命活動に不可欠な栄養素で、ミネラル５種類（カルシウム、亜鉛、銅、マグネシウム、鉄）、ビタミン12種類（ナイアシン、パントテン酸、ビオチン、ビタミンA、ビタミンB_1、ビタミンB_2、ビタミンB_6、ビタミンB_{12}、ビタミンC、ビタミンD、ビタミンE、葉酸）について、規格基準が定められています。

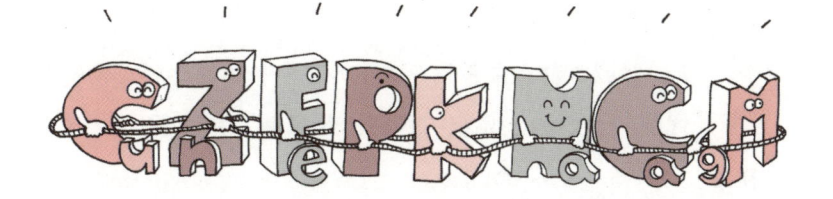

第Ⅵ章 食物の消化・吸収と代謝、排泄のプロセス

6-1 食物は消化・吸収され、はじめてエネルギーになる

6-1-1 よりよい栄養状態を維持するための第一関門

　食物は消化・吸収され、はじめて体を動かすエネルギーになりますが、健康でよりよい栄養状態を維持するための第一の関門は、「消化と吸収」ということになるでしょう。

　食物に含まれる栄養素はどのようなしくみを通って人体の栄養となるのか、その消化と吸収、代謝、排泄までのプロセスを知っておきましょう。

　口から摂取した食物のほとんどは、そのままの状態では体内に吸収することはできません。食物中の栄養素を吸収できる形に分解することを「**消化**」といい、消化・吸収器官から栄養素を血液またはリンパ液に取り入れることを「**吸収**」といいます。

　そして、吸収された栄養素をエネルギーや体に必要な物質として生成することを「**代謝**」といい、吸収・代謝の後に残った物質については便や尿として「**排泄**」されるしくみです。

　消化と吸収の仕方は、①物理的消化、②化学的消化、③生物的消化の3つに分けることができます。

①の物理的消化作用とは、口の中における咀嚼や胃腸での蠕動運動などで、食物を砕いて消化液と混ぜ合わせることです。

　②の化学的消化作用は、消化作用の主役的機能で、小腸の粘膜上の消化酵素による加水分解作用（水と混ざりにくい物質が、酸やアルカリなどで分解され、水と混ざりやすく変化すること）を行っています。

　③の生物的消化作用は、大腸に到達するまでに消化されなかった物を主として、大腸内に存在する腸内細菌により消化分解することです。

　消化管粘膜は、食物摂取にともなう情報を敏感にとらえ、神経―内分泌―免疫系の巧みな支配のもとに、消化液の分泌と消化管の運動によって消化器全体が機能的に統合されています。

　そこで、消化管における消化・吸収の様相を、上部消化管の役割（管腔内消化と膜消化）と下部消化管の役割（大腸の生理的役割）とに区分けして観察することにします。

6-1-2　「口→食道→胃→小腸→大腸→肛門」まで

　消化器は、「口→食道→胃→小腸→大腸→肛門」までの器官です。

　消化管の全長は9mあり、そのうち6～7mを小腸が占めています。

　小腸管腔内の内容物の移動速度は、一般に空腹時ならびに食後ともに、空腸で2cm/分、回腸で1.5cm/分程度。移動速度が何らかの原因で極端に加速されると、吸収不完全になり下痢として肛門から排出されていきます。

　口から**食道**では、食物を取り入れ、咀嚼運動によって小さくかみ砕いて細かくし、唾液と混ぜ合わせ、デンプンを分解します。

　唾液には糖質を分解する酵素（アミラーゼ）が含まれていて、食物と一緒に飲み下されて胃に入ったあとも、胃液が働くまで作用し続けます。

　胃では食物を一時貯蔵し、蠕動運動によって胃液と混ぜ合わせ、粥状に消化します。

　胃液にはタンパク質分解酵素のペプシンや、塩酸、粘液などが含まれていま

す。塩酸にはカルシウムを水溶性にして小腸での吸収を助け、細菌の繁殖を防ぐなどの働きがあります。

　小腸は、十二指腸・空腸・回腸に分けられます。

　小腸では大部分の栄養素が吸収されて毛細血管から肝臓に集められ、静脈から心臓を通って全身へ運ばれます。

　食物が十二指腸へ入ると、膵臓は膵液を分泌し、胆のうから胆汁が分泌され、炭水化物・たんぱく質・脂質を分解します。

　膵液は糖質、脂質、たんぱく質を分解する消化液です。胆汁は脂肪の乳化を行い、吸収を助けます。空腸・回腸は腸液を分泌し、炭水化物・たんぱく質・脂質を最終的に分解し、吸収します。

　小腸においては消化と吸収を区分けすることはできません。消化の最終段階と吸収の初発段階は、同じ消化粘膜の巨大な表面積を持つ微絨毛表面（約200㎡、テニスコートとほぼ同じ面積）において同時に進行しているからです。これを「膜消化」と呼んでいます。

　消化管の粘膜細胞は絨毛基底部の腺窩細胞で約24時間で作られ、基底部から絨毛の頂上部には5～7日で移動し、それ以後は管腔内に脱落していきます。ヒトの小腸では、1日約250ｇの脱落細胞（たんぱく質として50ｇ）が見られるといわれています。

　こうして吸収された栄養素は、血流を介して体内のいろいろな臓器、組織に送られ、そこで複雑な化学変化を経て体内に蓄えられ、エネルギーや体を作る成分や、生理機能の調整などに使われていきます。これらの化学変化の全体が「**代謝**」のしくみです。

　そして、「**大腸**」で水分が吸収されたあとは、消化されずに最後まで残った不要物が「**肛門**」から糞として体外に排出されていきます。肛門は大腸の出口である直腸に一定量たまった便の刺激により、便を排泄します。

　大腸にはさまざまな腸内細菌（腸内環境乳酸菌・ビフィズス菌など）が常に活動していて、食物繊維などの未消化物を発酵によって分解し、ビタミンB_2、ビタミンB_6、ビタミンB_{12}、ビタミンKを合成し、一部吸収します。

図6-1 口から取り入れる食物の消化・吸収の過程

食物 → 消化 → 吸収 → 代謝 → 排泄

● 食物の消化・吸収過程

口腔
唾液により消化が促進されます。

胃
胃液により消化が促進されます。

十二指腸
すい液、胆汁が分泌され消化が促進されます。十二指腸、空腸などで鉄、アミノ酸、カルシウム、脂肪酸、グリセリン、脂溶性ビタミンなどが吸収されます。

小腸
腸液により消化が促進されます。空腸や回腸で水溶性ビタミンなどの吸収が行われます。

大腸
水分が吸収されます。

消化管は、口腔に始まり、食道、胃、小腸、大腸を経由し肛門に終わる中空の器官です。全長約9m、その内約0.4mだけが横隔膜より上にあります。消化管は全体として機能的に統一され、巧みな神経―内分泌―免疫等の支配を受けて微妙に調節されています。

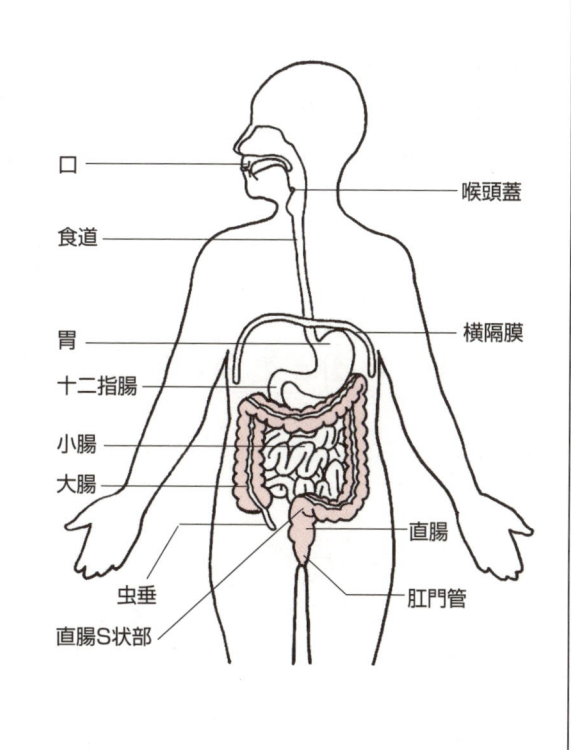

口／食道／胃／十二指腸／小腸／大腸／虫垂／直腸S状部／喉頭蓋／横隔膜／直腸／肛門管

6-1-3 消化管内の食物と分泌液の流入、体内への移行

消化管には、食物からや分泌液などで、1日9ℓの水分が存在しています。この消化管内の水分は、血液や細胞外液と活発に交換しています。その90％以上は吸収されて、糞便に排泄される水分は0.1～0.2ℓです。

分泌液（消化液）の量（ℓ）と、その酸性度（pH）をまとめると以下のようになります。消化管内水分量は、体重60kgのヒトの総体内水分量（36ℓ）の25％といわれ、細胞外液（13ℓ）の70％とされています。

分泌液とそれにともなう消化管部位の酸性度は、胃までは酸性、小腸、大腸は弱アルカリ性で、消化酵素の活性増大を推進するために役立っています。

消化・吸収の解明は生体リズムの研究とあいまって食事摂取様式に新しい取り組みをもたらしました。食事摂取にともなう消化液の分泌、ならびに消化管運動の誘発、またそれにともなう血流中の栄養成分の変動などは、1つの規則性とリズムを形づくっていきます。

そのため、生体リズムとの同調を促し、食事摂取パターンもほぼ同量をほぼ同時刻に、規則的にとることは、健康の保持・増進や生活習慣病予防の上でも必要なこととされています。

■ 表6-1　分泌液：量と酸性度

	量（ℓ）	酸性度（pH）
唾液	1	6～7
胃液	2	2～3
胆汁	1	7.8～8.6
膵液	2	アルカリ性（小腸内容物のpHをアルカリ性に調整）
小腸液	1	8.2～9.3
大腸分泌液	8	

図6-2 ヒト消化管内における食物と分泌液の流入と体内への移行（腸—体内回路）

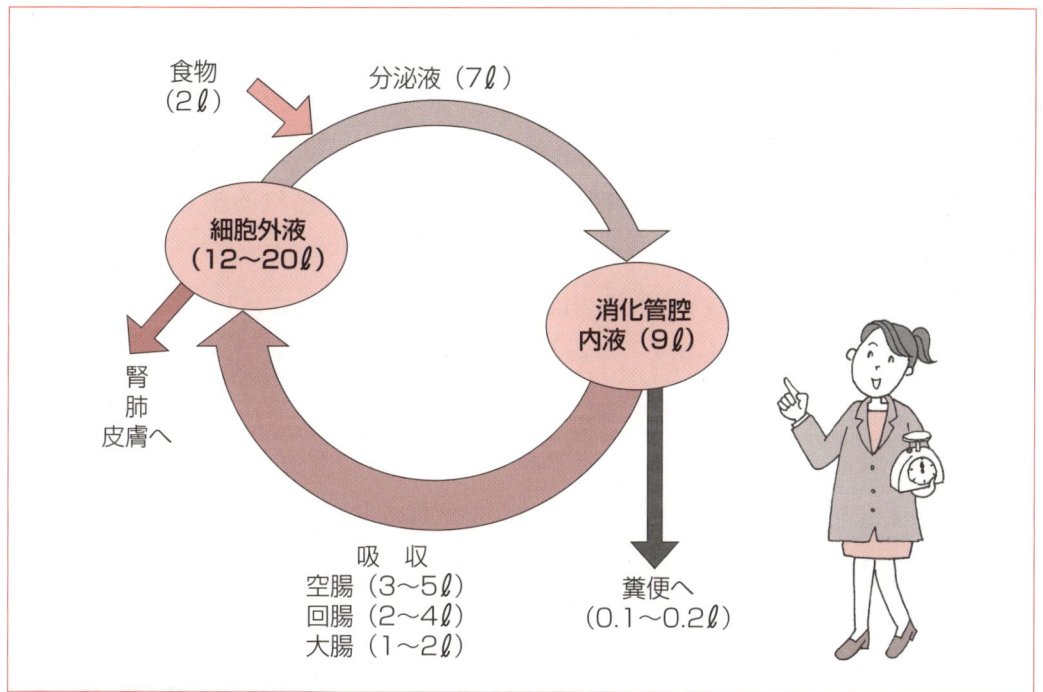

食物（2ℓ）
分泌液（7ℓ）
細胞外液（12～20ℓ）
消化管腔内液（9ℓ）
腎 肺 皮膚へ
吸収
空腸（3～5ℓ）
回腸（2～4ℓ）
大腸（1～2ℓ）
糞便へ（0.1～0.2ℓ）

出典）Phillips, SF：Gastroenterology, 63：495, 1972.
細谷憲政監修，武藤泰敏編著：消化・吸収—基礎と臨床，第一出版，2002.

図6-3 小腸微絨毛の消化・吸収表面としての構成モデル

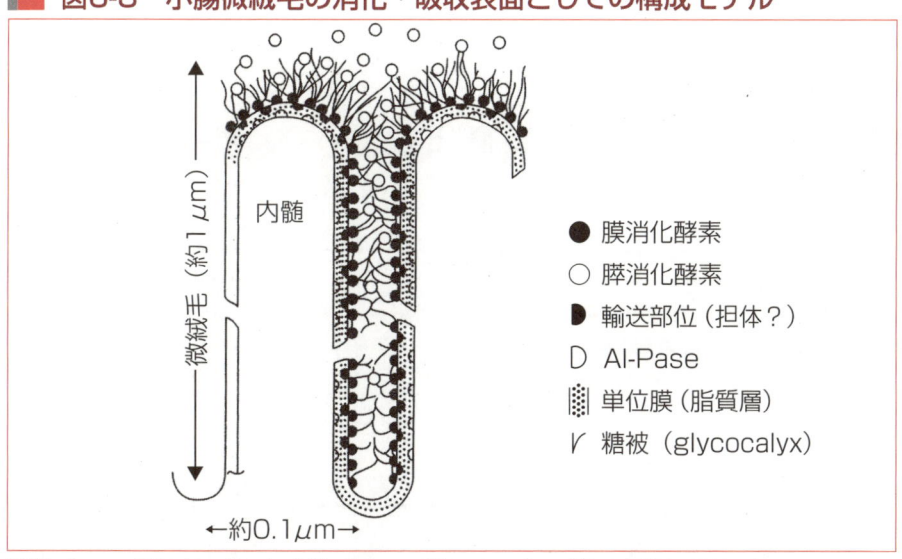

微絨毛（約1μm）
内髄
約0.1μm

- ● 膜消化酵素
- ○ 膵消化酵素
- ◗ 輸送部位（担体？）
- D Al-Pase
- ▥ 単位膜（脂質層）
- V 糖被（glycocalyx）

出典）Crane, RK：Handbook of Physiology, Alimentary Canal V, p.2523, 1968.
細谷憲政監修，武藤泰敏編著：消化・吸収—基礎と臨床，第一出版，2002.

6-2　代謝作用と三大栄養素

6-2-1　エネルギーや生命の維持に必要な物質に変えられるまで

　消化器官から吸収した栄養素は、「**代謝作用**」によってエネルギーや生命の維持に必要な物質に変えられますが、ここではそれを糖質、脂質、タンパク質などの栄養素との関連で見てみましょう。

　肝臓ではエネルギー源となるグリコーゲンを蓄えて必要に応じてエネルギーを生成する他、体の作用に必要なタンパク質の生成と分解、コレステロールの生成、アルコールや体内の有害物質の分解や解毒などを行っています。ビタミンやミネラルの一部は、肝臓で行われる代謝に利用されています。

　エネルギーの生成、タンパク質の生成および分解は、筋肉組織など体のさまざまな細胞によっても行われています。

　肝臓は代謝の大きな役割を担っている臓器です。消化によってグルコース（ブドウ糖）などに分解された糖質（炭水化物）は、小腸粘膜から吸収されたあと、

■ 図6-4　炭水化物の分解と代謝

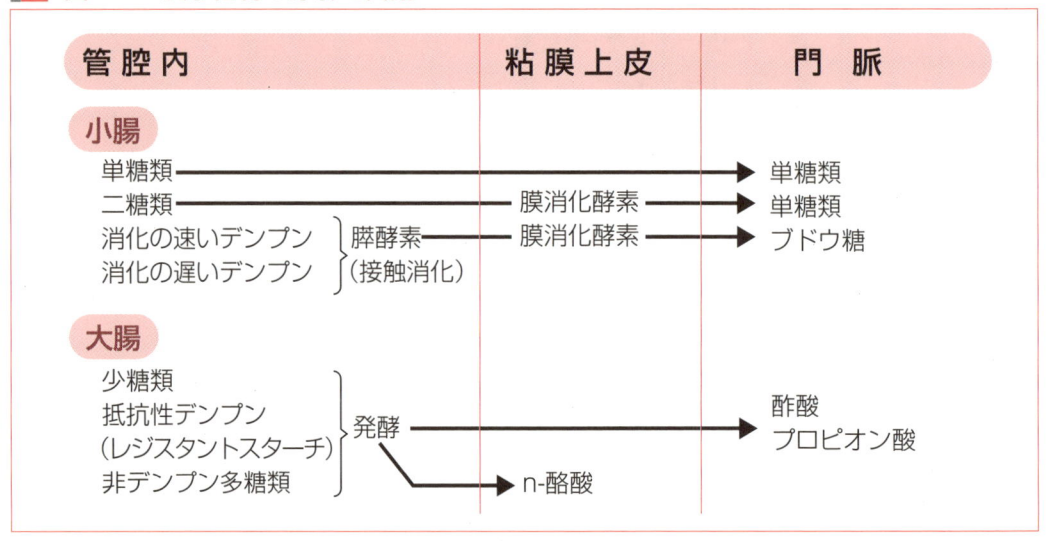

管腔内	粘膜上皮	門　脈
小腸		
単糖類 ──────────────────────▶		単糖類
二糖類 ──────── 膜消化酵素 ──▶		単糖類
消化の速いデンプン ⎫ 膵酵素 ── 膜消化酵素 ──▶		ブドウ糖
消化の遅いデンプン ⎭ （接触消化）		
大腸		
少糖類 ⎫		酢酸
抵抗性デンプン ⎬ 発酵 ────────▶		プロピオン酸
（レジスタントスターチ）⎪		
非デンプン多糖類 ⎭ ────▶ n-酪酸		

肝臓に運ばれます。

　肝臓に運ばれたグルコースは、血液中に運ばれて、各組識でエネルギー源として利用される他、肝臓や筋肉ではグリコーゲンとして蓄えられます。

　グリコーゲンは再びグルコースに転換され、エネルギーの生成に使われます。糖質からエネルギーを作ったあとに残るものは、二酸化炭素と水だけです。残った二酸化炭素は吐き出す息から排泄され、水は尿や汗となって排泄され、体内には残りません。

　グリコーゲンの貯蔵量には限界があり、余分なグルコースは脂質となって肝臓や脂肪組織に貯蔵されます。そのため、糖質をとり過ぎると肝臓や脂肪組織に脂肪がたまり、肥満や脂肪肝につながります。

　一方、消化作用によって分解された脂質は、小腸から吸収され、血液によって皮下、腹腔、筋肉の間などにある脂肪組織に運ばれ「体脂肪」として貯蔵されます。エネルギーが不足すると必要に応じてエネルギー源として消費されます。

　糖質と同様、エネルギーを作ったあとに残るものは、二酸化炭素と水だけです。残った二酸化炭素は吐き出す息から排泄され、水は尿や汗となって排泄されます。

　肝臓に蓄えられた脂質からはコレステロールが作られます。その大部分が胆汁の成分として使われますが、その他細胞膜や神経の成分となったり、ステロイドホルモンの原料になります。

　食物中のタンパク質はアミノ酸に分解され、小腸から吸収されます。

　肝臓に運ばれたアミノ酸は、その一部がタンパク質に合成され、その他は血液によって体の各組織に運ばれ、組織タンパク質に合成されます。

　いったん合成されたタンパク質は一定の割合でアミノ酸に分解され、絶えず新しく合成されるタンパク質と入れ代わり、ホルモン、血球、免疫物質の形成などにも使われます。

　不要になったアミノ酸から出る窒素化合物は肝臓で尿素に変えられ、腎臓を経て尿中に排泄されます。

　タンパク質を構成する炭素、水素、酸素はエネルギーとしても利用され、その後に二酸化炭素、水となって排出されます。

6-2-2 発酵と腸内細菌

　食べ物の中には、消化酵素では分解できない「難消化性糖質」と呼ばれるものが含まれています。

　「難消化性糖質」には、食物繊維（非デンプン多糖類）、難消化性デンプン（抵抗性デンプン）、難消化性少糖類、糖アルコールなどがあります。

　小腸から大腸に流入してくる未消化物、主として難消化性糖質や分泌物（消化液、粘液、粘膜脱落細胞）などは、大腸で分解（発酵）されます。

　横行結腸では、内容物が長時間滞留するので、腸内細菌が定着しやすく、多種類の細菌叢によって、発酵現象が活発に進行してきています。腸内細菌の重量は、およそ脾臓や腎臓と同じくらいとか、または、その酵素の種類や活性は肝臓に匹敵するともいわれています。

　難消化性糖質は、腸内細菌の重要なエネルギー源です。

　まず、単糖にまで分解され、さらに嫌気的に、短鎖脂肪酸、SCFA（酢酸、プロピオン酸、酪酸など）を生成していきます。これにともなって、二酸化炭素（CO_2）、水素（H_2）、メタンなどのガスも産生していきます。一般に、難消化性糖質由来のエネルギーの約60％はSCFAといわれています。

　大腸の上皮細胞の主要なエネルギー源は、n-酪酸です。

　酪酸は、吸収の過程で、その大部分が上皮細胞のエネルギー源として消費されてしまうといわれています。

　内臓に入った酢酸の約半分とプロピオン酸の大部分は、肝臓でエネルギー源や脂肪合成の材料として利用されていきます。酢酸の残りの半分は、全身に行き渡り、筋肉、腎、乳腺、脳等のエネルギー源として、あるいは脂肪合成の材料としても利用されていきます。

6-2-3 排便の機構

　大腸の蠕動は、小腸よりは大きくて強いのですが、その頻度は少なく、持続時間は長いといわれています。

　下行結腸以下では、24時間に1〜2回程度ですが、食事を摂取すると横行結腸からS状結腸に強い蠕動が急激に起こってきます。これを、胃—結腸反応と呼んでいます。

　この強い蠕動によって、大腸の内容物が直腸に急速に送られてきます（大蠕動）。乳児が乳を飲むとすぐに排便したり、成人でも朝食後に便意を感じたりするのは、このためです。

　大腸の内容物の滞留時間は、健常成人男性で30〜40時間、女性では40〜50時間といわれています。高齢者でも、異常がなければ24〜72時間程度です。

　糞便が大量に溜まると、それ自身の重みで直腸に入るか、大蠕動によって直

■ 図6-5　大腸の位置

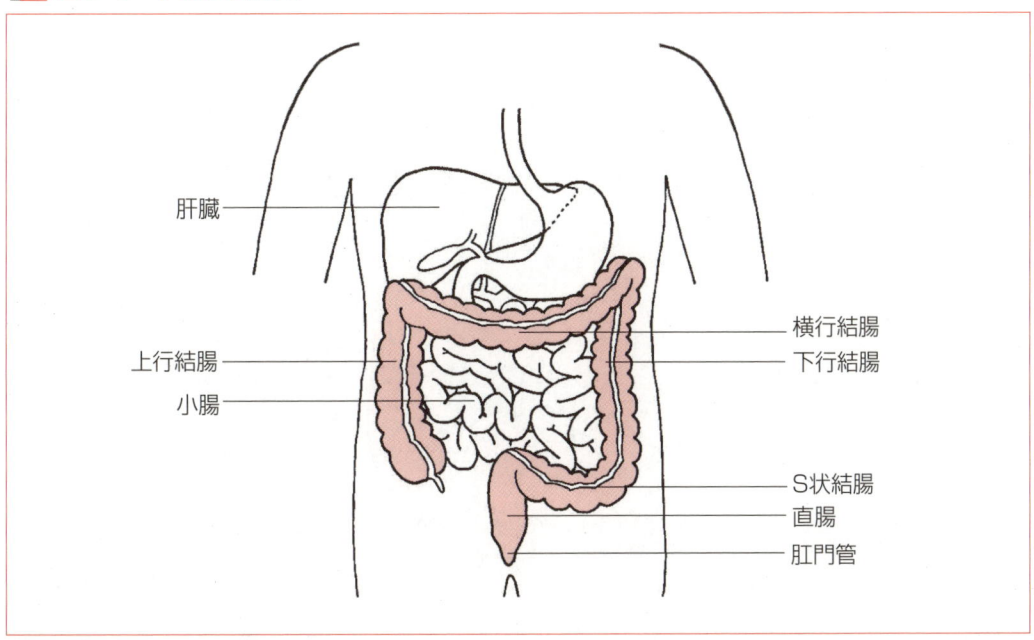

腸に押し出されていきます。この糞便の侵入による直腸壁の伸展刺激は、骨盤神経を介して、排便に必要な一連の反射を誘発していきます（排便反射）。
　刺激が大脳に伝えられて便意をもよおし、仙髄の排便中枢に伝えられて、直腸の蠕動収縮が増殖されていきます。
　一方、「いきみ」は、声門を閉じ、胸筋を収縮して腹腔内圧を高めるとともに横隔膜を下げ、腹筋の収縮などによって腹圧を高めて、排便を起こしていきます。
　排便回数には個人差がありますが、毎日便通のあった人が何日も便通がなくなると、便が硬くなって痛みなどの苦痛をともないます。この場合、最も多いのが大腸の働きが緩慢で排泄物を送り出すのが遅いために起こる弛緩性便秘です。腸が痙れんを起こして強く働き過ぎることによる痙れん性便秘は、何らかの疾患による通過障害でも生じます。
　習慣性の便秘を防ぐには、便意がなくても毎朝一定のリズムで排便を習慣づけること、また便意を感じたら我慢せず必ずトイレに行くことが大切です。
　一般的には、運動不足、食事内容、環境の変化、ストレス等が便秘の誘因となります。便秘の食事療法で大切なことは、朝食抜きは禁物で、しっかり量を食べること、食物繊維と水分の多い食事をとるようにします。

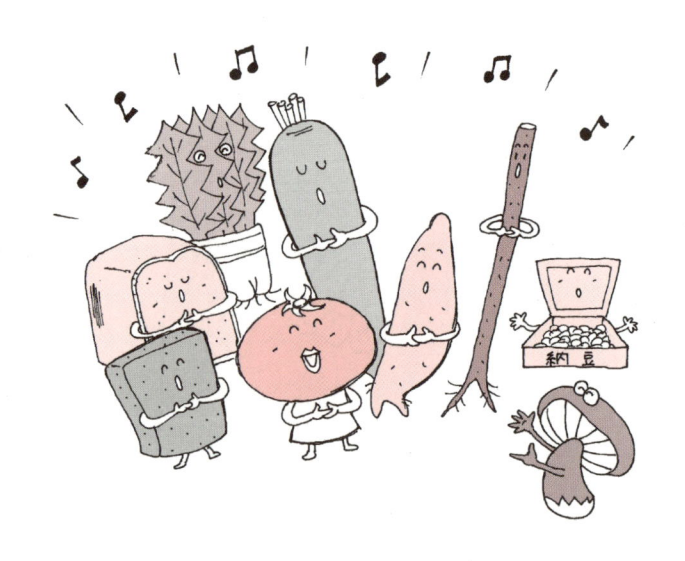

COLUMN 13　食物繊維の溶解性

　いわゆる「食物繊維」には、細胞壁の構造物質である、水不溶性のセルロース、ヘミセルロース、ペクチン質、リグニン、キチンなどがあります。

　一方、細胞壁の構造物質ではない水溶性のペクチン質、植物ガム、粘質物、海藻多糖類、化学修飾多糖類などもあります。

　これらのうち、化学修飾多糖類としてポリデキストロースと難消化性デキストリンがあります。これらは、分子量が比較的小さく、性状も均一で、また取り扱いも容易です。

　さらに、これらは単一の場合も、他の栄養成分や化合物と製品を作った場合でも、その作用はほとんど同じといえます。そのため、保健・医療の領域で使用される栄養製品などに幅広く活用されています。

●食物繊維を豊富に含む食べ物●

　食物繊維は、大豆、小豆、えんどう豆、そら豆などの豆類やさつまいも・里芋・じゃがいもなどの芋類、大麦、玄米、そばなど穀物、かぼちゃ、ごぼう、たけのこ、パセリ、ブロッコリー、キャベツなどの野菜や、バナナ、なし、いちご、りんごなどの果物、エノキダケ、椎茸、なめこなどのきのこ類、のり、ワカメ、ひじきなどの海藻類　に豊富に含まれています。

表6-2　"いわゆる食物繊維"と溶解性

区　分	溶解性
細胞壁の構造物質	水不溶性
非構造物質	水溶性
微生物産生多糖類	種類により異なる
化学修飾多糖類	水溶性

第Ⅶ章 栄養状態の評価・判定と個別栄養管理

7-1 なぜ、栄養状態を評価・判定するのか？

7-1-1 その人の病状に見合った個別的栄養状態の管理

　食事指導の実際にあたっては、対象となる人がどのような病状・健康状態に置かれ、栄養管理の上では何を必要としているかを評価し、その人の状態に見合った適切な食事内容を計画し、提供することが必要となります。

　病院・施設における食事の提供には、栄養価の制限のない「**一般食**」と、特定の疾患の病人にあたえる、栄養価に制限のある「**特別食**」に分けられます。

　一般食は患者の食事摂取基準に基づいて集団給食の一環として平均的な内容の食事が提供されています。特別食は医師の食事箋に基づいて患者の病状に見合った適切な食事内容が提供されています。

　一般食は、その食形態によって流動食、軟食（粥食）、普通食（常食）に分けられ、病状が改善されれば普通食へと順に進められていきます。

　通常、流動食は伝染病や食中毒、手術後などで消化器の機能が低下しているときや、脳卒中の障害や老化・衰弱等により嚥下力が弱っている場合で、重湯、くず湯、スープ、牛乳、果汁などが用いられます。流動食だけで栄養摂取が困難な場合は、輸液、点滴などによる栄養補助が行われます。

第Ⅶ章 栄養状態の評価・判定と個別栄養管理

7-1 なぜ、栄養状態を評価・判定するのか？

　軟食は流動食のときより病状が改善された場合に、三分粥、五分粥、七分粥、全粥などの粥食や、消化のよい食品および調理法により、患者の嗜好を取り入れ、献立に工夫して栄養素の摂取を図ります。

　普通食（常食）は回復期の状態にある患者を対象としたもので、体力の回復を促進し、治療に積極的な役割を果たす食品構成が選択・提供されます。

　特別食の場合は、特定の疾患の患者の病状に対応して、それぞれの代謝障害を改善させる食事の提供により、治療効果を期待する内容構成となっています。患者の病状は個々によって異なりますから、それぞれに適応した栄養状態に即して提供されなければなりません。具体的には糖尿病食、腎臓病食、高血圧食、肝臓病食、心臓病食、胃潰瘍食などがあり、対象とする疾患によって食事内容が推奨されます。患者の一人ひとりについて作成されるため、入院時食事療養制度には「特別食加算」が制度として組み込まれてきました。

　しかし、肥満症や糖尿病や脂質異常症などのようにさまざまな生活習慣病が複合的に罹患している患者が多くなっています。また、高齢者の場合には、個人差が大きく、いくつも疾患を同時に持っているため、多数の医薬品が投与されることがあります。医薬品は疾病の状態を改善しますが、場合によっては、栄養状態に異常な状態をもたらすこともあり、他の栄養成分や医薬品などとの相互作用によっても変化が引き起こされることがあります。

　そうしたことから、これまでのような単一の病人食による対応では著しい改善効果をあげることが困難であることが問題となってきました。たとえば、糖尿病の人に糖尿病食を提供することが妥当としても、糖尿病で肥満のある人と糖尿病で痩せている人とではどのような区分を設けて、実際に対処していくべきなのか。あるいは高血圧症、動脈硬化症を併発していたり、腎疾患のある人に対しては、どのように区分けして、提供する食事ならびにその内容をどのように取り扱っていくのか、ということが考慮されなければなりません。

　そこで、"○○疾患だから△△食"という一元化された評価・把握ではなく、患者その人の病状・栄養状態に見合って、栄養状態を評価・判定し、過不足のない栄養状態の実現を計画し、栄養管理していくことが必要になってきたわけです。

図7-1 病人食の種類

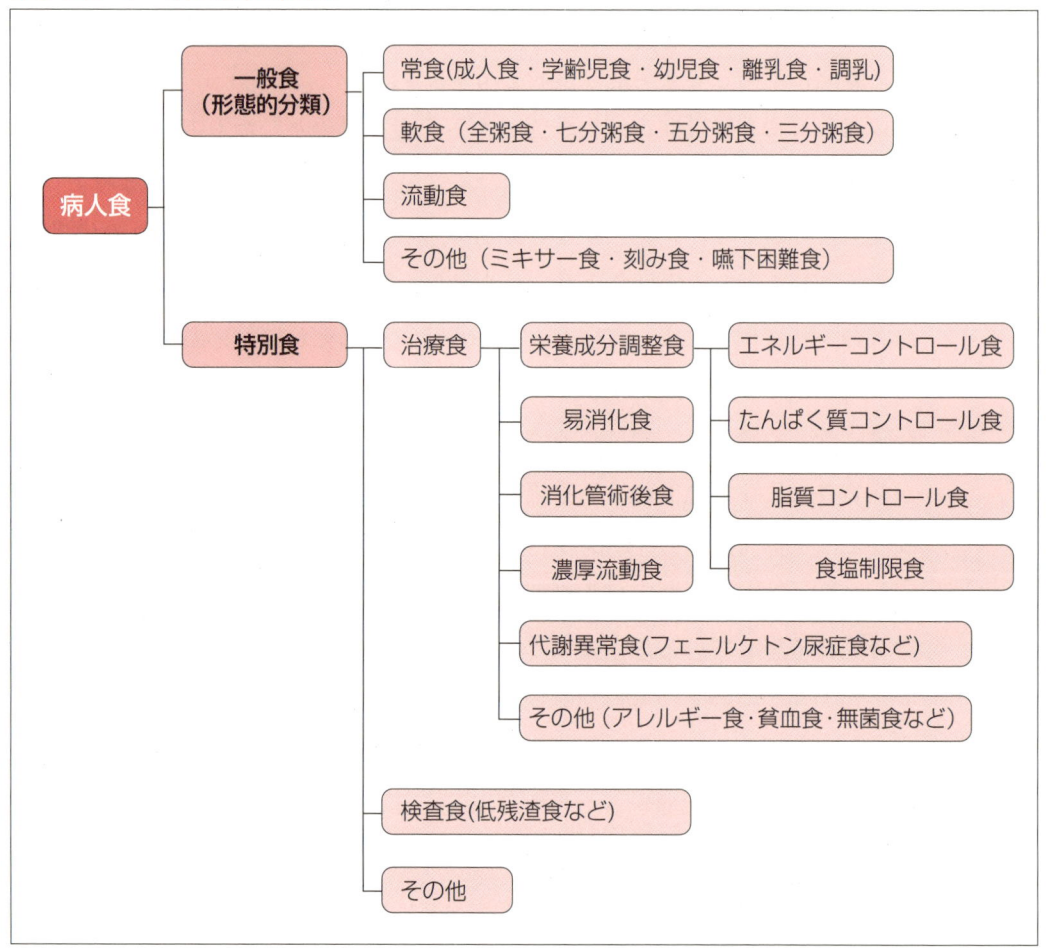

```
病人食
├── 一般食（形態的分類）
│   ├── 常食（成人食・学齢児食・幼児食・離乳食・調乳）
│   ├── 軟食（全粥食・七分粥食・五分粥食・三分粥食）
│   ├── 流動食
│   └── その他（ミキサー食・刻み食・嚥下困難食）
├── 特別食
│   ├── 治療食
│   │   ├── 栄養成分調整食
│   │   │   ├── エネルギーコントロール食
│   │   │   ├── たんぱく質コントロール食
│   │   │   ├── 脂質コントロール食
│   │   │   └── 食塩制限食
│   │   ├── 易消化食
│   │   ├── 消化管術後食
│   │   ├── 濃厚流動食
│   │   ├── 代謝異常食（フェニルケトン尿症食など）
│   │   └── その他（アレルギー食・貧血食・無菌食など）
│   ├── 検査食（低残渣食など）
│   └── その他
```

出典）管理栄養士国家試験教科研究会：管理栄養士受験講座 臨床栄養学 I, p.57, 第一出版.

図7-2 日本の病院給食

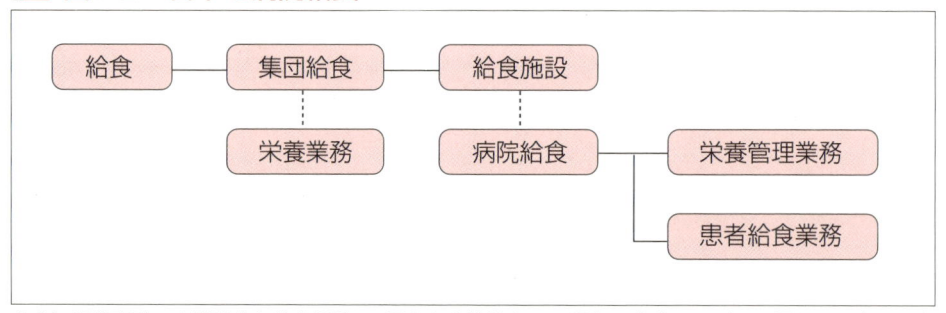

```
給食 ── 集団給食 ── 給食施設
         │            │
         栄養業務      病院給食 ── 栄養管理業務
                              └── 患者給食業務
```

出典）細谷憲政：人間栄養と給食活動——医療と病院給食，21世紀の食事サービスに関する研究，日本メディカル給食協会，2002.

表7-1　医療領域における経口栄養補給（食事の提供）　歴史的変遷

食事の提供	病院給食	疾患別	主成分別
目的	欠乏症の解消、健康度の保持・増進	疾病の治療・予防	栄養管理（栄養状態の改善）
適用	病人一般食（集団の平均値を個人に適用）	傷病者（その疾患の一部しか適用できない）	リスク管理（栄養管理計画）
対象	集団・個人	個人	個人
担当	栄養士	栄養士・管理栄養士	管理栄養士
根拠	食事摂取基準（栄養所要量）	医師の診断	栄養状態の評価　栄養診断
栄養学	食物・栄養学	食物・栄養学　病態栄養学	人間栄養学

出典）細谷憲政：ヒューマンニュートリション，1巻4号，日本医療企画，2010．

表7-2　主成分調整食と適応疾患

栄養成分調整食	適応する疾患
エネルギーコントロール食	肥満症、糖尿病、高血圧、脂質異常症、痛風、甲状腺機能障害、脂肪肝、急性肝炎、回復期、慢性肝炎、肝硬変代償期、心疾患、貧血、妊娠高血圧症候群、授乳期など
たんぱく質コントロール食	糸球体腎炎、ネフローゼ症候群、腎不全、糖尿病性腎症、透析、肝硬変非代償期、肝不全、低栄養、熱傷など
脂質コントロール食	急性・慢性膵炎、脂質異常症、動脈硬化症、急性肝炎、胆石症、胆のう炎など
水・電解質コントロール食	感染症、脱水症など
食塩制限食	腎臓疾患、うっ血性心疾患、肝硬変、高血圧、動脈硬化症など

出典）管理栄養士国家試験教科研究会：管理栄養士受験講座 臨床栄養学Ⅰ，p.57，第一出版．

7-1-2 | 糖尿病の栄養評価と管理

　　個別的栄養状態の管理の必要性について、糖尿病の栄養評価と管理をめぐってもう少し具体的にふれておくことにします。

　　糖尿病、高血圧、脂質異常症など生活習慣病の食事療法の基本は「過食を避け、偏食せず、毎日規則正しく食べる」ということですが、実際には病気の種別、軽重、急性、慢性などの症状により食事の対応・構成も違ってきます。

　　糖尿病は高血糖や尿糖などの異常から始まり、進行すると血管障害、神経障害、感染症などの合併症を起こします。そのため、一人ひとりの健康状態の評価、症状の段階に適した食事内容を医師が食事箋として指示し、栄養士が具体的な献立をたてて食事内容を構成し、具体的な栄養指導として実践することが必要となってきます。

　　糖尿病は、従来は膵臓から出るインスリンの不足によって起こる病気と考えられてきました。そこで、過食はインスリンの需要量を増加させるため、摂取エネルギー量を適正にすることが第一とされてきました。食事療法は、年齢、身長、体重、運動量、病状などを考慮した上で、一人ひとりに合った適正なエネルギー必要量を算出し、糖質、脂肪、たんぱく質、ビタミン、ミネラル、食物繊維などが過不足なくとれるような献立を計画してきました。

　　この献立内容については、一般家庭でも実施しやすいように、日本糖尿病学会が「糖尿病治療のための食品交換表」を公表し、細かい栄養計算をしなくても必要な栄養を過不足なくとれるようにしています。

　　食品交換表はあらゆる食品を栄養素で6つの食品グループに分け、それぞれの食品グループから適正な量の食品をとれば栄養バランスのとれた食事になるようにしてあります。食品のエネルギー量は80kcal（キロカロリー）を1単位と定めて計算しやすくなっています。血糖値を安定させるために3食をほぼ同じエネルギーにし、規則正しく摂取することも重要なポイントです。

　　こうして、身長・体重などの身体状況、血液検査、尿検査、治療状況および病態、薬剤などを確認し、現在の栄養状態が良好かどうかの判定を行い、問題が

COLUMN 14 　入院時食事療養制度と一部負担金

　健康保険に加入している人（被保険者）およびその扶養家族が病気やけがなどで入院し食事療養を受けたときは、食事費用の全額ではなく一部負担金だけを支払うというしくみが「入院時食事療養制度」です。患者が支払う一部負担金は、平均的な家庭における食費を基準とした定額の一部負担として設定されています。

　平成18年度の4月からの改正では、この入院時の食事の負担が1日単位から1食単位に変更されました。

　栄養士または管理栄養士によって、患者の年齢や病状に応じて適切な食事療養が行われ、適温適時などの基準が満たされている場合には、1食につき640円が算定され、このうち患者は260円を自己負担することになります。

　また、入院時食事療養においては、追加料金（実費）を支払い疾病に応じた治療食や患者食堂での利用を希望するともできます。

　（※従来行われていた特別管理加算・選択メニュー加算は廃止されました。）

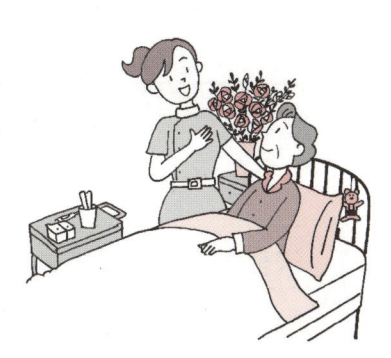

入院時食事療養費における加算

加算項目	摘　要	加算額
疾病に応じた治療食の提供	腎臓食、肝臓食、糖尿食、胃潰瘍食、貧血食、膵臓食、高脂血症食、痛風食、先天性代謝異常食※、治療乳、無菌食、特別な場合の検査食（潜血色など）。	特別食加算 （1食76円）
患者食堂の利用	基準の広さを満たす患者専用食堂で楽しく食事ができる。	食堂加算 （1食50円）

※フェニーケトン尿症食，楓糖尿症食，ホモシスチン尿症食，ガラクトース尿症食

ある場合には医師、看護師などの医療スタッフと相談し、改善策を実施し、個別的に栄養ケアプランを作成していくこととされてきました。

しかしながら、現在、食品のエネルギー量は相互に交換できるとしているのは日本だけです。国際的には、いろいろな食事療法が考案されています。

栄養ケアプランの目的は、疾病にともなう栄養状態の悪化を改善し、個々人のQOLを向上させることです。そのためには、栄養状態を改善するための「栄養補給」、食生活を含む生活習慣の改善の働きかけになる「栄養教育（栄養カウンセリング）」、さらには「各種専門職によって作成される栄養ケアプラン」というような3本の柱で構成されることになります。

そのための基本となる患者それぞれの情報を入手するために、栄養状態の評価・判定をすることが必要になってくるわけです。

7-2 個別的栄養管理計画の実際とリスク管理

7-2-1 栄養ケアマネジメントの目標と過程

栄養の状態は個人個人で異なります。栄養管理とは、対象者の栄養状態を評価・判定して、改善していくべき栄養上の問題を整理し、それぞれの人に見合った最適の栄養ケアを実現していくために、その機能や方法、手順を効率的にシステム化したものである、といってよいでしょう。この場合、システム化とは、科学的根拠に基づいて、栄養ケアの方法と手順を文章として整理していくことです。

たとえば、高齢者の場合は栄養状態が悪くなり、低栄養状態になることが多々見られます。そうなると、身体のさまざまな疾患の悪化、合併症や食欲不振、嚥下障害、睡眠障害などさまざまな要因が重なって起こるため、個人個人

の状態にはかなりの差が生じてきます。

　栄養管理の具体的目標は、このような対象とされる個々の栄養状態、健康状態を改善して、QOL（quality of life：生活の質、人生の質）を向上していくことです。

　栄養管理の第一手順としては、まず、対象者をスクリーニング（ある基準によるふるい分け）します。栄養スクリーニングとは、体重や血液検査、食事の摂取量などの結果から、その人が現在どのような栄養状態に置かれているのか、評価を詳細に行い、リスクがどの程度のものかを判定することです。

　このようにして栄養状態が明確に評価・把握されると、栄養アセスメントが行われます。栄養アセスメントとは、対象者の健康・栄養状態を臨床診査、臨床検査、身体計測、食事摂取調査、環境要因などにより、総合的に栄養状態を評価・判定し、現状との因果関係を明らかにすることです。その結果をもとにして、栄養ケア計画が立てられていきます。そして、目標を決め、計画を実施していく中で、定期的に栄養状態、食事摂取などを見ていきながら、栄養状態の変化をモニタリングしていきます。

　さらには、その結果を評価（計画などの評価、再び栄養のアセスメントなど）して、それに基づいて次の段階の栄養ケアへと継続していくという過程をとっていきます。

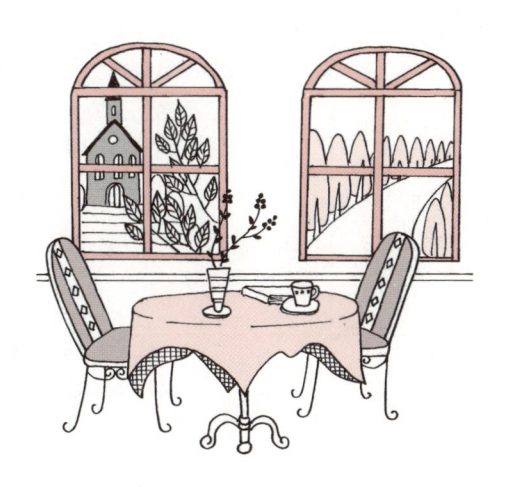

表7-3 栄養管理の過程

過程	内容
栄養スクリーニング（リスク者の選定）	栄養状態に関するリスクを選定するために関連要因を明らかにする過程。栄養アセスメントを行う必要のない場合には、栄養スクリーニングを行ってリスク者を選定します。
栄養状態の評価・判定	栄養リスク者の改善指標やその程度を評価・判定する過程。栄養状態を直接的に評価・判定する方法（臨床診査、臨床検査、身体測定）と、間接的に評価する方法（食事調査）とがあります。
栄養ケア計画	1人の対象者について実効可能な栄養ケア計画を、対象者のケアにかかわる人たちで協議し、決定した内容を文章化したもの。栄養ケアプランは①栄養補給、②栄養教育、③多領域からの栄養ケア計画、の3つの柱から構成されていきます。
実施	計画に基づいて実施していきます。
モニタリング・評価	対象者の栄養状態と栄養ケア計画を実施していく上での問題点（対象者の非同意、非協力、合併症、栄養補給方法の不適正、協力者の問題など）がどうだったのかを評価・判定します。
再度、栄養状態の評価・判定	再評価により計画、実施、教育方法を検討し、修正していきます。
再度、栄養ケア計画の実施	修正した栄養ケア計画を実施していきます。

出典）管理栄養士国家試験教科研究会編：応用栄養学，p.2，第一出版，2007.

7-2-2 | 評価・判定の対象領域——正常域、移行域、異常域

　栄養状態の評価・判定については、細胞レベル、組織レベル、器官レベル、個体レベルで行うことができますが、その多くは個体レベルで把握・整理されていきます。

　このような場合は、多数の統計・症例資料について比較参照し、その頻度と人数との関係について整理し、その模式図を作ることによって、正規分布図を作成することができます。

　これらの数値は、経験的あるいは施策的に、「低値域─移行域─正常域─移行域─高値域」、あるいは、「正常域─移行域─異常域」というように区別されますが、栄養状態や栄養問題については、「欠乏症域─潜在性の欠乏状態─正常域─潜在性の過剰状態─過剰症域」、あるいは、「正常域─潜在域の状態（欠乏あるいは過剰）─異常域」として区分することができるでしょう。

　しかし、正常域にある人が検査などで絶食した場合と、異常域の状態にある人、すなわち、感染、出血、熱傷、手術などで強いストレス状態に陥っている

図7-3　正常域、移行域、異常域の模式図

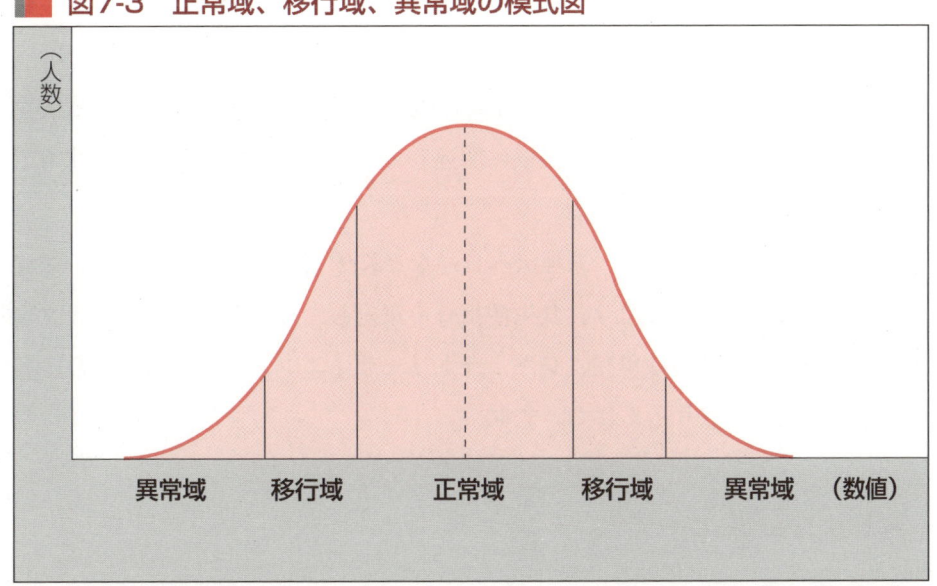

人とでは、当然、栄養の状態は変わってきます。異常な状態に置かれた場合では、そのストレスに対応するために、ブドウ糖などの必要がさらに増大して、筋肉などにおけるタンパク質の分解は一層増大していきます。

　この状態を放置したままにしてしまうのか、よりよい心身の状態に改善していくのか、ということが問題となってきますが、その人その人の栄養状態をどのように把握し、その状況をケアプランの中にどのように反映させ組み込んでいくのか、という対処に栄養を専門職とする人は習熟していくことが必要になります。

　人体の栄養問題として測定される数値については、いろいろな変化や相互作用等も見られることから、これらの区分と患者一人ひとりの「正常域―移行域―異常域」の実際の区分は、時と場合によっては変動したり、異なってくることもあります。したがって、それぞれの状況に応じた注意と判断が必要になるでしょう。さまざまな情報資料、栄養状態に関連する数値などを多角的に組み合わせて、栄養状態を総合的に評価・判定することが大切です。

　なお、高齢者の低栄養の判定区分などについては、高リスク（高度の低栄養状態。状態の変化が起きやすく、栄養改善が必要な状態）、中リスク（中度の低栄養状態。栄養改善が必要な状態）、低リスク（軽度の低栄養状態。低栄養に陥るリスクは低いが、無理をしたりすると陥る状態）と分けています。

　食事摂取基準において、平均必要量、耐容上限量、また、摂取安全域が示されているのは、栄養素摂取に関連して、リスク管理の枠組を示すものとされています。

　また、加工食品、調理済み食品などに栄養成分を表示したり、栄養素摂取の目安量を策定したり、食生活指針を策定したりすることも、リスク管理の一環です。これらは現在、レギュラトリーサイエンス（行政科学・政策科学）の一環として取り込まれています。

7-3 栄養状態の評価・判定のプロセス

7-3-1 栄養状態の評価は客観的データにより総合的に判定

　近年の社会構造の変化や生活習慣病・がんなど疾病構造の変化、医療の進展などにより、医療のあり方は疾病の発生を予防する一次予防、在宅医療や緩和医療の推進等、患者の生活の質（QOL）向上を重視した医療へと大きく変わりつつありますが、こうした中で、栄養管理、栄養療法の役割がますます重視されてきています。栄養状態の改善は、疾患を有するすべての患者において基本的根幹となる医療行為といえるものです。

　食物・栄養の評価・判定においては、従来は「栄養診断」と称して連続した3日間あるいは1週間の食物摂取状況調査が行われてきました。しかし、これは食事、食べ物のとり方、食品の成分についての観察であり、しかも身体内に取り込まれる前の状況を観察しているに過ぎません。人間の栄養状態における評価・判定ということではありません。人体の栄養状態を見るためには、摂取量だけでなく、消化・吸収、利用効率、代謝率などによって引き起こされる変動などを観察しなければなりません。

　栄養状態の悪化をもたらす要因（不適当な栄養素の摂取、不適当な栄養素の消化・吸収、栄養素の利用効率の低下、栄養素の損失の増大、栄養素の必要量の増大）等をまず明らかにしていかなくてはなりません。その上で、栄養障害の有無の判定、適正な栄養管理法の選択、栄養療法の効果の判定を実施していくことになります。再評価による栄養管理法の適正化も必要になってきます。このようにして、手術症例の予後の推定なども把握されることになります。

　人間の栄養の状態は、消化・吸収、体内輸送、代謝、排泄などにより変動していきます。

　栄養状態の評価・判定で大切なことは、さまざまな栄養指標を用いて、客観的データを収集し、総合的に評価を検討し、判定することです。

表7-4 栄養状態の悪化をもたらす要因

1）不適当な栄養素の摂取
2）不適当な栄養素の消化・吸収
3）栄養素の利用効率の低下
4）栄養素の損失の増大
5）栄養素の必要量の増大

出典）中村丁次, 細谷憲政編著：栄養緑書, p.93, 日本医療企画, 2003．

7-3-2 栄養状態の評価から栄養補給の展開へ向けて

　対象者の栄養状態をスクリーニングし、栄養に関連するリスク者を選定した場合、次の段階では栄養状態を評価・判定することになります。この栄養状態の評価・判定は栄養管理を実施する場合の最初の段階ということになります。

　このことは、対象者の栄養補給、栄養状態を改善する目標を設定するにあたって、第一に必要な手段条件になります。栄養状態の評価・判定から栄養補給への展開は図7-4に示します。

　栄養状態の評価・判定の目的は、次の3点になります。
（1）栄養管理を行うことによって、栄養状態の改善あるいは維持の可能な対象者を選別します。
（2）適切な栄養補給を実施するための指標になります。
（3）対象者の栄養状態を定期的にチェックして、栄養補給の効果を評価することができます。

　栄養評価には静的栄養指標といわれる「身体計測指標」、「血液・生化学的指標」、「皮内反応」などと、動的栄養指標といわれる「血液・生化学的指標」、「間接熱量測定値」があり、さらに全体的なバランスを客観的に検討する「総合的栄養指標」があります。

　「静的栄養指標」は短期間の栄養状態を評価することには適しませんが、患者

図7-4　栄養状態の評価・判定から栄養補給へ

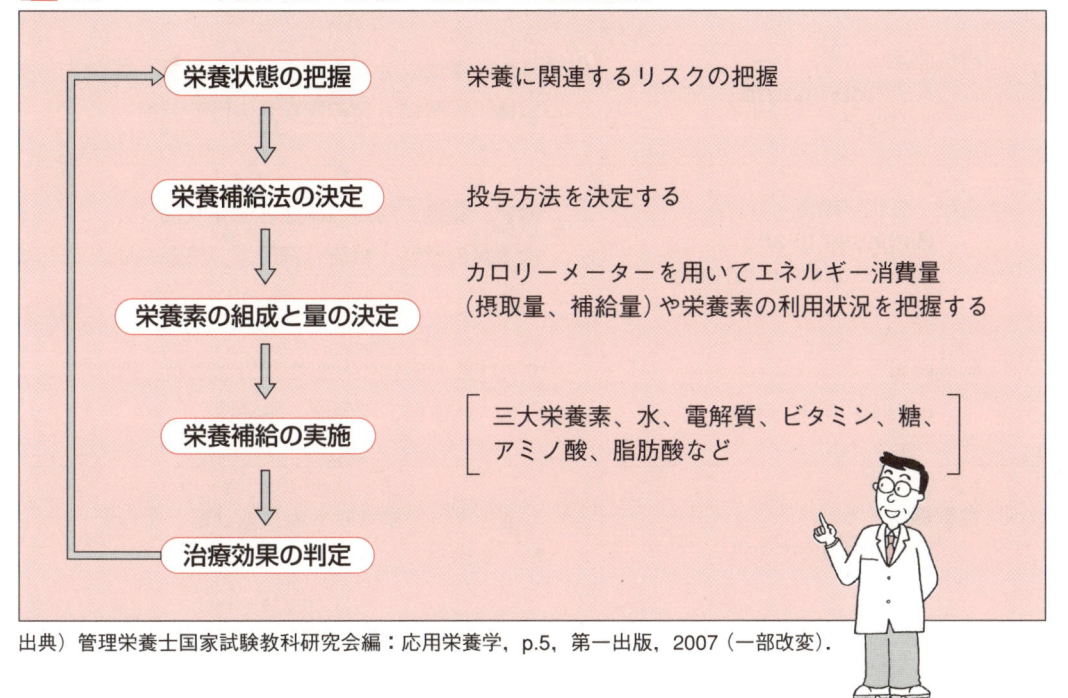

栄養状態の把握 ← 栄養に関連するリスクの把握
↓
栄養補給法の決定 ← 投与方法を決定する
↓
栄養素の組成と量の決定 ← カロリーメーターを用いてエネルギー消費量（摂取量、補給量）や栄養素の利用状況を把握する
↓
栄養補給の実施 ← ［三大栄養素、水、電解質、ビタミン、糖、アミノ酸、脂肪酸など］
↓
治療効果の判定

出典）管理栄養士国家試験教科研究会編：応用栄養学，p.5，第一出版，2007（一部改変）．

の全般的な栄養状態を定量的に評価する優れた指標となります。

「動的栄養指標」は短期間の代謝変動、およびリアルタイムでの代謝・栄養状態を評価する優れた指標となります。

これらを、栄養状態を評価・判定するためのパラメーター（助変数あるいは要素）としています。この英語の頭文字を並べて、"nutrition assessmentのABCD"と呼んでいます。（表7-5 栄養状態の評価・判定）。

これらのパラメーターは、それぞれを測定している箇所や観察内容が異なっているので、把握される栄養状態の内容も異なってきます。これらのパラメーターのそれぞれがどのような栄養状態を表現しているかについては、十分に理解していることが必要になります。

有害作用を示す危険要因に対しては、そのままにしておくのか、最小限にとどめるのか、あるいは消滅してしまうのか、適切な方策を選んでそれを実施していくリスク管理を行っていきます。

表7-5　栄養状態の評価・判定　nutritional assessment

身体測定 Anthropometric methods	身体の構成成分とその変動・体重歴、器官、組織、細胞における栄養素の貯蔵状態
生理・生化学検査 Biophysical and Biochemical methods	器官、組織、細胞の機能と栄養状態 栄養素の器官、組織、細胞間の移動の状況
臨床診査 Clinical methods	栄養状態の変化にともなう自覚症状、他覚症状、既往歴、現病歴、生活歴
食事調査 Dietary methods	エネルギー、栄養成分の摂取状態とその変動、食事歴

出典）中村丁次，川島由起子，細谷憲政，足立香代子著：サプリメント「健康・栄養食品」と栄養管理，チーム医療，2005（一部改変）．

　人体の栄養状態の管理としては、栄養素の欠乏状態に陥るリスクから遠ざかり（回避）、栄養素の過剰状態をもたらすリスクからも遠ざかり（回避）、疾病誘発のリスク要因を低減・除去していくことが重要なポイントです。

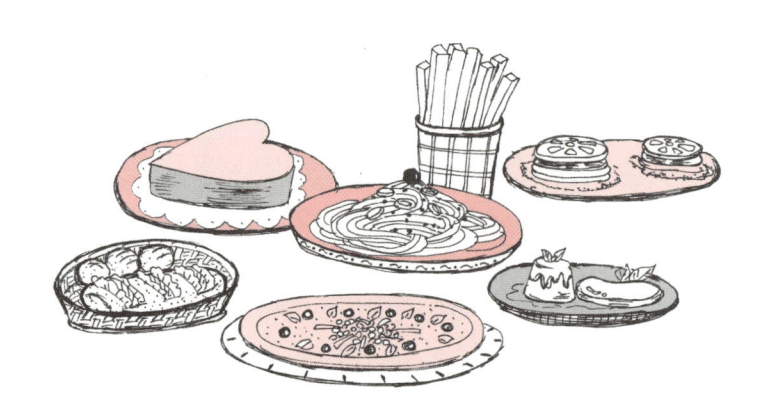

7-4 栄養状態の評価・判定のA・B・C・D

7-4-1 身体計測　Anthropometric methods

　人体の構成成分を知ることは、栄養状態を判定する上で最も重要なことになっています。身体計測は比較的容易に行うことができるため、「身長」、「体重」、「上腕三頭筋部皮下脂肪厚」、「上腕・下腿周囲長」、「肩甲骨下部皮下脂肪厚」、「ウエスト／ヒップ比」などが幅広く実施されています。

　栄養状態を最も簡単に把握できる指標は、「体重の変化」です。体重の変化が長期間にわたって徐々に起きた変動ならば生命活動に支障をきたすことは少ないのですが、短期間に急速に起こった場合には、栄養管理が必要になることが多いといえます。

　また、浮腫・食欲不振・排便状況などを併せて記載することが評価の際には有用です。

■ 図7-5　栄養管理が必要な体重減少率

有意の体重減少	1週間	1～2％
	1カ月	5％以上
	3カ月	7.5％以上
	6カ月	10％

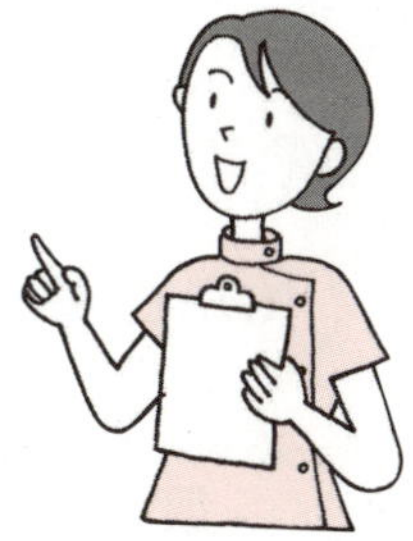

　入院時からの体重の変化を確認し、健康時の体重や標準体重との比較をします。適正体重が維持できるよう計画しましょう。生体は脂肪、骨格筋、内臓タンパク質、血漿タンパク質、細胞外組織、皮膚・骨格など種々の構成部分から成り立っています。このため、体重に変化が見られた場合、それがどの成分の

変化かを判断する必要があります。

7-4-2 ｜ 生理・生化学検査 Biophysical and Biochemical methods

　生理的、生化学的検査法は、栄養状態を反映する生理機能検査や、血液や尿中の成分を測定して栄養状態を推定する方法です。
　代表的な項目として、次のようなものがあります。

(1) 尿検査

a　尿糖

b　尿タンパク質

c　尿ウロビリノーゲン

d　尿ケトン体：脂肪がエネルギー源として利用されると、代謝産物として産生されて尿中に排泄されてきます。

e　クレアチニン：クレアチンの代謝産物。筋肉運動の代謝産物のため、その大部分は骨格筋肉に存在した量といわれています。

f　窒素平衡（N-バランス）：投与された窒素量と排泄される窒素量の出納の割合を示しています。体内タンパク質の異化と同化の状態を反映しています。マイナスであれば異化が、プラスであれば同化が亢進していることです。

(2) 血液検査

a　ヘモグロビン：赤血球に含まれる血色素です。タンパク質や鉄の不足状態で低下します。

b　血糖：空腹時血糖値、随時血糖値、あるいはブドウ糖負荷試験の血糖値として測定されます。「糖尿病状態」の診断に用いられています。
　　血糖の状態を知るものとして、次のものがあります。
　　　グリコヘモグロビンは、検査日以前の2〜3カ月の血糖状態を反応しています。フルクトサミンは検査日2〜4週間前の血糖状態を、アンヒドロ

グルシトール1,5‐anhydroglucitol（1,5‐AG）は数日前の血糖状態を示しています。

c 血清総タンパク質の代表的なものはアルブミン（A）とグロブリン（G）です。アルブミンは栄養状態を反映することから栄養状態の評価・判定の最も重要な指標になっています（半減期、約20日）。

　一方、手術後の治療経過や"やけど"の経過などを、タンパク質の合成状況から見るためのものとして、急速代謝回転タンパク質 rapid turnover protein（RTP）があります。トランスフェリン（鉄運搬タンパク質、半減期7日）、プレアルブミン（ビタミンAの輸送、半減期2日）、レチノール結合タンパク質（RBP）（半減期、0.5日）などです。

d 血流脂質としては、よく総コレステロール、トリグリセライド（中性脂肪）が観察されています。血清の脂質状態を知ることができます。中性脂肪には、食事由来のカイロミクロンに含まれるものと、体内で合成されてVLDLに組み込まれているものとがあります。

　また、LDL-コレステロール、HDL-コレステロールなどもよく観察されています。

7-4-3 栄養状態の指標と考え方

　栄養状態を見る上で、タンパク質・アルブミン・コレステロール・中性脂肪は重要な指標となります。

　タンパク質・アルブミンが少ない場合は、「低蛋白血症」「低アルブミン血症」が考えられ、肝臓病、栄養不良が疑われます。

　また、肝臓の病気がない場合には、タンパク質が身体の外に漏れている可能性（蛋白尿・蛋白漏出性胃腸炎）もあります。漏れる経路は「尿」と「便」です。

　コレステロールの数値は高いことが問題とされますが、低い場合には栄養状態が悪いことを示します。総コレステロールが高い状態は「脂質異常症」で生活改善や治療を必要とします。老人では、若い人より低めの数値になります。

総コレステロール total cholesterol の基準値は128〜220（mg/dℓ）です。

コレステロールの中にも善玉と悪玉があるとされていますが、HDL-コレステロール（善玉）は多いほうが望ましく、血管内の余分なアブラを回収する働きを持っているとされています。ゴミ収集車のような仕事をしています。HDL（善玉）が少なく、LDL-コレステロール（悪玉）が多い場合は要注意です。これは血液中のアブラが多くなっていることを示します。

中性脂肪（トリグリセライド）が多い場合も脂質異常症と同じ処置が必要となります。中性脂肪基準値は30〜150mg/dℓ、中性脂肪の多い人は肥満、大量飲酒、甘いものが好きな人などによく見られ、ダイエットによる食生活の改善や運動が必要となります。

血糖値が高い場合には糖尿病が疑われます。空腹時血糖が126mg/dℓ以上は糖尿病、110mg/dℓ未満が正常、このいずれにも属さないのが前段階の境界型となります。

7-4-4 臨床診査　Clinical methods

臨床診査とは既往症、現病歴、体重歴、さらには現在の病態や臨床症状の観察により、栄養状態を評価することです。この場合、疾病の発病に食習慣がどのように関与していたのか、治療歴の中で食事療法はどのように実施されたかを知ることが大切です。また、これらにより、体重や病状はどのように変化したのかなどを問診して聞き出していくことも必要になります。

7-4-5 食事調査　Dietary methods

食事調査は、現時点の食物摂取状況調査を知ると同時に、食歴、食習慣、嗜好などを調査することが必要です。

食事調査の方法を表7-6に示しておきます。

■ 表7-6　食事の調査方法

方　法	内　容	特　徴
24時間思い出し法	前日に食べた食事内容、食材・調理法等（24時間以内）を思い出させる、フードモデルを用いて問答形式で栄養摂取量を推定する方法。食品成分表から算出する。	集団の調査に用いる。国際間の比較に用いる。安価、容易、短時間にできる。
食事記録法	一定期間に食べたものをすべて記録する（1日、7日間）方法。世帯当たり、または個人について調査し、食品成分表から算出する。	世帯や個人の調査に用いる。
食事秤量法	食べたものを秤量して食品成分表から算出する。	個人の調査に用いられる。正確、時間がかかる。
食事歴調査	過去の食事内容を思い出す方法。習慣的な食べ物の傾向、食事摂取のパターンを調査する。	比較的長時間の食習慣を知る。
食物摂取頻度調査	多人数を対象とした疫学調査。調査用食品リストを用い、食品摂取の頻度、習慣的摂取状況を調査するインタビュー法、自己記入がある。半定量である。	習慣的な食品あるいは食品群の摂取状況を知る。速くて、負担が少ない。

出典）細谷憲政：三訂人間栄養学，調理栄養教育公社，2000．

COLUMN 15　成人男性を2日絶食させた場合の栄養状態の変化

　栄養状態の評価・判定の参考として、「成人男性を2日絶食させた場合の栄養補給の停止・絶食と栄養状態の変化」について見てみましょう。

　1日あたり1,800kcalのエネルギーを消費していた人が、1日絶食すると、エネルギー出納はマイナス1,800kcalになります。

　このエネルギー源は自分の体内でやりくりしなければなりませんから、最初のうちは糖質が利用されていきますが、その貯蔵量は少ないので、すぐなくなってしまいます。

　そこでエネルギー源を脂肪組織や筋肉に依存することになります。

　脂肪組織のトリグリセライドは、脂肪酸とグリセロールに分解して、脂肪酸は肝臓、心臓、筋肉などのエネルギー源として利用されていきます。グリセロールは肝臓で糖新生の素材に用いられていきます。

　一方、筋肉タンパク質が分解して、アミノ酸が生成されます。そのアミノ酸から遊離のアミノ基がピルビン酸に転移してアラニンが生成されます。アラニンは、血流を介して肝臓に運ばれ、糖新生でブドウ糖が産生されます。ブドウ糖はグリコーゲンから分解して生成するブドウ糖と一緒になって血糖になっていきます。これは、脳・神経系、白血球や赤血球のエネルギー源として利用されていきます。このような現象が見られるのは、筋肉に蓄えられたグリコーゲンは血糖としては放出されないからです。

　わずか1日の絶食でも、脂肪組織のトリグリセライドは160g、筋肉タンパク質は約75g損失することになります。1日の絶食で失われる筋肉タンパク質量は、1日の摂取量に相当する量といえます。

■ 表7-7　身体の栄養指標

> ●栄養状態の計測方法
>
> 　栄養アセスメントの手順は、栄養障害のリスクのある患者をスクリーニングし、栄養歴・身体計測・身体所見・臨床検査等をもとに、患者の栄養状態や病態を総合的に評価し、その結果から1日に必要な栄養素量を推定、現在の総栄養素摂取量に対して評価決定していきます。
>
> 　患者の栄養状態を評価する栄養指標（計測方法）には、栄養障害の有無、栄養障害の程度、栄養療法の適用の決定、適正な栄養管理法、栄養療法の効果、再評価による栄養管理の修正・適正化、手術症例の予後の推定等のアセスメントが必要となります。

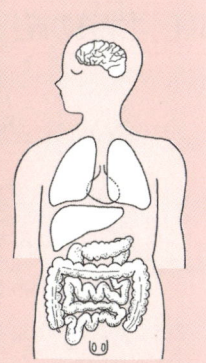

1. **栄養状態のチェック**……エネルギー基質（主に糖質、脂質、タンパク質）・水分・電解質・ビタミン・ミネラル・代謝、合成、貯蔵する身体構成組織・代謝動態を制御するホルモン・サイトカインなど生体反応物質

2. **栄養状態の把握**

    ①体重の変化（1週間/1カ月/3カ月/6カ月）

    ②栄養指標の計測

    ▶ 脂肪──上腕三頭筋部皮下脂肪厚（mm）

    ▶ 内臓タンパク質──血清アルブミン・血清トランスフェリン・プレアルブミン・レチノール結合タンパク質・皮内反応（おたふくかぜ、カンジダ）

    ▶ 骨格筋──上腕筋周囲長（cm）・クレアチニン身長係数

    栄養評価には、患者の全般的栄養状態を定量的に評価する「静的栄養指標」と、短期間での代謝変動、代謝・栄養状態を評価する「動的栄養指標」があります。

    ・静的栄養指標──身体計測指標（身長・体重：体重変化率、身長体重比、BMI、％平常時体重、％標準体重）や、血液・生化学的指標（血清総タンパク質、アルブミン、コレステロール、コリンエステラーゼ、クレアチニン身長係数（尿中クレアチニン）、血中ビタミン・ミネラル、末梢血中総リンパ球数）、皮内反応（遅延型皮膚過敏反応）等を計測。

    ・動的栄養指標──血液・生化学的指標（短半減期タンパク質、タンパク質代謝動態、アミノ酸代謝動態）や、間接熱量測定値（安静時エネルギー消費量、呼吸商、糖利用率）を計測。

3. **総合的栄養指標**……栄養状態から手術の危険度を推定

7-5 栄養の質と食事の質の評価

7-5-1 「栄養の質」に関する評価とFAO/WHO合同食品規格計画コーデックス委員会

　食品の栄養成分は、口からとり入れたあとは体内でどのように処理されているでしょうか。これは栄養の側面としては、食品の質の問題と栄養の質の問題に分けて考えられます。

　WHOは1992（平成4）年にローマで開催された国際栄養会議において、今後行われる「栄養や食糧に関する国際的討論については、食品の質と栄養の質を重視する」ことを取り決めました。口からとり入れるもの、すなわち、食品 food、食べ物 diet、食事 meal と、食べること eating を区分し、これらを栄養的見地から評価・判定することにしたわけです。

　食品から摂取された栄養素（成分）は、体内ではどのような場合に消化・吸収、体内処理され、健康の保持・増進と疾病の予防・治療に作用し、有効性をもたらしているか。栄養の質がどのように人体に影響しているかは、生体の問題ですから、人体の側から観察しなければなりません。WHOではこれを「栄養の質的評価 nutritional quality, NQ」と呼ぶことにしました。

　しかし、口からとり入れるものについて、直接的・簡便に評価を下す必要が生じる場合も出てきます。そこで考えられるものとして、FAO/WHO合同食品規格計画コーデックス委員会では、利用効率と三大栄養成分の含有比率、すなわちPFC比を取り上げることにしています。

　現在ではたんぱく質、脂質、炭水化物の三大栄養成分の摂取比率（PFC比）によって、体内代謝の状況が変化してくることは人間栄養学の立場からは常識とされています。

表7-8 FAO/WHO合同食品規格計画コーデックス委員会の「栄養の質」に関する定義

食品（food）に関する「栄養の質（nutritional quality）」は、必須栄養素についてはその含有量と利用効率（bioavailability）によって規定される。一方、食事指針に示されるような栄養成分については、その含有量と比率（proportions）によって規定される。

このような指針は必須栄養素の必要性に適応しているものであると同時に、食事関連の疾患（diet-related disease、生活習慣病あるいは成人病）の誘発リスクを低減・除去するものでなければならない。また、食べ物（diet）や国レベルの食事指針に示される食べ物（diet）について、それを構成している食品（food）の役割を考慮するものでなければならない。

Joint FAO/WHO Food Standards Programme：GUIDELINES FOR THE USE OF CODEX COMMITTEES ON THE INCLUSION OF PROVISIONS ON NUTRITIONAL QUALITY IN FOOD STANDARDS AND OTHER CODEX TEXTS, PROCEDURAL MANUAL, Ninth edition, 1995.

現在、栄養補助成品・成品 supplements 等の表示において、国際的に実施されている栄養強調表示 nutritional claim（日本の栄養機能食品はこれに相当）、また健康強調表示 health claim（日本の特定保健用食品はこれに相当）は、この「栄養の質的評価」の考え方を取り入れたものなのです。

7-5-2 人間栄養における利用効率

食べ物の成分は、人間の消化管でそのままの形で消化・吸収されて、体内で利用されていくわけではありません。消化・吸収、代謝という現象は人間における身体側面の現象ですが、これを食べ物の側面から見るとどのようにとらえられるか、ということが1988（昭和63）年にイギリスで開催されたBioavailability の国際会議で議論されました。

そして、国際会議では、こうした事象について、「利用効率 bioavailability」という用語を使って、その概念ならびに内容を統一することを討議しました。

その結果、利用効率とは、吸収されて体内で使われる割合、あるいは貯蓄のために役立つ栄養成分の比率である、ということにしました。

さらに簡潔な言い方で示すならば、栄養の質の評価とは、「食べ物が体内に吸収され栄養素として利用することのできる割合（比率）」であると定めたわけです。

その質の評価を受けて、どれだけ効率よく代謝活動が行われたか、人体の健康の保持・増進に関与したかが、人間栄養の本質として理解されることになります。

しかし、現在では、栄養成分などの体内利用は2つの区分において考えられています。身体内の代謝の側面、すなわち体内の処理する場でどのように処理されるかというその総和と、消化・吸収されて処理する場所までの過程、ならびに排出の過程とに区分けされています。

■ 図7-6　作用物質の利用効果とその作用

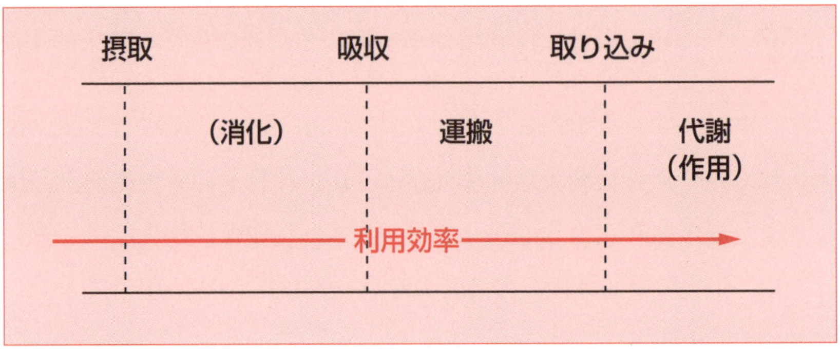

摂取	吸収	取り込み	
（消化）	運搬	代謝（作用）	
←――――――――利用効率――――――――→			

この摂取量に対する利用の度合いについて、「利用効率」と呼んでいるわけです。したがって、人間栄養の本質、すなわち、体内における利用効率ともいえる「栄養価」（具体的にはエネルギー・タンパク質価など）は、

$$栄養価 = 栄養成分 \times 利用効率$$

として取り扱われることになります。

この利用効率に関連する要因について整理すると、次の表に示すように大別されます。

表7-9 利用効率に関連する要因

1) 栄養成分の性状……量、形状（単体、複合体）
2) 加工処理……加熱、調理、保存方法
3) 共存する物質……同時に摂取する食品、医薬品
4) 腸内環境
5) 生体の要求度

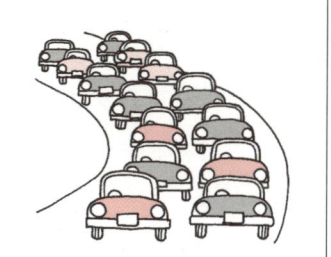

出典）細谷憲政：三訂人間栄養学, 調理栄養教育公社, 2002.

食べ物の利用効率は、栄養成分の性状や量（単体か複合体かなど）、加工・調理の方法や保存方法などにおいていろいろな影響が出てきます。

たとえば火や熱を使って食べ物を調理したり、加工したりするのは、人間栄養として見る場合には利用効率を高めるための生存の効果的手段ということができるのです。

こうした加工処理、保存方法によって栄養の利用効率は変化しますが、さらにいえば人間の腸内環境や生体としての要求度によっても、栄養の質は左右され、利用効率は異なってきます。

7-5-3 利用効率とガソリンの燃焼比率（燃費）

利用効率と質の評価を、自動車の走行とガソリンの"燃費"との関係で見てみましょう。

ガソリンを満タンにして、走ってみましょう。運転後に走行距離をノートに記録してみます。これを仮に「Akm」とします。

次には、一定期間、車を走らせます。そのあとで、ガソリンを満タンにして、ガソリンを追加した分量を記録します。これを仮に「Vℓ」とします。このと

きの走行メーターは「Bkm」とします。この間の走行距離は「B－Akm」となるでしょう。

これを入れたガソリン量で割って、1ℓあたりの走行距離を求めてみます。

計算は、**燃費＝（B－A）/V** となります。

さて、1ℓあたりの走行距離、"燃費"はガソリンの質によっても違ってきます。同じガソリンを使っても、走行状態は一定とは限りません。平坦な道と凸凹道、走行車のラッシュ、晴れの日・雨の日、外気温の差、ゆっくり走ったときとスピードを出したときなど、周辺環境や種々の条件等によってかなり異なってきます。

さらにいえば、新品の車と、かなり走り込んだ中古車との燃費の差はどうか？これは人間でいえば、生活習慣病世代にあたる中高年と、20代の血気盛んな若者世代では、どちらが速く・遠く走れるのか？　ということですが、故障の可能性を抱えた中古車と、何の異常もない新車との比較は一目瞭然といえるでしょう。

つまり、これを逆にいえば、ガソリンの消費量だけを取り上げて見ても、「走行の内容や質は何もわからない」といってもよいわけです。

栄養の問題も同じようなことがいえます。"ガソリンを食べる車"であるところの人体そのものの状態と、食べ物とのかかわりを見ない限りは、どの食べ物がどれだけ実質的に効果を及ぼし、人体を活性化し、変化を与えているのかは、見えてきません。そうした意味で「栄養の質の評価」を視野に置いた保健・医療の領域というものは欠かすことができないわけです。

7-5-4　食品の質の評価と人間栄養としての効率性を求めて

「カルシウムの利用効率は約50％」、「鉄の利用効率は約10％」というのは現在では常識とされていますが、利用効率の面からするならば、その人の状態や食べ物の利用の仕方などによって、栄養成分の人体への作用が大きく変わることに対して、どのように判断し、対応するかが今日の栄養関係者の課題となって

います。

　食べ物に含まれる同じ栄養成分であっても、「煮る・焼く・炒める」、「冷凍する・乾燥させる・水にもどす」などの調理・保存などによって、その栄養の質も味覚も形態ごとに環境ごとに異なってくるわけです。

　具体的にいえばすでに本書で幾度か説明しましたが、ビタミンB_1やCのように水によく溶け、また熱によってこわれやすいビタミンは、野菜を切って水にさらしたり、それを炊いたり、ゆでたり、炒めたりするときにどんどん失われていってしまうわけです。

　水溶性ビタミンのすべてがゆで汁や煮汁の中に溶け出してしまうというわけではありませんが、実際に体内に摂取できるビタミン量は食品に含まれる量の50％くらいと考えておくとよいでしょう。熱だけではなく、B_2や葉酸のように光に弱いビタミンもありますし、ビタミンAのように油に溶けた状態のほうが吸収率がよいので油を使った調理法が利用効率を高める場合もあります。

　このように食品ごとに、利用の仕方が異なれば、人間栄養として摂取できる効率が変わる以上は、それぞれの食べ物の調理・保存の方法も利用効率の面から知っておく必要があるでしょう。近年では「食育」ということが頻繁に叫ばれていますが、食品を扱う際の実際の利用効率面では、まだ取り上げられることが少ないのは残念なことです。

　臨床栄養の実際活動においては、科学的根拠に基づいた人間栄養の観点から、「食品の質」を評価し、「栄養の質」を把握した上で、その利用方法を決めて「質の管理」を行っていくこと、そうした過程が体内の栄養状態の改善に取り組むきわめて有効な方法であるといえるでしょう。

7-5-5 食品の質の評価

　野菜や肉類などの食品の中には、栄養成分だけでなく、残留農薬や食品添加物などいろいろなものが含まれています。キノコやフグのように、天然自然の毒物が含まれているものもあります。

また、栄養成分についても、品種により、形状（形、大きさ、重さなど）、性状（何からできているか、その物理・化学的性質など）により異なりますし、生産方法（栽培方法）や、生産地、生産・収穫時期などによっても異なっています。輸入ものの食品や市販の保存食品のように、流通、販売の仕方によって、加工・調理の過程によっても違ってきます。

　あるいは、栄養成分の数値は、従来は食品成分表に示されてきましたが、これは生材料の時点の数値です。従来の食物・栄養においては、口に入れるまでの時点、口に入れた時点での栄養成分値は、生材料の食品成分表の数値をそのまま用いて算出しても差し支えないと考えられてきました。

　しかし、食品成分表に示されている栄養成分と、生化学で示される糖質、タンパク質、脂質の栄養素とは異なっています。そのため、ここ20年近くの間に、食品の栄養成分の評価については、国際的な広がりの中でさまざまな形で見直しと検討が科学的に行われています。

　また、エネルギーについては、原則として、身体側面から観察すべきなのですが、便法として、食品の栄養成分量から算出されています。

　差し引きによる炭水化物、粗脂肪、粗タンパク質（たんぱく質）の1gあたりに、それぞれエネルギー換算係数（アトウォーター係数〔4，9，4 kcal/g〕）を乗じて、暫定的・便宜的に算出しているわけです（表3-4，47頁参照）。

　これらの数値は、栄養欠乏症を解消するための一つの目安として、その概略の値を示すものとされてきました。

　食品成分表の数値（標準成分値）は、日常、市場で入手しうる試料（サンプル）についての分析値をもとにするもので、年間を通じて普通に摂取する場合の平均値に近い概念とされ、1食品について1数値だけが示されています。

　そのため、時と場合によっては、地域差や季節的変動があったときはどう評価すべきなのか、あるいはこの数値の変動範囲、偏差値はどうなのかといった環境・条件・基準などについて十分な検討を行う必要が生じてきます。

7-5-6 栄養成分の変動範囲と人体栄養の成分値

　1988（昭和63）年にイギリスで開催された International Symposium on Bioavailability 88でかなりショッキングな報告が行われました。ある地域で利用されている食品成分表の数値を検討してみたところ、±10％の誤差範囲内に入る食品の割合は、糖質については約50％、たんぱく質については約50％、脂質や脂肪については4分の1以下という報告がありました。

　一方、栄養所要量や食事摂取基準の策定において、体位（身長）や体内成分含有などの変動範囲は±20％はあるとして、推奨量や目安量が算定されています。

　そのため、食品の栄養成分の変動範囲は、人体のそれよりはかなり大きいものと考えられているのです。

　テレビの料理番組などでは調理したものについて、たとえば［371kcal］などと数値を示している場合があります。これは生材料について食品成分表から計算された数値で、調理による変化はどうなるのかは考慮されていません。

　また、なぜ1桁目の「1」まで算出するのか、これにはどのような意味があるのかという説明はありません。

　偏差値も変動範囲も示されていない一つの数値だけを使用して、人体の健康や病気の問題を論議するという方法は「科学的根拠のある数値」といえるでしょうか。

　食品成分表の数値には、少なくとも±10％の誤差はあります。すると、変動範囲は340kcalから410kcalということになります。±20％とすると300kcalから450kcalの間に位置するわけです。

　このような尺度、このような方法論を用いて肥満や糖尿病などの栄養指導ができるかどうか、疑問のあるところです。

■ 表7-10　食品・栄養成分の変動値

−20%	−10%	0	+10%	+20%
297	334	371 kcal	408	445
300	340		410	450

　また、食事摂取量調査などを行った場合に、ある栄養成分について、仮に100という数値が出たとして、誤差が±20％とすると、この栄養成分の摂取量は80～120の間の数値を指示していることになります。この場合、＋20％のほうから−20％のほうを見ると、120分の80、すなわち3分の2ということになり、−20％のほうから＋20％のほうを見ると、80分の120、すなわち1.5倍ということになります。

　そのため、栄養成分摂取量調査の場合には、3分の2以下あるいは1.5倍以上の値が得られない限り、その差異は認められないということになります。食物調査に関連する疫学調査などの結果を評価する場合には、この点を十分に配慮する必要があるでしょう。

7-5-7　栄養成分値の単位の比較考察

　従来は世界のいずれの国においても、給食活動や具体的な食事指導は、三大栄養成分、すなわち糖質（炭水化物）、脂質、たんぱく質（30～500gのレベルで摂取）と微量栄養成分、ミネラル、ビタミン類等（g以下で、mgやμgのレベルで摂取）を用いて取り組まれてきました。

　そこで、食事における栄養成分量の単位についても比較考察してみることも必要があるのではないかと思われます。

エネルギーは2,000kcal前後です。これを「CGS単位」を基準にして考えてみると、10^3レベルのスケールになります。

　三大栄養成分は30～500gのオーダーですので、$10～10^2$レベルのスケールになります。微量栄養成分はmg以下の摂取量ですので、ものによってはmgのオーダー（10^{-3}レベル）のスケールであったり、μgのオーダー（10^{-6}レベル）のスケールであったりしています。

　このように、単位がまったく異なる栄養成分について、正確に食事摂取基準（栄養所要量）どおりに献立メニューを参照して料理を作るということは「至難の業」であり、あまり意味のないことでもあるでしょう。

　そこで国際的な評価としては、g単位で摂取するものについては、提供量 serving size や分配量 portion size でわかりやすく説明し、また容易に取り扱うことができるようにしています。

　mg（10^{-3}g）やμg（10^{-6}g）の単位で摂取する微量栄養成分は、食品の含有量も少なく、変動も大きいので、時と場合によっては日常の食事としては考えられないような量を取り扱うことも起きてきます。

　このような場合には、栄養成分やその化合物などをサプリメントや栄養補助成品として配合したり、また経腸栄養として摂取する方が適切であると見なされています。

表7-11　栄養成分と摂取範囲

エネルギー・栄養成分	範囲
エネルギー	1,000 ～ 3,000kcal
炭水化物（糖質）	150 ～ 450g
たんぱく質	30 ～ 150g
脂質	30 ～ 90g
食塩	5 ～ 15g

7-5-8 食品の質のさまざまな変化と人体影響

栄養成分等を経口摂取するにあたり、いろいろな現象が起こってきます。

口からとり入れたものすべてが消化管から消化・吸収されて体の中に入るわけではありません。

従来の栄養学では、大便として排泄される量を計算していないともいえるのです。食事の段階で計算されたものが、すべて体内で利用されると見なされていますが、これは、ある意味で大変矛盾していることになります。

さらに、病院給食などにおいては、給食のおおむね30％は残飯として捨てられている実状があるといわれています。すると一体、食事のどれだけが真に有効活用されているか、という点も考えなければならないでしょう。

■ 表7-12　相加、相乗、相殺の作用

相加作用……作用物質を組み合わせた場合に、その併用効果が、それぞれを単独に使用したときの和となること。

相乗効果……複数の要因が重なり、それら個々がもたらす効果の和以上の効果を生ずること。

相殺作用（拮抗作用）……2つの作用物質を同時に投与した場合に、その効果が、いずれか一方を単独に投与したときよりも小さくなること。

利用効果……消化されて体内利用または貯蓄のために役立つ栄養成分の割合（比率）、あるいは、体内で利用することのできる割合（比率）。

食事、食べ物の段階で、栄養成分や他の食品成分について、その内容・相互関係を見てみることも必要になります。具体的には表7-12に見られるような「相乗現象」、「相殺現象」等です。

「相乗現象」、「相殺現象」というのは、経口摂取したあとの消化・吸収、体内輸送、体内代謝などの際や、さらには排泄の段階でも見かけられます。

相加現象というのは、「1 + 1 = 2」になるということです。しかしながら、人体の中ではつねに「1 + 1 = 2」という現象ばかりが成り立っているわけではありません。

「相乗現象」はいろいろな要因が多数重なって、それぞれを単独に使った場合よりも高い効果を生み出す場合です。これは「1 + 1 → 3」などとなる場合で、具体的にいいますと、冬に鍋物を作るときに少しお酒を入れると、味が甘味と深みを増し、美味しくなるという事例です。

また反対に作用した場合には、いずれか一方を、単独に与えたときよりも、効果が小さくなったり、なくなってしまう「相殺効果」も起こっています。これはたとえばブリ大根を作った場合、ブリの魚臭さを大根が消していますが、大根のどのような成分が相殺現象を引き起こすかは、必ずしも十分にはわかっていません。調理人は、このような現象を感覚的に学習し体得して、食事の美味しさについて「評価・判定」をしているわけです。

一方、食べ物の安全性の問題は、以前は食品衛生として取り扱われてきましたが、現在では、食品の質的評価の問題として、国際的に取り扱われて、科学としてのデータ・合意の上に立った議論が行われています。

第VIII章 栄養の質の評価と糖尿病の食事療法

8-1 集団から個人、食品・栄養から人間栄養へ

8-1-1 「過栄養と個別管理」という栄養学の2つの命題

　糖尿病の治療では食事療法の重要性が指摘されていますが、肥満症、高血圧症、脂質異常症、腎臓病、肝臓病などのさまざまな生活習慣病においても食事療法の有効性が明らかにされています。

　本章ではこれまで主として理論的に展開を進めてきた「人間栄養」の理解について、糖尿病を対象として具体的に考察することにします。

　わが国の食事療法の体系は、1957（昭和32）年に日本糖尿病学会が設立され、1965（昭和40）年に「糖尿病治療のための食品交換表」が発表されて以来、長い間変わっていませんでした。

　昭和40年代前半といえば、日本経済の高度成長が終盤にさしかかり、栄養素欠乏症が一般に解消され、栄養素の摂取過剰にともなう疾病が出現し始めた過渡期にあたります。

　しかし当時の日本の栄養問題への取り組みは、依然として栄養素欠乏の解消に根ざした集団を対象とする従来の方法にとらわれていました。

　従来の"栄養指導"と呼ばれるものは、生材料としての食品だけを取り扱い、

欠乏症を解消する集団給食の基準を用いて、食べ物の側面だけから栄養状態を評価・検討する方法でした。

こうした栄養素欠乏症の時代のアプローチから遠ざかり、摂取過剰の状態を回避して、生活習慣病誘発の危険因子を低減・除去していくためには、食べ物に重点を置く従来の自己完結的な取り組み方から抜け出さなくてはなりません。そして、栄養素の働き・作用を身体側面から見直す「人間栄養」へのアプローチ、保健栄養としての「人間栄養学の体系化」への転換・実施が必要となります。

こうした過程については、これまでもたびたび指摘したとおりです。

敗戦の壊滅から復興へ、そして繁栄から成熟へと歩みを重ねてきた日本の資本主義社会はその豊かさの中で、「過栄養と個別管理」という2つの命題を栄養学の上でも抱え込んでいたという言い方もできるでしょう。

現在では、栄養問題におけるさまざまな取り組みは、個人個人を対象として、健康の保持・増進、慢性の非感染症誘発の危険要因を低減・除去するための指標の一つとして、食事参考摂取量 nutrient-based dietary reference intakes, DRIs が策定されていきます。

平成の世（1990年代）になると国際的な取り組みも、「食品・栄養」という取り組み方ではなく、「人間栄養・食生活」という取り組み方、人体側面からの接近が必須の要件になってきました。

一方、口からとり入れるものについても、科学的に検証し、見直しが試みられています。食事摂取の基準として扱われてきたいわゆる「栄養所要量」も、国際的な視点・枠組において検討・見直しが迫られてきたのです。

アメリカでは食事参考摂取量を数年かけて策定することにしています。これは日本においても、第六次改定日本人の栄養所要量は食事摂取基準として策定しています。

米国においては、「食品摂取の三角形（フードガイドピラミッド）」が設定され、食生活指針 food-based dietary guidelines を一般消費者向けにわかりやすくしています（1992年）。これには、食品、加工食品などの提供量も示されており、

従来の食品群は定性的なものでしたが、この三角形は半定量的に食べ物指導ができるように工夫されています。

また、栄養成分の表示は、この提供量あたりで示されてもいます。

そこで、従来の食品交換表ならびにその基準となっている「食品成分表」を見直し、栄養成分表示を正しく理解して、効果的な栄養補給をどのように行っていくかを検討していく必要があります。

8-1-2 人間栄養としての利用効率は個人個人で異なる

食品の構成成分には、栄養成分、非栄養成分、自然毒などの他にいろいろな科学物質も含まれています。これらの食品成分は、食品を加工・調理したり、配合したりすることによって、さまざまな相互作用を引き起こし、身体内で処理され、利用・吸収されて、健康の保持・増進、疾病の予防・治療等に寄与しているわけです。

栄養成分と栄養成分、あるいは他の食品成分などとの間にみられる相互作用は表8-1のとおりです。

■ 表8-1　食品成分（栄養成分）の相互作用

現　象	発生段階
相　加	配　合
相　乗	加工・調理
相　殺	消　化
	吸　収
	体内輸送
	体内利用
	排　泄

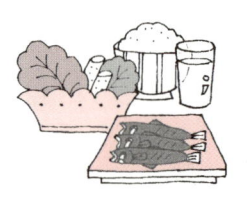

栄養成分と栄養成分，あるいは他の食品成分などとの間に見られる相互作用

図8-1　食べ物と人体内の変化

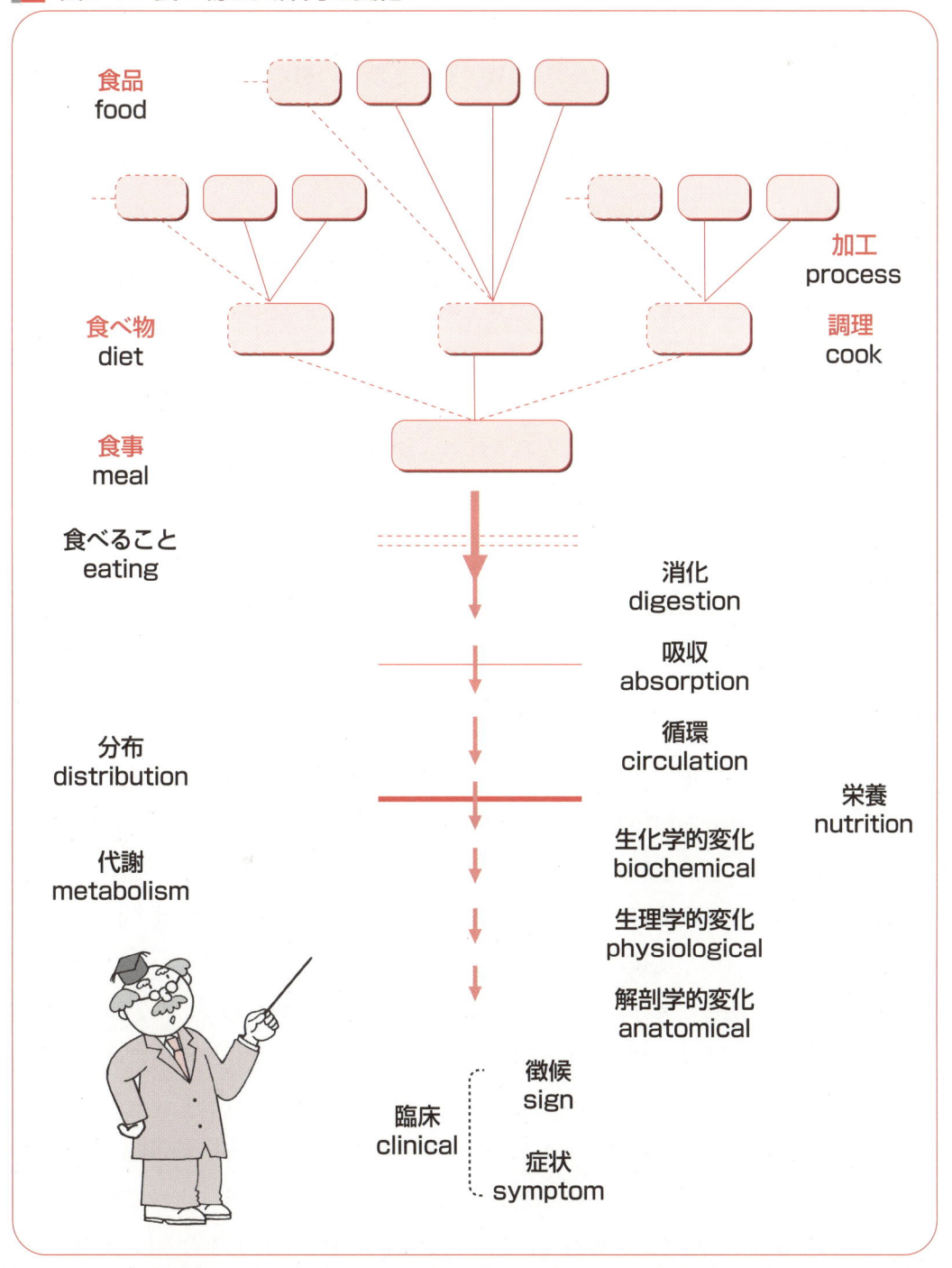

食品 food
加工 process
食べ物 diet
調理 cook
食事 meal
食べること eating
消化 digestion
吸収 absorption
分布 distribution
循環 circulation
代謝 metabolism
栄養 nutrition
生化学的変化 biochemical
生理学的変化 physiological
解剖学的変化 anatomical
臨床 clinical
徴候 sign
症状 symptom

8-1 集団から個人、食品・栄養から人間栄養へ

第Ⅷ章　栄養の質の評価と糖尿病の食事療法

こうした問題を「栄養の質的評価 nutrtional quality, NQ」と呼んでいます。このNQを規定しているものに、食品の利用効率と、栄養成分の摂取比率（三大栄養成分については、たんぱく質・脂質・糖質の摂取比率、PFC比）などがあるわけです。

利用効率は口からとり入れた食べ物の成分が体内で利用される割合のことですが、それは消化→吸収→処理（代謝）する場まで移送される過程の総和とされています。

糖尿病などの食事療法にあたり、献立・調理の計算の上で、栄養成分のバランスを配慮し、栄養成分の摂取比率を一定幅に設定したとしても、実際の利用効率は、このように個人個人の場合における食事のとり方や生体の要求度、腸内環境などによって大きく左右されてきます。

したがって、食品交換表の同じ表に属する食品の1単位を、栄養価もエネルギー量も等しいものとして交換できる、とそのまま鵜呑みにしてしまうことはできません。

食品のエネルギー価は便法として、炭水化物（差し引きによる炭水化物）、脂質（粗脂肪）、たんぱく質（粗タンパク質）に1gあたり、それぞれ4、9、4kcal（生理的燃焼値といわれているアトウォーターAtwater係数）を乗じて、法令により暫定的・便宜的に算出されたものです。

食品交換表を用いる糖尿病の食事療法は、生材料の食品を計量して献立作成することに重点を置いてきました。

しかし食品成分表に示される標準成分値は、年間を通じて普通の状態で摂取される場合の平均値に近い概念といってよいものです。厳密にいえば、この数値は、平均値なのか、標準値なのか、あるいは基準値なのか、推定値、目標値なのか、いずれもはっきりとは示されていません。また、標準偏差はどういうものかが明らかにされてもいません。

食品に含まれる栄養成分は品種や形状・大きさ、生産方法、収穫時期、あるいは加工・調理の過程においてかなりの変動幅が生じてきます。一般に食品成分表に示される数値は、プラス・マイナス10〜20%の変動幅があるとされています。

8-2 栄養の質の評価・検討と糖尿病

8-2-1 現在の糖尿病の食事療法

　糖尿病は自己免疫の異常が原因とされるインスリン依存型のⅠ型とインスリン非依存型のⅡ型の2つに分類されますが、生活習慣病として扱われるのはⅡ型糖尿病です。

　Ⅱ型糖尿病では、インスリンはある程度分泌されますが、インスリンを受ける細胞に障害があり、うまく利用できずに結果的にインスリンが不足するのです。このインスリンの作用不足によって、グリコーゲンの分解が促進され、ブドウ糖がグリコーゲンに合成されにくくなり、末梢組織でのブドウ糖の取り込みも減少します。アミノ酸からの糖新生も促進され、血液中のブドウ糖濃度が上昇していきます。

　さらに、Ⅱ型糖尿病ではVLDLの分泌の亢進や、高インスリン血症による血圧上昇などの代謝障害も起こり、その結果として動脈硬化や心筋梗塞、脳梗塞、糖尿病性腎障害、網膜症、神経障害等のさまざまな合併症のリスクを高めることとなります。

　糖尿病を罹患すると、細胞外にブドウ糖が高濃度に存在していても、インスリンの抵抗性により細胞内に入れなくなってきます。糖尿病の食事療法では、そのため代謝障害の原因となるインスリン抵抗性を解除したり、軽減していくことが重要な課題となってきます。

　糖尿病の場合は、インスリンの発見以前では尿糖を消失させる目的で極端な低糖質食や減食等が勧められ、高たんぱく質・高脂質食がよいとされてきました。しかし現在は糖尿病の治療目的が尿糖の消失から血糖のコントロールと各種合併症の予防へとシフトしたことで、「低エネルギー・バランス食」へと変わってきています。

　具体的には、現在の糖尿病の食事療法は、摂取エネルギーの制限、各栄養素

の必要量の確保とバランスの維持がその重要なポイントとなっています。

　インスリンの抵抗性は、遺伝的要素が大きいとされてきましたが、近年の過剰摂取状況においては、むしろ長期に及ぶ食習慣の影響と、肥満による脂肪蓄積の影響が深刻化しています。

　こうしたことから糖尿病の予防には、低エネルギー食による肥満改善、脂肪摂取の制限、消費エネルギーと摂取エネルギーのバランス、食物繊維・難消化性物質の摂取等が重点的な取り組みとなっています。

　糖尿病の前段階である肥満や糖尿病の境界型の場合は、脂肪制限と運動による肥満の改善策がインスリン抵抗性を低減し、代謝障害を正常な状態に戻すことに有効です。

8-2-2　すべての糖尿病患者をカバーする画一した基準はない

　日本では、糖尿病の食事療法は、患者本人の体重などはあまり考慮せずに一律にエネルギー制限食が用いられてきました。そして、エネルギーを基準にして、食事の栄養成分は交換できるものとして、「食品交換表」が活用されてきたのです。

　しかし、糖尿病の患者といっても、やせている人、太っている人、あるいは高齢者の場合など、性、年齢、身体状況、生活状況は千差万別といってよいでしょう。これらすべての人が同じ食事療法によって血糖や糖尿病状態をコントロールできるでしょうか。

　肥満のある人の糖尿病はエネルギー制限による減量でインスリン抵抗性が改善され、ある程度の代謝異常は修正することが可能です。しかし、やせている人の場合はどうか。肥満のある人ばかりではなく、やせている人も糖尿病を罹患するわけです。その場合には低エネルギー・バランス食とは異なった対応の食事療法が考慮されるべきでしょう。

　1994（平成6）年にアメリカ糖尿病学会が発表した食事指針には三大栄養素のうち、糖質と脂質の割合に関しては数値が空欄のままでした。これはすべて

の糖尿病患者をカバーする画一した基準はないということです。

したがって、糖質と脂質の割合は、エネルギー比で飽和脂肪酸を＜10%、多価不飽和脂肪酸を＜10%、一価不飽和脂肪酸＋糖質を60〜70%を基準として、それぞれの人の治療目標と栄養状態によって個々に決定されるべきものとされています。

今日までの糖尿病の食事療法は大きな変化を遂げてきました。

アメリカ糖尿病学会の指針を見ると、「低糖質・高脂肪食」の指針から動脈硬化のリスクを減らすために、脂質の摂取量を制限するように変わってきました。こうした変化は、インスリンが発見され、各種経口血糖降下剤が開発される中で、糖尿病治療の中心が合併症の予防へと移行し、進展を防ぐことに変わってきたからです

表8-2　アメリカ糖尿病学会の食事指針の歴史

発表年	エネルギー比（%）		
	糖質	たんぱく質	脂質
1921年以前	飢餓食		
1921	20	10	70
1950	40	20	40
1971	45	20	35
1986	55〜60	12〜20	＜30
1994	＊	10〜20	＊

・飽和脂肪酸＜10%　・多価不飽和脂肪酸＜10%　・一価不飽和脂肪酸＋糖質60〜70%

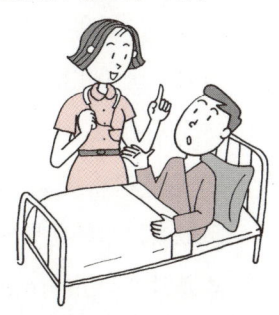

8-3 グリセミック・インデックスと血糖のコントロール

8-3-1 食物繊維の摂取が食後の血糖上昇を抑制する

　糖尿病の栄養教育のゴールは、適正体重の維持に加えて、血糖のコントロールです。

　近年、ヨーロッパ、カナダ、オーストラリアなどの新しい糖尿病の栄養教育では、食品のGIに基づいた食品や食品の組み合わせが教育されるようになって、1998（平成10）年には、FAO／WHOによっても食品のGIの活用が推奨されています。

　カナダのJenkins, DJAらによって1982（昭和57）年に提唱された**グリセミック・インデックス**（glycemic index, GI）は、炭水化物（CHO）食品の食後の血糖上昇能を示したものです。

　この報告により血糖値は食事の量だけでなく、食品の種類など「質」によって異なることが明らかにされましたが、この場合、血糖上昇能を表す指標をGIと提唱しました。

　GIは、具体的には炭水化物食品の食後血糖上昇能を示したものです。食品の食後血糖上昇能は、一定量の炭水化物摂取後の血糖上昇曲線下面積（IAUC）で示されます。またGIは、基準食摂取後のIAUCを100とした場合の、検査食摂取2時間後のIAUCの比率（％）で表示され、6〜10名の被験者で実施した場合の平均値として算出されます。基準食には、欧米では、グルコースや白パン（組成一定の物）が用いられてきました。

　また、近年では、イタリアではパスタを基準食、わが国では白米飯というように各国の主要な炭水化物を用いるようになってきています。

　GI評価法を国際的に標準化したのはJenkinsとWoleverら（1981年）であり、図8-2に示すように炭水化物（食物繊維を含まない）としての摂取量は50g、被験者は耐糖能異常のない健康人10名とし、個人内誤差はCV25％以上、個人間誤差は2 standard deviation以上を棄却条件としています。

図8-2　米飯を基準食にしたGI

$$GI = \frac{\text{炭水化物50gの検査食摂取後2時間血糖曲線下面積}}{\text{炭水化物50gの米飯摂取後2時間血糖曲線下面積}} \times 100$$

包装米飯（佐藤食品（株））
　栄養成分表示
　　50g/147g
　うるち米　コシヒカリ
　　（アミロース　17%）

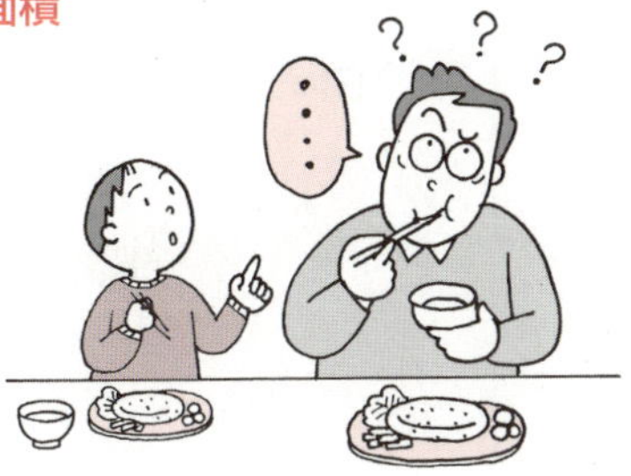

摂取2時間後血糖曲線下面積について
基準米飯　vs　グルコース液　　r＝0.853（n＝10、p＜0.0001）
　　　　　　　（白パン　vs　グルコース　r＝0.978　Wolever,1991）
個人内　C.V.：7.9%　（n＝49）
個人間　C.V.：36%　（n＝49）（vs　グルコース、35%）

8-3-2　食品の質の評価とGI

　FAO／WHO（1998年）の定義によると、糖質50g（ご飯およそ150g）の検査食摂取後の血糖上昇曲線下面積を、同じ被験者における糖質50gの基準食摂取後の血糖上昇曲線面積に対する比率で示したものです。

　ここで用いられる糖質50gとは、食品の炭水化物量から食物繊維量を除いた値です。たとえば、米飯を食べたあとの血糖上昇曲線下面積（GI＝100）に対し、そばを食べたあとの血糖上昇曲線下面積が56%であれば、そばのGIは56ということになります（図8-3）。

　寿司飯を食べたあとの血糖曲線で囲まれた面積が、ご飯を食べたあとの面積の67%であれば、寿司飯のGIが67となります。同じご飯でも、お酢と一緒に摂ることで、GIは低くなります。GIに影響を与える要因を表8-3に示します。

■ 図8-3　ご飯、寿司飯、そば摂取後の血糖上昇曲線下面積ならびにGI

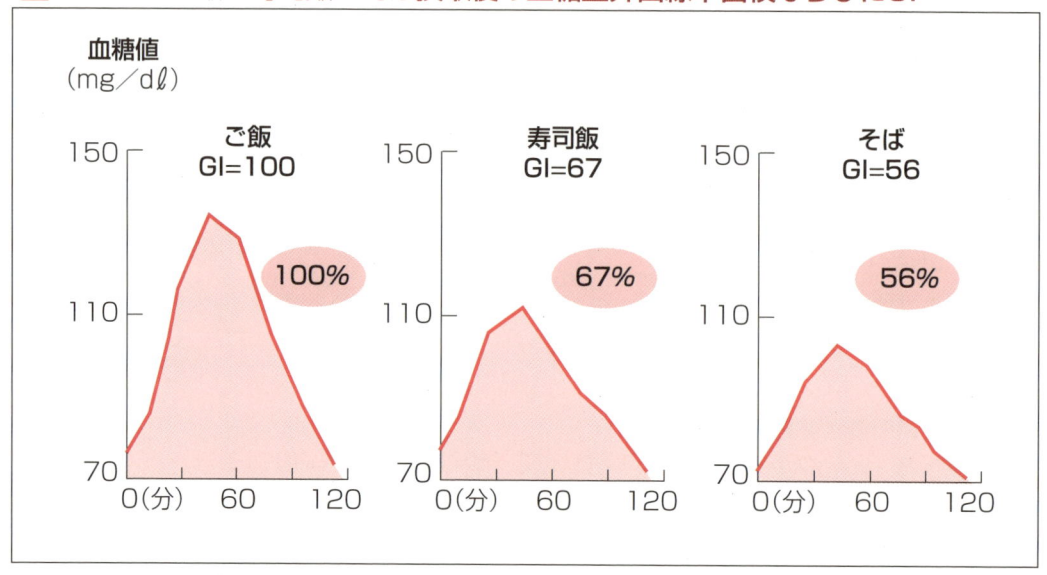

ご飯　GI=100　100%
寿司飯　GI=67　67%
そば　GI=56　56%

(縦軸：血糖値 mg/dℓ、横軸：0～120分)

■ 表8-3　GIに影響する要因

影響する要因		理由
精製されていない食品（玄米など）	↓	消化されにくい
食物繊維	↓	一緒に食べた食品の消化、吸収を遅らせる
砂糖	↑	吸収が速い
酸（酢、乳酸、レモンなど）	↓	食品の胃からの排泄を遅らせる（血糖値が上がるピークを抑える）
脂肪	↓	食品の胃からの排泄、消化を遅らせる

●言葉の区分

「低GI食品」＝ GIが70以下の食品

「高GI食品」＝ GIが85以上の食品

「低GI食」＝ 炭水化物がとくに多い、主食が低GI食品の食事（もしくはご飯を低GIになる食品と組み合わせた食事）

※ 脂肪はとり過ぎると血糖値を下げるホルモン（インスリン）の効きが悪くなったり、動脈硬化の原因になったりします。

図8-4　血糖上昇曲線下面積（IAUC*）

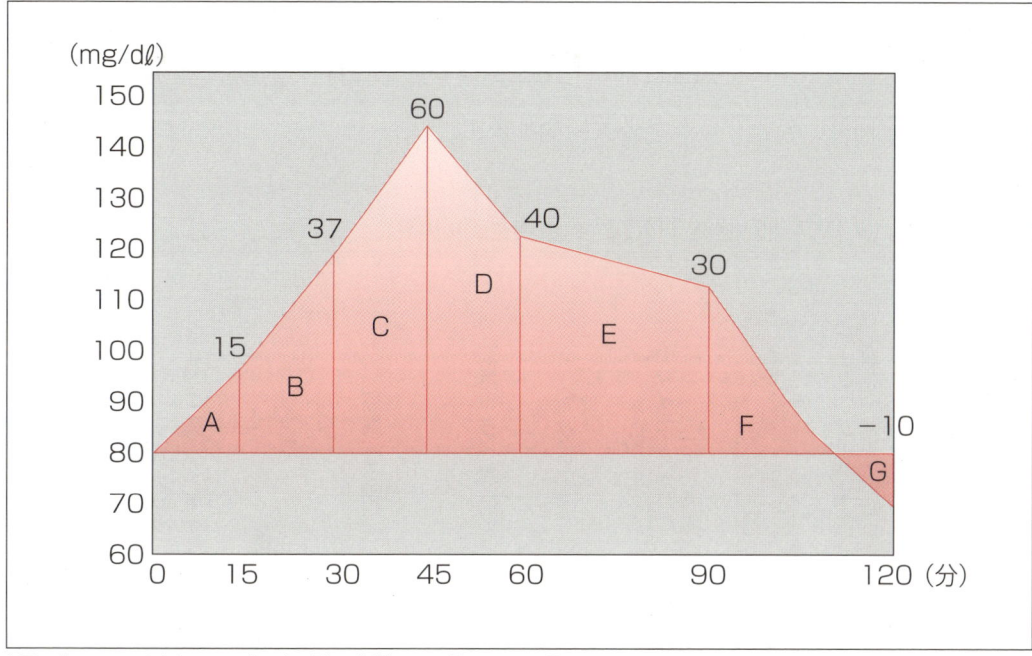

```
(mg/dℓ)
150
140                    60
130
120          37              40
110                                  30
100     15        C       D
 90          B                 E
 80     A                              F      -10
 70                                              G
 60
    0   15   30   45   60        90       120 (分)
```

*The Incremental Area under the Blood Glucose Response Curve

　このGIを取り入れた食事指導は、カナダ、オーストラリア、ヨーロッパなどで広く取り上げられ、1998（平成10）年からは、FAO／WHOでも、低GI食を推奨しています。これは、糖質の量が同じ食品でも、糖の構造や種類が違えば食後血糖の上昇の度合が異なることが注目されるようになったからです。

　日本においては杉山らが、米飯を基準とした低GI食を糖尿病教育に導入（1997（平成9）年）していますが、米飯を主食とする日本型食生活を基盤にして、GIを導入した新しい糖尿病の栄養教育を計画・実施していくことが求められてきています。

　同じ食事であっても、食品としての"質"の違い（食品の配合、加工・調理の方法、食べ方等）によって、血糖値の上昇が抑えられれば、これに越したことはありません。

　食品の質の評価として、人体側面から人体影響を考慮して、血糖値を上げやすい食品と、血糖値を上げにくい食品を区分し、それを一つの指標として表したのが、GIなのです。

高血糖状態を放置しておくと、微小血管等を介しての眼や腎臓の障害、心筋梗塞等を引き起こしやすくなります。そこで、食後の血糖上昇を抑え、その上で、エネルギーを適度に補給して、健康状態を保持・増進し、糖尿病等への罹患を回避していくことが必要になります。

■ 図8-5　ブドウ糖の値を100とする食品のGI値

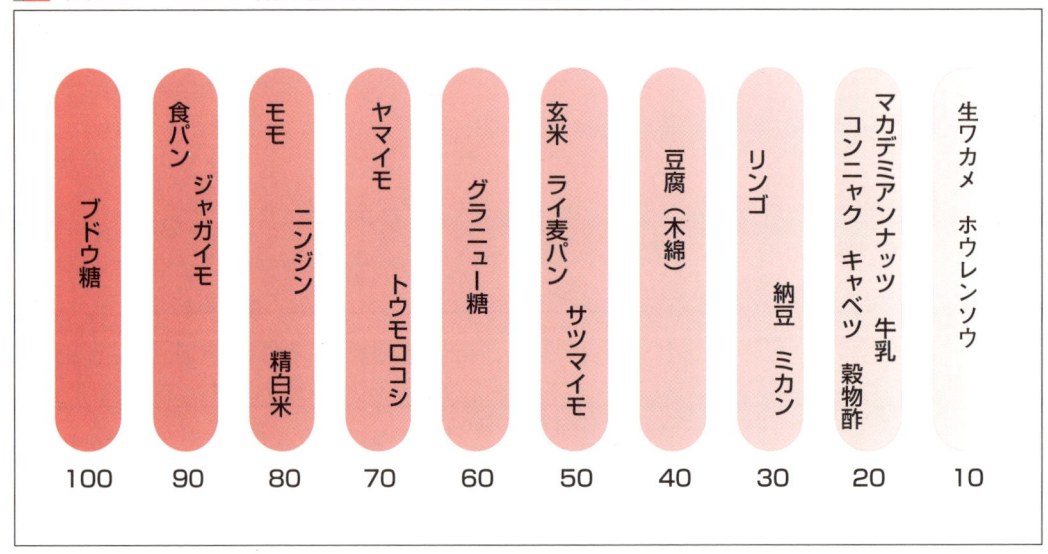

GI値	食品
100	ブドウ糖
90	食パン　ジャガイモ
80	モモ　ニンジン　精白米
70	ヤマイモ　トウモロコシ
60	グラニュー糖
50	玄米　ライ麦パン　サツマイモ
40	豆腐（木綿）
30	リンゴ　納豆　ミカン
20	マカデミアンナッツ　牛乳　コンニャク　キャベツ　穀物酢
10	生ワカメ　ホウレンソウ

8-3-3　ＧＩは人体へ投与したときの反応を数量化した値

　このようにGIは標準化された検査法を基に評価された、食品の炭水化物の質を示す値であり、ＧＩが高い食品は食後血糖の上昇しやすい食品であり、ＧＩの低い食品は食後血糖の上昇しにくい食品と見なされています。

　Björckらは、食品のＧＩの算出法と同様の方法で、食後インスリン上昇指数（IS）を算出し、両者は有意な正の相関（r=0.88）を示すことを報告しています。

　ＧＩの国際表は、Foster-PowellとBrand-Millerら（565項目、1996年）やFAO／WHO（107項目、1998年）によって作成されています。

これらのＧＩ表には、欧米人が日常的に摂取している食品、加工食品、加工・調理品などは掲載されていますが、これらの食品のGIを日本型食生活に活用できるものは少ないでしょう。米飯を上手に活用してＧＩを考慮した食品の選択の仕方、食べ方が求められるところです（表8-4参照）。米飯と食べ合わせたときの食品の量とGIを表8-5に示します。

　ＧＩに影響する被験者側の要因としては、インスリン感受性、β-細胞の機能、消化管の蠕動運動、身体活動、摂取した食事の代謝状態、代謝指標の日内変動等があげられます。

　そのため、食品のＧＩは、健康人において、一定の条件下で評価される必要があります。また、低ＧＩ食に対する反応性は、個人の疾病、障害の状態によって大きく異なってきます。

　食後血糖の上昇する要因としては、食物が摂取されたあとで胃から排出される速度が亢進する場合や、糖質の消化率と消化速度が亢進すること、血糖上昇に対するインスリンの初期分泌が抑制されることなど、いろいろな要因が複合的に作用しています。

　食後高血糖状態が継続的に発生すると、インスリンの基礎分泌の低下が起こり、空腹時血糖が上昇し、糖尿病の症状が顕著になってきます。ＧＩとは、こうした各過程における差異を食後血糖の上昇変化という最終的値によって総合的に数量化したものであるといってよいでしょう。

　ＧＩは各食品ごとに表示されていますが、食塩、コレステロール、脂肪酸、食物繊維などのような成分含有量を示したものではなく、人体へ投与したときの反応を数量化した値です。そのため摂取食品による人体への影響を予測する参考値とはなりますが、食品成分の相乗・相殺作用や調理法による変化、民族性による差異や個人差などで変化してしまうこともあります。したがってＧＩを参考値として食事計画を組み立て、その後の実践過程における血糖や脂質の変化を評価しながら食事療法を進めていく必要があるでしょう。

　ここで一般的にいわれている「低GI食品」、「高GI食品」の区分を表8-3に示しておきました。

■ 表8-4　米飯を基準にしたグリセミック・インデックス

				GI	
			人　数	米飯＝100	グルコース＝100
米飯の加工・調理品					
かゆ			10	99	81
塩むすび			7	97	80
おにぎり（梅干し）			10	98	80
おかかご飯			6	96	79
海苔ご飯			7	94	77
焼きおにぎり			9	94	77
バターライス			10	96	79
カレーライス			10	82	67
カレーライス（チーズ入り）			10	67	55
低たんぱく質米飯			10	86	70
もち米の加工・調理品					
赤飯			6	105	86
もち			8	101	83
白玉			9	79	65
おはぎ			9	58	48
米菓					
新粉もち			8	83	68
せんべい			10	111	91
米飯の食べ方					
米飯と酢					
寿司飯			9	67	55
米飯と酢の物					
	米飯の摂取直前		9	77	63
	米飯と一緒		11	75	61
米飯と牛乳・乳製品					
牛乳	米飯摂取直前		10	67	55
	米飯と一緒		7	69	57
	米飯摂取直後		9	68	56
ヨーグルト	米飯摂取直前		10	72	59
	米飯摂取直後		10	71	58
低脂肪牛乳	米飯と一緒		9	84	69
アイスクリーム	米飯と一緒		9	64	52
米飯と卵・大豆製品					
卵かけご飯			6	88	72
味噌汁			10	74	61
きなこ			9	68	56
納豆			10	68	56

出典）杉山みち子, 安部真佐子, 若木陽子, 中本典子, 小山和作, 細谷憲政：米飯ならびにグリセミック・インデックスに関する研究, Health Sciences, 16（2）, 175-186, 2000.

COLUMN 16　エネルギー摂取の半分は炭水化物からとりたい

　血糖値の上昇は、一般的には、食後、炭水化物を多く含む食品をとったあとに見られます。この場合、血糖値の上昇を左右するのは、炭水化物の「量」プラス「質（グリセミック・インデックス、GI）」といわれています。

　1日のエネルギー摂取は、少なくとも半分は炭水化物からとりたいので、主食をご飯とすると、1日、およそ500〜600gということになります。次に"質"の問題、GIを考えて、低GI食としての主食の食べ方を検討してみましょう。その方法として、以下があります。

① 高GIの主食（ご飯、食パンなど）に、低GIになる食品を組み合わせます。

② 低GIの主食（玄米、麺類、ライ麦パン等）を選ぶことです。
　ご飯を主食とするときの食べ方は、お酢を使った料理、あるいは牛乳・乳製品、納豆、きな粉などを組み合わせると、低GI食になります。ご飯と食べ合わせたときの食品の量とGIを表に示します。
　（表8-4参照）

　一方、次のように工夫することも必要です。アジ定食の場合には、アジの南蛮漬定食を選ぶか、あるいは、もずく酢などの酢の物をつけます。ご飯が主食のお弁当のような場合には、ヨーグルトや酢の物を一品付け加えます。

出典）杉山みち子ら：「栄養教育におけるGlycemic index（GI）の導入と有効性に関する研究」、2003年度，ご飯食を基本にした低GI食のすすめ．糖尿病一次予防のための手引き，茨城県保健福祉部，茨城県健康科学センター，2001．

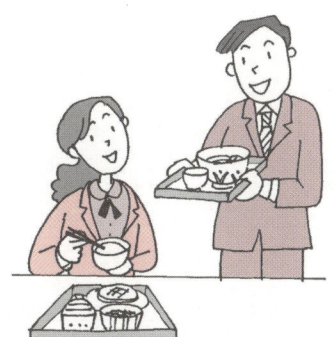

表8-5　ご飯と食べ合わせたときの食品の量とGI食品

食品	GI
ご飯単品（茶碗1杯・約150g）	100
ご飯＋酢の物（酢は大さじ1／2）	48
ご飯＋牛乳（コップ1杯・200mℓ）	69
ご飯＋ヨーグルト（1個・100g）	72
ご飯＋納豆（小1パック）	68

COLUMN 17　糖尿病の人の1日の食事配分

　糖尿病の食事の配分は、その人の1日の必要エネルギー量の算出を行って、朝、昼、夕の食事と間食に配分します。なるべく均等に配分しますが、はじめはその人の実状に合わせて、1日1,600kcalの人の場合では、朝食があまりとれない場合は200kcalに、昼食、夕食はそれぞれ600kcalとし、残りの200kcalを間食に配分して合計1,600kcalとします。朝食がとれるようになったら、ごはんなどの炭水化物を増やしていきます。

　食事の配分の例として、1,200kcal・1,600kcalの場合を示します。

1,200kcal	朝食	昼食	間食	夕食	合計
エネルギー(kcal)	300	400	100	400	1,200
たんぱく質(g)	15	15	5	15	50
脂質(g)	5	10	5	10	30
糖質(g)	50	60	10	60	200
1,600kcal	朝食	昼食	間食	夕食	合計
エネルギー(kcal)	400	500	200	500	1,600
たんぱく質(g)	15	20	5	20	60
脂質(g)	10	10	10	10	40
糖質(g)	60	80	20	80	240

出典）須永美幸：栄養成分表示とその活用方法，細谷憲政・馬場茂明監修，新しい糖尿病の食事・栄養療法，p.77，チーム医療，2002．

8-4 糖尿病の栄養ケア計画と目標となるもの

8-4-1 摂取エネルギーの算出と安静時エネルギー消費量

　糖尿病の栄養ケア計画では、それぞれの人の摂取エネルギーの算出が次の4つの手法によって行われます。

　① 日本人の食事摂取基準の性別、年齢別基礎代謝量に基づいて体重、身体活動指数を乗じる方法。

　② 身体活動量別目安量でDRI（身体活動量別）「低い：25〜30kcal」「ふつう：30〜35kcal」「高い：35kcal以上」として設定し、標準（理想）体重を乗じて算出する方法。

　③ Harris-Benedict法（1904年）。欧米人を対象とした方法。

　④ 安静時エネルギー消費量を間接熱量計を用いて実測し、その値を用いる方法。

　近年では移動可能な携帯用簡易熱量計が開発され、医療・保健・福祉サービスの現場で活用され、安静時エネルギー消費量の実測が行われています。

　従来では、エネルギー代謝は基礎代謝を基準として考えられてきました。基礎代謝 basal metabolism, BM は、生きていくために必要とする最小限度の代謝で、身体的・精神的な安静の状態において算出される最小のエネルギー代謝です。実測することは非常に困難ですので、身長、体重から概算しています。必ずしも正確とはいえません。

　そのため、欧米の先進国では、安静時エネルギー消費量 resting energy expenditure, REE を測定してこれからエネルギー代謝を算出しています。

　成人においてはREEの推定平均は基礎代謝基準値の大約1.2倍としていますが、REEには大約±25%程度の変動幅が見られます。これはBMにおいても同様に考えられます。この点は糖尿病患者の食事指導の実際においては十分に配慮されるべきことでしょう。

表8-6 年代区分別の安静時代謝

男性 年齢区分	人数	kcal/日 平均値	標準偏差	kcal/kg/日 平均値	標準偏差
1〜5	41	1,011	227	63.7	14.6
6〜8	57	1,500	339	62.7	17.6
9〜11	72	1,541	344	47.3	12.6
12〜14	87	1,793	371	38.6	9.9
15〜17	50	1,769	317	29.2	5.1
18〜29	389	1,778	420	29.2	6.8
30〜49	241	1,757	391	28.0	5.7
50〜69	361	1,766	434	29.3	7.4
70〜	225	1,665	437	30.4	7.1

女性 年齢区分	人数	kcal/日 平均値	標準偏差	kcal/kg/日 平均値	標準偏差
1〜5	31	865	165	57.9	8.7
6〜8	55	1,348	296	57.6	15.2
9〜11	59	1,474	337	45.7	10.6
12〜14	57	1,465	304	33.7	8.5
15〜17	14	1,493	334	28.4	3.4
18〜29	2,187	1,464	276	28.6	5.5
30〜49	349	1,493	323	28.5	5.9
50〜69	764	1,510	360	28.5	6.9
70〜	408	1,293	300	27.7	6.8

出典）細谷憲政・馬場茂明監修：新しい糖尿病の食事・栄養療法, p.14, チーム医療, 2002.

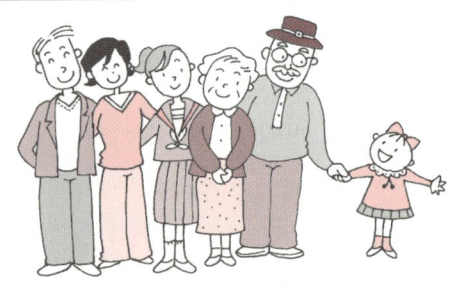

8-4 糖尿病の栄養ケア計画と目標となるもの

■ 図8-6　日本人男性の安静時代謝

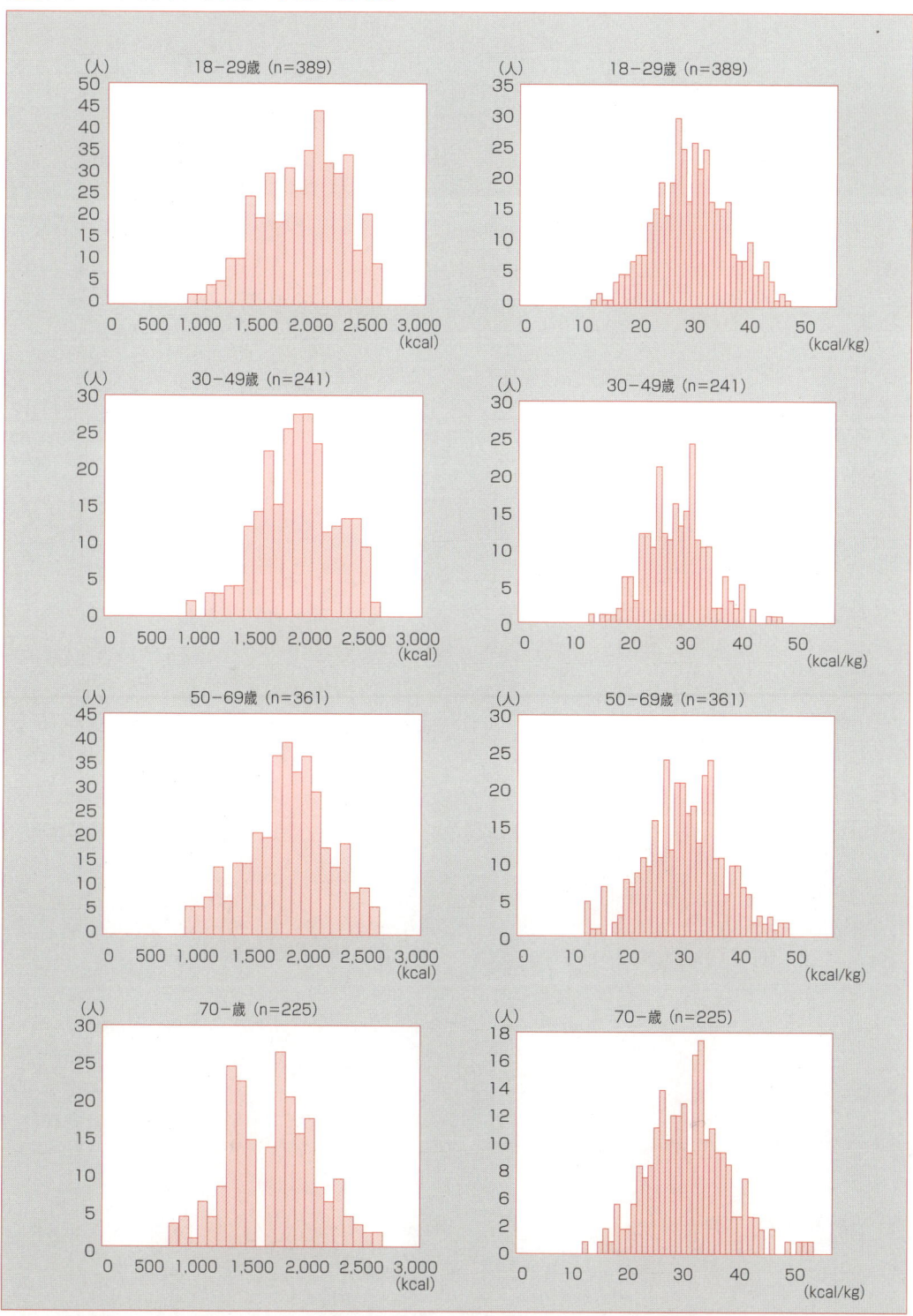

出典）細谷憲政・馬場茂明監修：新しい糖尿病の食事・栄養療法, p.15, チーム医療, 2002.

図8-7　日本人女性の安静時代謝

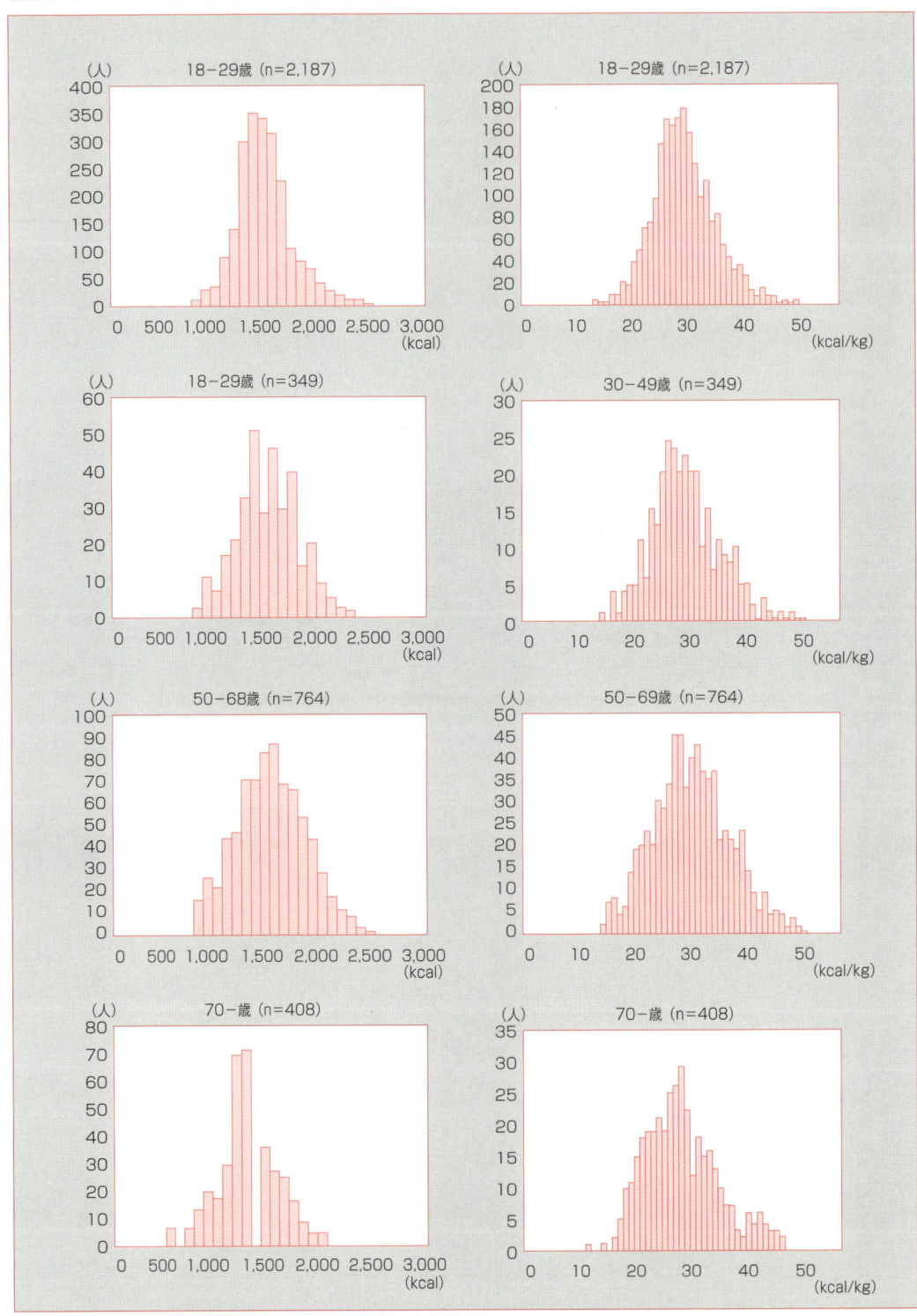

出典）細谷憲政・馬場茂明監修：新しい糖尿病の食事・栄養療法, p.15, チーム医療, 2002.

COLUMN 18　1日に必要なエネルギー量の算出の仕方

　1日に必要なエネルギー量を、対象となるその人の標準体重をBMI（Body Mass Index）22と仮定した場合で算出してみましょう。まず、標準体重を身長（m）×身長（m）×22＝（kg）で求め、この体重に性・年齢別基礎代謝基準値を乗じて1日の基礎代謝量を求め、さらに生活活動指数を乗じて1日に必要なエネルギー量となるのです。40歳の女性、身長160cm、生活活動指数1.3のケースで計算すると、理想体重は身長（1.6m）×身長（1.6m）×22＝56kg、エネルギー量は21.7kcal/kg/日×56kg×1.3＝1,580kcalとなります。

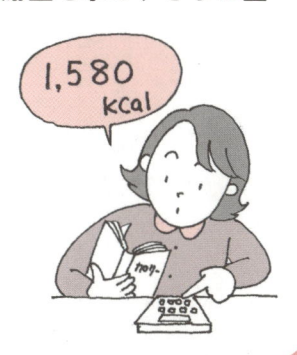

1,580 kcal

8-5　糖尿病予防の栄養ケア計画と個人の参画

　糖尿病予防の目標は血糖値（またはHbA1c）を正常範囲に維持することと、適性体重の維持といえるでしょう。この2つの目標達成のために糖尿病に関連した栄養状態や生活スタイルの個人個人の情報を収集分析し、栄養ケア計画をたてていきます。

　新しい食習慣・生活スタイルを確立するためには、患者本人の主体的参加はもちろんのこと、周囲の理解や支援も必要となってきます。

　この計画作成にあたっては対象となる糖尿病患者はもとより、担当の医師や家族などの周囲の関係者と問題を共有し、課題となる要点を明らかにした上で目標設定を定めていく必要があります。

　通常こうした行動の変容過程には約1年間を要するといわれていますが、それなりの明確な目標設定と意志と努力が必要となります。その実現のためには、ときには背景にある家族との関係や心因的問題、生きがいなどへの働きかけが

表8-7　老人保健事業・基本検診における糖尿病のスクリーニングの基準と空腹時血糖値

	検査数値	血　漿	全　血
異常認めず	空腹時血糖値	<110 mg/dl	<95 mg/dl
	随時血糖値	<140 mg/dl	<120 mg/dl
要指導	HbA1c値	5.6〜6.0%	
要医療	空腹時血糖値	≧140 mg/dl	≧120 mg/dl
	随時血糖値	≧200 mg/dl	≧180 mg/dl
	HbA1c値	>6.0%	

出典）杉山みち子：糖尿病の栄養ケア計画，細谷憲政・馬場茂明監修，新しい糖尿病の食事・栄養療法，チーム医療，2002．

必要となるでしょう。

　糖尿病の治療の3本柱は①食事療法、②運動療法、③薬物療法による日常生活の改善ですが、食事と運動によるこうした実践過程は「生涯続くマラソン」といってよいものです。中だるみやあきらめ、脱線・挫折がともなうものです。

　この治療の3本柱を忠実に実行して症状が落ち着きを取り戻したあとでもいつの間にか不摂生な生活をぶりかえし、症状をさらに悪化させてしまうケースも少なくありません。

　とすれば治療の4つめの柱となるものは、個人個人が「食習慣を変え、体質を変えたい」と意識することではないでしょうか。そのためには将来の自分の目的や生きがいを定めた生涯設計を明確に持つ必要があるでしょう。人生の指標や、行動予定を明確にしている人ほど、糖尿病の自己コントロールを上手に実践し、継続しています。食物摂取によって人体を変える人間栄養の食事計画のゴールもそこにあるように思われます。

8-5 糖尿病予防の栄養ケア計画と個人の参画

第Ⅷ章 栄養の質の評価と糖尿病の食事療法

COLUMN 19　糖尿病の人の食事のポイント

　「糖尿病」の食事療法のポイントは、「食べ方」と「食べる量」にあります。「1日3食」をきちんと食べることが大切です。

　朝食や昼食を抜いて、まとめ食いをしたりすると、一度にたくさんのインスリンが必要になるため膵臓に負担がかかる上、高インスリン状態が長く続きます。そうなると、インスリンは同化ホルモンですから、脂肪を体内にため込もうとするなど、さまざまな問題が生じてきます。

　食事摂取のバランスは、糖質・たんぱく質・脂質・ビタミン・ミネラル・食物繊維をまんべんなくとること。食物繊維には小腸からの糖や脂質の吸収を抑える働きがあるので、ゆるやかに吸収されることにより、血糖値の急上昇を避けることができるというわけです。

　外食が多い場合は、ラーメン、カレーライス、スパゲティーといったように単品料理になりがちで、穀物をとり過ぎる傾向があるので気をつけましょう。野菜は1日350g、果物は1日200g食べるようにします。食塩無添加の野菜ジュースで補ってもよいでしょう。

　食物繊維をとることは、食後の血糖値の急激な上昇を防ぐ働きがあり、糖尿病の合併症の予防にも繋がります。動脈硬化を起こさないためには、動物性の脂肪を制限し、植物性脂肪や魚油をとることが大切です。

　血糖値を上げない食事のポイントとしては、GI値の低い食材を選ぶことです。GI値は、血糖値の上昇の度合いを表す指標のことです。もちろん1回の摂取の量にも影響されますが、GI値が高いほど、血糖値を上げ、低ければ上昇が抑えられます。

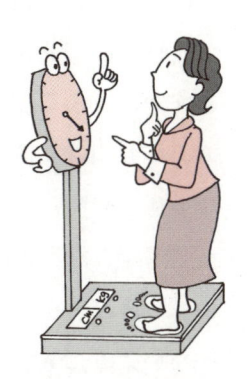

第Ⅸ章 生活習慣病の症状・予防と食事療法のポイント

9-1　肥満症の症状・予防と食事のポイント

　「肥満」は脂肪組織量が著しく増加した状態ですが、単なる「肥満」という呼び方とは区別して、医学的に見て減量治療の必要な病的な肥満を「肥満症」と診断しています。肥満そのものにはとくに症状はありませんが、肥満を放置した状態が続くと、糖尿病、高血圧、動脈硬化、脂質異常症、心筋梗塞、脂肪肝、痛風といった生活習慣病にかかりやすくなります。

　肥満の判定として国際的な基準として用いられているものがBMI（Body Mass Index＝体格指数）です。検診で計測した身長と体重の値から、表9-1の計算式によって算出され、肥満の判定が行われます。

　これにより、BMI 25以上が「肥満」と判定されるわけです。

　体脂肪は上半身を中心につく「りんご型」と下半身につく「洋梨型」がありますが、りんご型の方が内臓に脂肪が多く男性に多い肥満（内臓脂肪型肥満）で、洋梨型は女性に多い肥満（皮下脂肪型肥満）とされています。生活習慣病を発症しやすいのは、内臓脂肪型肥満です。

　肥満症の対策と治療には、減量が不可欠です。そのためには1日の食事からのエネルギーを女性1,500kcal、男性1,800kcalを目安として、その量を超えて食べないように気をつけることが必要です。また、運動療法によって体を動かす生活習慣を身につけることも大切です。週1回重い運動を長時間行うよりも、

表9-1　BMI（体格指数）の算出方法

▶BMI（体格指数）
＝体重（kg）÷〈身長（m）の2乗〉

▶標準体重
＝身長（m）×身長（m）×22

※BMI＝22を標準とします。

例　身長170cm　体重60kgの人のBMI
60（kg）÷〈1.7（m）×1.7（m）〉＝20.8

表9-2　肥満度の判定基準

BMI値	
18.5未満	低体重（やせ）
18.5以上〜25未満	普通
25　以上〜30未満	肥満（1度）
30　以上〜35未満	肥満（2度）
35　以上〜40未満	肥満（3度）
40　以上	肥満（4度）

（日本肥満学会，2000年）

図9-1　肥満の診断基準

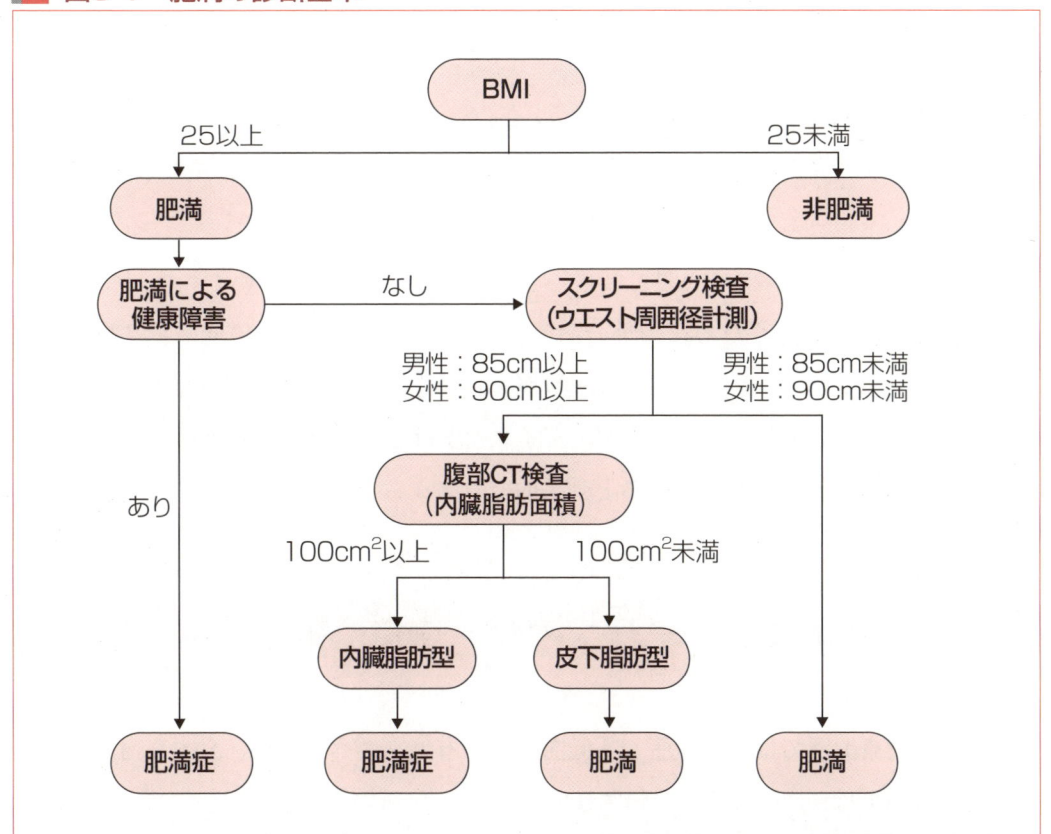

```
                        BMI
              25以上  ／    ＼  25未満
              肥満              非肥満
               │
        ┌──────┴──────┐
    肥満による  なし   スクリーニング検査
    健康障害 ───────→ （ウエスト周囲径計測）
        │         男性：85cm以上      男性：85cm未満
        │         女性：90cm以上      女性：90cm未満
        │              │                  │
        │         腹部CT検査               │
        │        （内臓脂肪面積）           │
        │      100cm²以上  100cm²未満       │
        │         │           │           │
     あり      内臓脂肪型   皮下脂肪型        │
        ↓         ↓           ↓           ↓
       肥満症    肥満症        肥満          肥満
```

日本肥満学会肥満症診断基準検討委員会作成資料より作成

毎日30分程度の軽い運動を心がけることが効果的です。日常生活の中で、できるだけ歩くようにしましょう。

肥満は摂取エネルギーが消費エネルギーを上回った結果、体脂肪が蓄積された状態ですから、その原因は食べ過ぎと運動不足です。したがって、ダイエットのポイントは1日に摂取するエネルギーを、消費するエネルギーより500kcal少なくするようにして、以下のことに注意します。

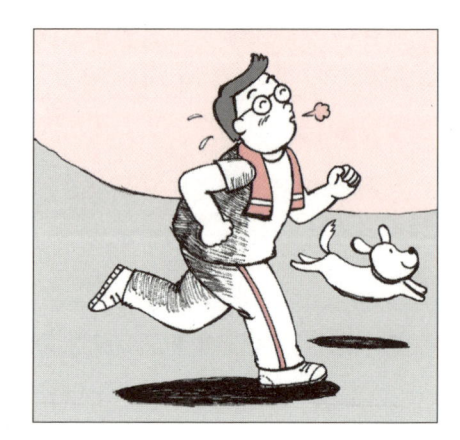

・食事からの総摂取エネルギー量を減らします。
・食事の仕方を改善します。早食いをしない、3食規則正しく食べる、夜食やながら食いをやめる、間食をやめるといったことに気をつけましょう。
・食物繊維を多くとると、消化が穏やかになって血糖値が安定し、太りにくくなり、便通もよくなります。
・アルコールを控えます。
・総摂取エネルギー量は減らしてたんぱく質は十分にとります。

肥満症を防ぐために効果のある食べ物は、エネルギーの低いキノコ・海藻類・コンニャク・鶏のささみ・豆腐・白菜などが代表的。最近は低エネルギーの冷凍食品も出回っています。ダイエットは1日に減量する目標を300kcalとか500kcalとか定めて実行すると効果的でしょう。

9-2 高血圧症の症状・予防と食事のポイント

健康診断では「**高血圧**」、「**低血圧**」の有無を調べますが、日本高血圧学会の分類では、次のように分類されます。

心臓が収縮して血液を送り出すときかかる血圧を収縮期血圧、心臓が拡張す

表9-3 高血圧の分類

分類	収縮期血圧（mmHg）		拡張期血圧（mmHg）
至適血圧	<120	かつ	<80
正常血圧	<130	かつ	<85
正常高値血圧	130〜139	または	85〜89
軽症高血圧	140〜159	または	90〜99
中等症高血圧	160〜179	または	100〜109
重症高血圧	≧180	または	≧110
（孤立性）収縮期高血圧	≧140	かつ	<90

（日本高血圧学会のガイドライン，2009年）

るときの血圧を拡張期血圧といいます。

　血圧が高い状態が続くと頭痛、めまい、耳鳴り、肩こりなどの症状が出てきますが、無症状の場合もあります。高血圧症になると、血管にかかる圧力のため血管壁の弾力性が失われ、血管の収縮・拡張機能も衰えて動脈硬化が早く進みます。

　また、コレステロールなどの脂肪が血管壁にこびりつきやすくなり、血管が狭くなって、詰まりやすくなったり、もろい部分の血管が破れたりします。そのために、脳梗塞、脳出血、狭心症、心筋梗塞などを引き起こします

　さらに、心臓に負担がかかり、より強い力で血液を送る必要があるため、心肥大も起こしやすくなります。また、動脈硬化により、細い血管が密集している腎臓も、流れる血液量が減って機能が低下し、腎不全や腎硬化症を引き起こすことがあります。

　ただし、血圧は測る時刻や季節、測り方、精神的な緊張、寒さ、温度差、運動などで変動するため、1回の測定で結論を出すのではなく、何回か測定した

結果から判定することが重要です。

また、血圧測定を受けた人では最高血圧を気にする傾向がありますが、最低血圧にも注意が必要です。最低血圧が90より高くなると、細い血管に動脈硬化が起きている可能性も出てくるからです。

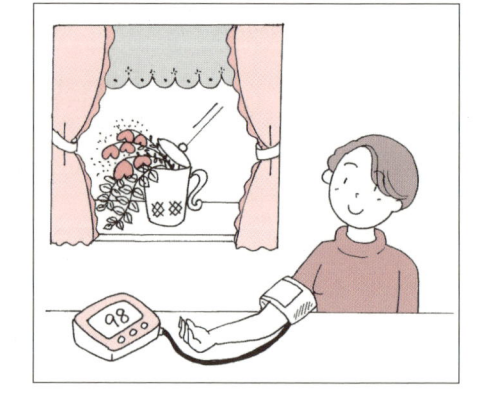

血圧測定で「高い」といわれた人は、まず食事療法によって、減塩食を中心に食生活のリズムと栄養成分摂取のバランスを整えることが必要です。また、毎日適度な運動を行うと血圧は正常化してきます。軽症の人の場合では、食事療法と運動療法を続け、規則正しい生活を取り戻すことによってコントロールが可能ですが、それ以上の高血圧の場合では、医師の管理の下に降圧剤を使った薬物療法が必要となります。

高血圧の予防の食事のポイントは、塩分摂取量を1日男性9g未満、女性7.5g未満（食事摂取基準2010年版の目標量）にします。軽症高血圧以上の場合には1日6g未満にします。

単純に塩分を減らすだけでは飽きてしまうため、レモンや酢、香辛料やだし汁を上手に利用して、減塩生活をいろいろと工夫して長続きさせることが大切です。漬け物、練り製品などの加工品、インスタント食品は控えるようにしましょう。

9-3 脂質異常症の症状・予防と食事のポイント

血液中にはLDL、HDL、トリグリセライドなどの脂質がありますが、高LDL-コレステロール血症、高トリグリセライド血症、低HDL-コレステロール血症といった血液中の脂質の異常を総称して「脂質異常症（高脂血症）」といいます。

自覚症状がないからと脂質異常症を放っておくと、動脈硬化が進み、狭心

表9-4 脂質異常症の診断基準（血清脂質値：空腹時採血）

分類	検査値
高LDL-コレステロール血症	LDL-コレステロール ≧140mg／dℓ
低HDL-コレステロール血症	HDL-コレステロール ＜ 40mg／dℓ
高トリグリセライド血症	トリグリセライド（中性脂肪） ≧150mg／dℓ

（脂質異常症の診断基準, 2007年）

症・心筋梗塞・脳梗塞・大動脈瘤・眼底や腎臓の障害など、さまざまな合併症が起こりやすくなります。

血管の壁に血液中のコレステロールが付着すると動脈硬化が進行します。LDL-コレステロール（悪玉）は動脈硬化を進展させ、トリグリセライド（中性脂肪）の値が高い場合には、心筋梗塞、狭心症、脳梗塞などの危険性が高まります。HDL-コレステロール（善玉）は血管壁にたまった、余分なコレステロールを取り出し、動脈硬化を抑えるため、値が低い場合は問題となります。

「脂質異常症」といわれた人で、肥満がある場合（とくに内臓脂肪型肥満）は肥満の是正が重要です。血液中の脂質の異常に血糖値や血圧が高めな状態が重なると、動脈硬化性疾患の危険性がさらに高まり、「メタボリックシンドローム（代謝異常症候群）」と呼ばれています。

中性脂肪が1,000mg以上になると、急性膵炎になることもあります。皮膚・腱に黄色腫なども現れます。脂質異常症の主因は、遺伝的な体質や肥満、食べ過ぎ、運動不足、長期の飲酒などがあげられます。また、糖尿病のコントロールが悪かったり、腎臓病や甲状腺機能低下症も脂質異常症（高脂血症）につながることがあります。女性の場合は、更年期に入るとコレステロール値が上がりやすい傾向が現れてきます。

脂質異常症の予防には食事と運動で肥満を解消する生活改善に努めることが重要です。エネルギーを多くとり過ぎると、肝臓でのコレステロールの合成が

促進されます。余分なエネルギーは肝臓でトリグリセライド（中性脂肪）に合成され、血液中の中性脂肪も高くなります。

　脂質からのエネルギー量は全体の20～25％とし、動物性脂肪やコレステロールを多く含む食品を控えるようにします。食品からとるコレステロール量は成人では1日300mg以下にしましょう。多価不飽和脂肪酸（P）：一価不飽和脂肪酸（M）：飽和脂肪酸（S）の比率（P：M：S）は、3：4：3が望ましいとされています。

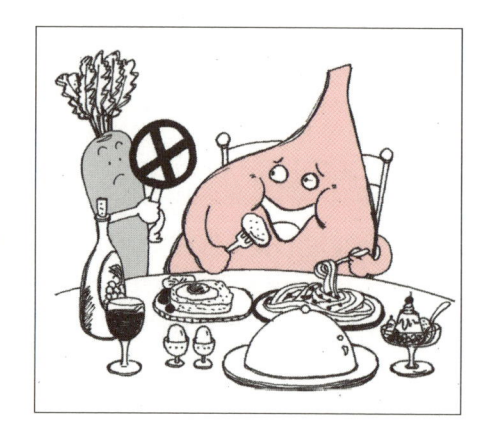

　脂質異常症の食事療法では、1日に摂取するエネルギー量を適正にし、摂取する炭水化物、たんぱく質、脂肪の配分をバランスのとれたものに改善します。肥満のある人は、全体のエネルギー摂取量を制限し、糖質とアルコールを制限するようにします。

　・中性脂肪が高い人……揚げ物や脂肪を多く含む食品を減らします。食物繊維を多くとると、食べた脂肪をとり込んで排泄してくれます。

　・コレステロールが高い人……これは総コレステロール値・LDL-コレステロール値が高い場合です。コレステロールを多く含む食品（バター、卵、レバー、イカ、ウニなど）を控えめにし、コレステロールを下げる食品（高野豆腐やシイタケなど）や食物繊維を積極的にとりましょう。魚の油やリノール酸・リノレイン酸が豊富な植物油にはコレステロールを低下させる作用があります。肝臓でのコレステロール合成を増やさないために、総エネルギーを抑えることも必要です。

　・中性脂肪の合成が多くHDL-コレステロールが低い人……糖質を多くとると肝臓で中性脂肪に合成されます。なかでも甘いものは合成されやすいので、お菓子や果物は控えます。アルコールも多飲すると、肝臓で中性脂肪に変わります。

HDL-コレステロールが低い場合は、運動と食事による減量、肉などの動物性脂肪よりも魚の油や植物油の割合を増やすように心がけましょう。

　脂質異常症に効果のある食べ物は、乳製品や卵は指示量に合わせ、肉は脂肪の少ない部位を選びます。市販食品や加工食品、外食メニューなどには動物性脂肪が多く含まれるので注意が必要です。コレステロールは卵類、レバーやモツなどの内臓類に多く含まれています。食物繊維は、血管壁へのコレステロールの沈着を防ぎます。野菜、海草、きのこ類などを毎食欠かさず十分にとりましょう。甘い物は控えめにし、アルコール摂取は原則として禁止です。

9-4　動脈硬化の症状・予防と食事のポイント

　「**動脈硬化**」とは、動脈の内腔にコレステロールや脂肪がたまり、狭くなって血液が流れにくくなる状態のことです。

　動脈硬化の危険因子は、加齢、高血圧、肥満、脂質異常症、糖尿病、運動不足、ストレス、喫煙などがあげられます。

　現在、日本人の死亡原因の第3位である心疾患と、第3位の脳血管疾患はどちらも血管の病気ですが、両者の死亡率を合わせると、第1位のがんに匹敵する総死亡の約30％を占めています。心疾患も脳血管疾患も、突然発症して集中治療を必要としたり、その後も長期療養を必要とすることが多く、脳血管疾患の場合は寝たきりや認知症の原因にもなりますが、その原因となるものが動脈硬化です。

　脳血管疾患（脳血管障害）は脳の血管に障害が起こる病気の総称で、脳血管疾患のうち急激に発症したものは脳血管発作または**脳卒中**と呼ばれます。その症状は大きく分けると、脳の血管が破れて出血する**脳出血**と、脳の血管がつまって血液が流れなくなる**脳梗塞**の2種類があります。

　脳出血も脳硬塞も、脳の栄養がストップする病気です。脳の活動が十分にできなくなり、意識を失ったり、手足が麻痺したり、ときには死に至るおそれもある病気です。

コレステロールには、肝臓から末梢の動脈血管壁にコレステロールを運び、動脈硬化を促進するLDL-コレステロール（悪玉コレステロール）と、それを血管壁から肝臓に運び去るHDL-コレステロール（善玉コレステロール）があります。したがって、LDL-コレステロールが多く、HDL-コレステロールが少ない場合には、動脈硬化をきたしやすくなります。また、血液中の中性脂肪が増えると、HDL-コレステロールが少なくなってやはり動脈硬化を促進します。

　中性脂肪はエネルギーの摂取過剰によって作られます。とくにエネルギーが充足しているときに穀類、砂糖、果糖などの糖質源やアルコールを過剰にとり過ぎていると、肝臓で中性脂肪が多量に作られ、全身に運ばれるのです。

　動脈硬化による合併症を防ぐためには、動物性脂肪のとり過ぎ、動脈に負担をかけ悪化させる高血圧、糖尿病、肥満、喫煙（たばこは血管の内膜を傷つけ、コレステロールや中性脂肪を溜まりやすくします）、アルコール、運動不足、ストレスなどに気をつける必要があります。

　動脈硬化を予防する食事は、肉の脂身、バター、ラードなどを多くとると血中コレステロールレベルを上げてしまうので、総摂取エネルギー量を減らし、動物性脂肪のとり過ぎに注意します。脂肪はリノール酸を含む植物油からとるようにします。魚や野菜中心の和食で腹八分目を心がけ、甘いおやつやアルコールも体内で中性脂肪に変わるので控えめにします。また高血圧予防としての減塩も大切です。

　コレステロールは卵、スジコ、タラコ、カズノコ、鶏レバーなどの食品に多いのですが、摂取コレステロールの吸収率は単独ではそれほど高くはなく、多く吸収されたとしても体内での合成が抑制されます。したがって、コレステロールを多く含む食品を摂取することをそれほど恐れる必要はなく、特定の食品に偏らないバランスのよい食事を1日3回、規則正しく腹八分目とし、

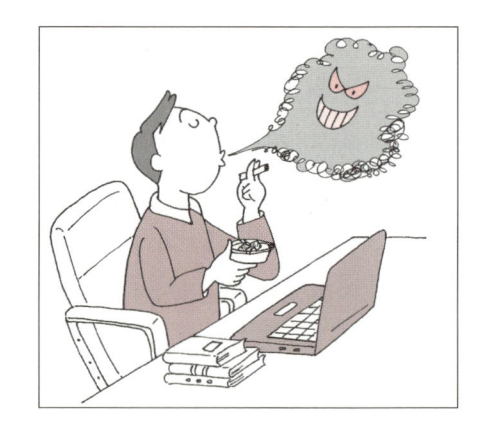

COLUMN 20　脳の栄養はどんなふうに吸収されているの?

　脳はタンパク質やアミノ酸、脂質など体を作っているものと同じもので作られています。主としてタンパク質とリン脂質からできていますが、グリコーゲンやトリグリセライド（中性脂肪）を含んでいないため、血流からエネルギーの供給を受ける必要があります。

　そのため、体循環の血液量の5分の1は、脳に供給されています。脳の中にはあらゆるところに細かい血管がたくさんあって栄養を供給するしくみになっているわけです。

　脳のエネルギーの源は、ブドウ糖と酸素です。他の臓器は3大栄養素のどれでも利用できますが、脳はブドウ糖しか利用できません。ブドウ糖を備蓄することもできないため、脳にはつねにブドウ糖が供給されなくてはなりません。ブドウ糖が不足すれば、脳はたちまち栄養失調になり、意識障害を起こします。

　そうした障害を防ぐためにも、血液中には常にブドウ糖の濃度である血糖を正常値に保っておくことが必要となります。

　脳の中では、神経細胞がいろいろな命令を出して体を動かす仕事をしています。

　神経細胞が活発に働いてエネルギーがなくなると、血管から神経細胞にブドウ糖と酸素が支給されていきます。

　脳が消費するブドウ糖の量は毎時5g。成人男子では1日に約120g消費します。

　小児は成人の2倍を消費、新生児においてはエネルギー供給の60％を消費しています。

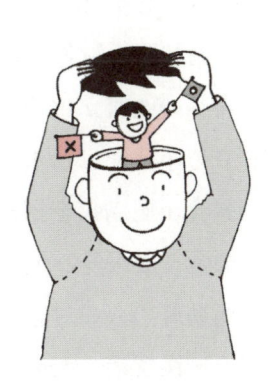

油脂類は植物油を使用し、動物性脂肪は少なく、食物繊維を多めにとるということが大切です。

　食物繊維は消化・吸収されず、便として排出されるとき、食物に含まれるコレステロールや胆汁酸も同時に出ていくため、イモ類、豆類、海藻などの繊維の多い食品をうまく組み入れると動脈硬化の予防に効果的です。肥満や血圧上昇の因子となる、塩分の多い食品や、白砂糖やそれを多量に含む菓子やジュース類、果物、また、アルコール、コーヒー、紅茶など刺激の強いものは避けるように注意します。

9-5　脂肪肝の症状・予防と食事のポイント

　肝臓には脂肪の分解と合成を行う働きがありますが、中性脂肪のもとになる栄養素をとり過ぎると、肝臓に脂肪が多くたまってきます。この状態が「**脂肪肝**」です。過栄養により脂肪肝になった人は、すでに脂質異常症・動脈硬化になっている場合が多く、心筋梗塞・脳卒中などの生活習慣病を罹患しやすくなるため、注意が必要です。

　脂肪だけではなく、アルコールの飲み過ぎや、ご飯やパン、砂糖などの炭水化物の過剰摂取も、中性脂肪となって肝臓にたまります。自覚症状はほとんどありませんが、全身倦怠感が夏季などに見られることがあります。

　脂肪肝の対策、治療の第一は、生活習慣の改善が中心となります。働き盛りの年代では仕事のストレスから暴飲暴食が肥満症を招き、脂肪肝の原因となることが多いからです。その点では、脂肪肝の人の対策は標準体重に見合った肥満解消のための食事の実行といってよいでしょう。

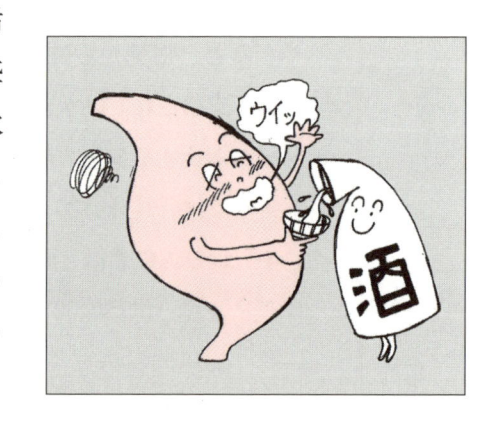

まず、食事の摂取を減らす必要が急務となりますが、食事療法によって多くは改善が見られます。運動をすることは、体内の脂肪をエネルギーに変えて消費させる効果があります。強度の高い激しい運動よりも強度の低い全身運動のほうが適しています。無酸素運動ではなく、呼吸により酸素を取り込み、エネルギーを発生させて行う有酸素運動（ウォーキングやジョギング、水泳、サイクリングなど）を生活の中に積極的に取り入れ、持続させていくことが大切です。食事療法と運動療法の効果が現れるには1〜2カ月くらいかかりますが、続けていけば肝臓の脂肪は確実に減っていきます。

　脂肪肝には、低栄養性、過栄養性、アルコール性、内分泌疾患性、薬剤性などがありますが、このうち国内で見られるものは過栄養性、アルコール性、内分泌疾患性（主に糖尿病性）です。アルコールは一切禁酒し、高たんぱく質・高エネルギーの食事にしますが、肥満症をともなう過栄養性の場合には食事は糖尿病の食事内容に準ずればよく、一般に1,200〜1,600kcal程度に制限します。脂肪肝の食事では次のような点に留意します。

　・**総摂取エネルギー量の減少**……1日の摂取エネルギー量は標準体重1kgに対し、25〜30kcalが目安です。

　・**脂肪食を避ける**……肉類の脂身や揚げ物などの脂肪分の多い食事を控えます。

　・**炭水化物をとり過ぎない**……ご飯・パン・砂糖類など炭水化物も脂肪に変えられて肝臓に蓄積されますので、とり過ぎないように注意します。

　・**たんぱく質の摂取**……脂肪を肝臓から全身へ運ぶにはタンパク質が必要となります。脂肪肝の人はコレステロールの少ない良質のたんぱく質や魚を多くとるようにしましょう。

9-6 胆石症の症状・予防と食事のポイント

「**胆石症**」も食生活の欧米化、とくに脂肪摂取量の増加が原因と考えられている病気です。肥満や糖尿病、胃や腸を手術した人などに多く見られます。

脂肪の消化・吸収を高める胆汁は、肝臓で作られ、胆管を通って一時胆のうにたまって濃縮され、十二指腸に分泌されます。

胆石は、胆汁中のコレステロールなどの成分が結晶化し、これを核として大きく成長していき、胆管や胆のう内に石ができる病気です。結石は、その成分によって次の2種類に分けられます。

- **コレステロール結石**……コレステロール結石は、動物性脂肪やコレステロールの多い食事をしていることが原因で、胆汁中のコレステロールが一定量を超えると余分なコレステロールが結石になります。白色でだいたい1～2cmの大きさが一般的ですが、大きいものでは3～4cmにもなります。

- **ビリルビン結石**……ビリルビン結石は、大腸菌の細菌感染が原因として関係しています。胆汁の流れが悪くなったことによって細菌感染が起こり、ビリルビンとカルシウムが結合して結石が形成されます。茶褐色を呈し1cm以下が多いですが、多数できるのが特徴です。ビリルビンとタンパク質が結合したものは黒色石と呼ばれ、胃の切除後に貧血がある場合や肝障害がある人にできやすいものです。また、胆石によって胆汁の流れが悪くなると、血液の中に逆流して黄疸が現れます。

胆石症の症状は、右の上腹部に激しい痛みを感じ、右肩や背中にも痛みが及ぶことがあります。さらに、胆石が胆汁の流れの障害となり炎症を起こし、胆道に感染して発熱します。しかし胆石がある人でも腹痛などの自覚症状がない場合もあるため、注意が必要です。

胆のう内の胆石が小さいときには、溶解療法が効果があります。胆汁酸を内服して胆石を溶かす治療法です。胆石破砕療法は、体に無害な衝撃波を当てて、胆石を破砕して小さくしたあと、溶解療法を行う療法です。

胆石が大きい場合には、開腹手術により胆のうを取り除く胆のう摘出手術が行

われます。近年は、おなかに5ミリ程度の穴を開け腹腔鏡を差し込んで、中をのぞきながら胆のうを切りとって体外に取り出す腹腔鏡による胆のう摘出術も行われています。開腹をしないので負担が少なく、1週間ほどの入院で済みます。

胆石を予防するには、脂っこい料理、肉の脂肪、バター等の脂肪と同時に甘い物を控えることが大切です。コレステロールを多く含む卵、レバーなどを控えるように心がけましょう。コレステロールを便として排出する食物繊維を多く含む野菜や海藻、キノコ、豆類は積極的にとることが効果的です。

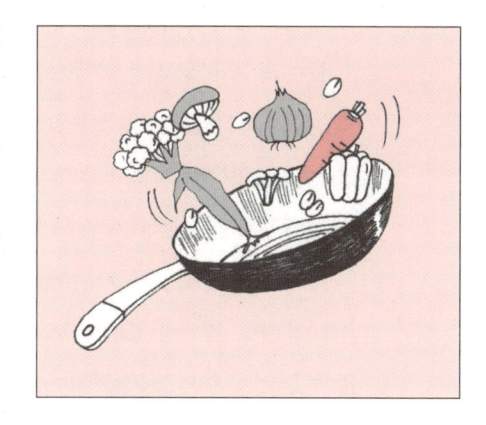

アルコール、カフェイン、香辛料なども胃液の分泌を高め、胆のうの収縮を促進するため、注意が必要です。また、1日3食、いつも同じ量をだいたい同じ時間にバランスよく食べていると、胆汁が一定して流れるようになり痛みも和らぎます。

9-7 胃・十二指腸潰瘍の症状・予防と食事のポイント

ストレスの増大やたばこ、アルコールの飲み過ぎなどの環境因子が加わると、胃液の分泌が亢進して胃や十二指腸の内壁が消化され、「潰瘍」を作り始めます。潰瘍の数や大きさ、深さや浅さなどは症状によりさまざまです。

通常の状態では、粘液や粘膜血流などの防御因子が、胃酸や消化ホルモンや消化酵素といった攻撃因子から胃腸の内壁を守ってくれているので、潰瘍ができないわけです。

腹部の痛みで最も多いのがみぞおちや左右の肋骨の下あたりで、その他に、げっぷや胸やけ、嘔吐、食欲不振なども見られます。痛みは食事と密接にかかわっています。一般的には食後2～3時間で少しずつ痛むのが**胃潰瘍**、空腹時

に痛むのは**十二指腸潰瘍**です。

　潰瘍はストレスと密接な関係があります。したがって、対策としてはまず精神的にも肉体的にもストレスから解放されることが必要でしょう。たばこは潰瘍との因果関係がはっきりしていますので、禁煙します。

　食事や休養・睡眠を含めて、毎日の規則正しい生活を心がけましょう。

　胃・十二指腸潰瘍の治療には、胃酸を抑える制酸剤や内壁を守るための薬を用います。胃や十二指腸の消化性潰瘍の多くは薬による治療で治りますが、潰瘍がひどくなって穴が開いたり、大出血を起こしたり、がんの疑いや再発をくり返す場合には手術をします。

　胃潰瘍は胃の粘膜が傷つき、傷ついた部分が胃液によっておかされる病気ですから、胃酸の刺激を和らげてやることが大切です。胃の傷を胃酸から守るには液状たんぱく質の牛乳や豆乳がよい効果を持っています。

　痛みのひどいときは消化のよいやわらかく調理したものを食べた方がよいですが、症状が抑えられているときはとくに気にすることはありません。むしろ規則正しい時間にゆっくりと食事をとることが大切です。

　また、過剰に胃液分泌を促すものは避けなければなりません。塩分の多い汁物、カフェインを含むコーヒー・紅茶・緑茶、酸味のある果汁やかんきつ類などは、胃液の分泌を促すため控えめにしましょう。

　胃潰瘍・十二指腸潰瘍では、胃・十二指腸粘膜に負担をかけないことが大事ですから、極端に熱いもの・冷たいもの、アルコール・たばこ・カフェインなどの刺激のある食品は避け、やわらかく調理された消化のよいものを選ぶようにします。油物の場合は胃からの排出時間が長いため、消化が悪く、胃の負担も大きくなります。

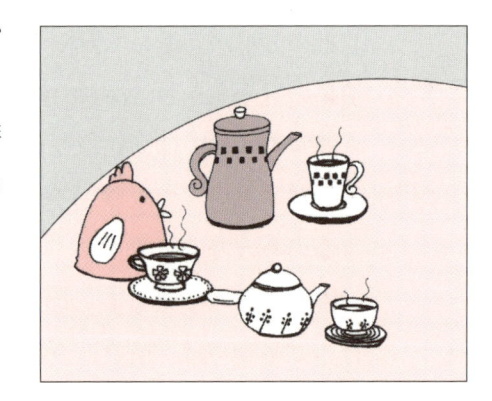

9-8 腸炎の症状・予防と食事のポイント

腹痛と下痢、吐き気、嘔吐などが続くと「**腸炎**」が疑われます。腸炎とは、腸の粘膜がさまざまな原因により炎症を起こした状態です。

炎症の種類は出血性、潰瘍性などがあり、炎症を起こす部位によって、大腸炎・直腸炎等と呼ばれ、主に細菌の感染による急性腸炎と、長期に炎症が続く慢性腸炎に分けられます。

・**急性腸炎**……急性腸炎は、下痢、腹痛、腹部不快感、ときに嘔吐や発熱をともないます。多いときには1日数十回に及ぶ水様の下痢が起こり、小腸の炎症が強いと不消化物を含みます。

大腸だけの炎症の場合は、かゆ状の下痢で、量は少ないけれども臭いが強く、粘血便が見られることもあります。

腹痛は腹部の不快感から、差し込むような強いものまでさまざまです。小腸ではへその回り、大腸は下腹部が痛みます。下痢が続くと脱水を起こし、のどの渇き、全身倦怠感、脱力感が生じます。

・**慢性腸炎**……慢性腸炎は慢性的な下痢・軟便・腹痛・腹鳴が続きますが、下痢がともなわない場合もあります。症状は原因となる炎症の場所、程度によって変わります。

腸炎の治療は、腹部をあたためて安静にし、食事療法で様子を見ます。下痢で脱水がひどい場合は点滴、感染性の場合は抗生物質を用います。細菌感染による腸炎の予防としては、食前によく手を洗い、なるべく新鮮なものを食べ、海外旅行では生物・生水は避けましょう。

腸炎の食事のポイントは、症状が強いときには絶食し、薄い番茶やポカリスエットなどのスポーツ飲料で少しずつに水分補給をします。状態を見なが

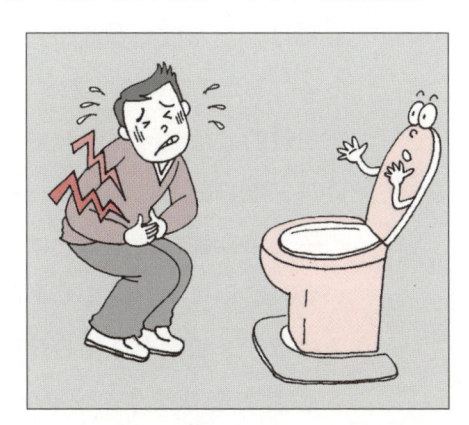

ら、くず湯やおも湯から始め、おかゆ・やわらかく煮たおかずへと進めていきます。

9-9 貧血の症状・予防と食事のポイント

血液検査によって、赤血球の主要素である血色素（ヘモグロビン）量が血液中にどのくらい含まれるかという指標で「**貧血**」の傾向がわかります。

ヘモグロビンは体のすみずみに酸素を運ぶ働きがあるので、量が少なくなると、組織細胞、とくに脳の働きが低下することになり、「頭重感、倦怠感、立ちくらみ、顔色が悪い、動悸・息切れ、舌炎」などの貧血の症状を起こすことになります。

貧血のほとんどは、鉄の不足による貧血で、鉄欠乏性貧血といわれています。鉄が不足する理由としては、事故によるけがや子宮筋腫、胃潰瘍などによる出血、出産や月経による失血のとき、さらにヘモグロビンを作るために必要な鉄の摂取量の欠乏、あるいは胃が弱く、胃酸の分泌が不十分で鉄の吸収が悪い場合などに起こります。

女性の場合は月経周期の不順な人ほど貧血の頻度が高くなります。鉄には、２価鉄と３価鉄があります。２価鉄しか吸収されませんが、吸収されるときにはタンパク質と結合して吸収されていきます。ですから、鉄の吸収をよくするには、たんぱく質性の食品を一緒にとることが必要になります。

一般的には食べ物として摂取される鉄は、２価鉄と３価鉄を一緒にとっているため、鉄の利用効率は10〜15％といわれています。鉄を効率的に吸収するには、３価鉄を２価の鉄にすることも必要となります。そのため、腸管

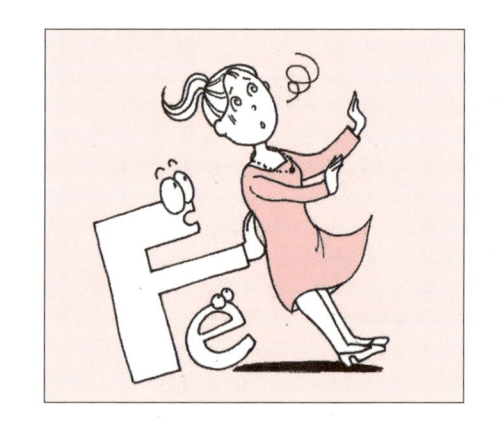

での鉄の吸収を高めるビタミンCを多く含む食べ物（柑橘類などの果物や野菜など）を一緒にとることが効率的です。

　正常時には鉄の損失はバランスのとれた普通食で問題ありませんが、出血が多いときは鉄分の多い卵や牛乳、魚、肉類、緑黄色野菜などをなるべく多くとるように心がけましょう。

　「貧血」の対策としては、まずその原因を調べ、鉄欠乏性貧血であれば食事の改善を行っていきます。食物の鉄分には、ヘム鉄（2価鉄）と非ヘム鉄（3価の鉄）があります。ヘム鉄は肉や魚介類の内臓や赤身などに多く含まれ、非ヘム鉄は卵や乳製品などの動物性食品、大豆・野菜・海藻・穀類などの植物性食品に含まれています。非ヘム鉄の吸収率は、ビタミンCを多く含む新鮮な野菜や果物を一緒に食べることによって高めることができます。

　また、たんぱく質は、血液中の赤血球やヘモグロビンの材料となる大切な栄養成分ですし、ビタミンB_{12}（牛レバー、豚レバー、魚介類、貝類、卵黄、チーズなどに含まれる）と、葉酸（牛レバー、豚レバー、卵黄、大豆、納豆、ホウレンソウ、ブロッコリーなどに含まれる）は、正常な赤血球を作るために必要な栄養素です。ビタミンCは鉄の吸収をよくする働きがあり、酢や柑橘類の酸味は胃酸の分泌を促します。

9-10　骨粗鬆症の症状・予防と食事のポイント

　「**骨粗鬆症**」は、骨の量が減ってもろくなり、骨折しやすくなる骨の老化現象のことです。骨を構成するカルシウムが減って、軽石のようにスカスカになってしまいます。

　骨粗鬆症の粗は「あらい」という意味で、鬆は「スが入る」という意味です。

　骨量は30歳から40歳をピークとして加齢とともに減っていきますが、50歳代に入ると男性より女性のほうが急激な下降線をたどっていきます。女性は65歳以上の約半数が骨粗鬆症にかかっているといわれています。

骨の主な成分はリン酸カルシウムとコラーゲン（タンパク質の一種）で、体内のカルシウムの99％は骨にあるといいます。代謝も活発で１年に骨全体の20～30％が新しくなります。

　この代謝に異常が起きて、鉄筋コンクリートでいえば、コンクリートにあたる骨の中のカルシウムの量（骨塩量）と、鉄筋の役目にあたるタンパク質の両方が減ってしまう病気が骨粗鬆症です。

　カルシウムの摂取量が減ると、血液中のカルシウムを維持するために、骨のカルシウムが動員されることになります。骨を溶かすことでその不足を補うわけですから、本来はあまりカルシウムを含まない血管や脳に余分なカルシウムが増えることになります。そのため、高血圧や動脈硬化、糖尿病、虚血性心疾患、脳血管障害など、さまざまな生活習慣病を引き起こすことになるのです。

　カルシウムを十分にとっていても、運動不足で体を動かさないでいると、吸収や蓄積がうまくいきません。また、カルシウムの吸収にはビタミンDが必要です。日光に当たると紫外線の働きにより、体内でビタミンDが活性化されます。

　骨粗鬆症は予防も治療も可能な病気ですから、40歳代後半から50歳代に入って、年齢が骨量のピークを過ぎた人や、何らかの異常を感じた場合は骨ドック（骨粗鬆症検診）を受けて、定期的に骨量の測定を行ってみる必要があります。この結果、骨量がそれほど減っていなければ、食事療法を行い、カルシウムを十分にとって適度な運動をすればよいし、減っている場合には薬で治療します。薬物療法としてはカルシウム剤、ビタミンD剤、ホルモン剤などが使われます。痛みがひどいときには鎮痛剤を服用して安静にします。

　１日のカルシウム摂取量は、男性の場合、幼児400～600mg、小学生600～700mg、中・高生800～1,000mg、成人650～800mg、老人700mg、女性の場合、

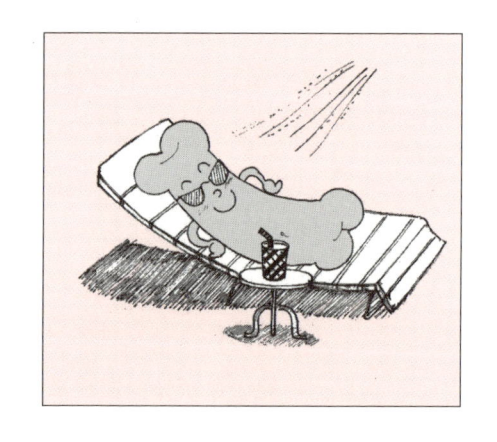

幼児400～550mg、小学生550～750mg、中・高生650～800mg、成人650mg、老人600～650mgを推奨量としています（125頁、表5-16参照）。

カルシウムの吸収率のよい食物の代表は牛乳で1本200mlの中に220mgのカルシウムが含まれています。

カルシウムの多い食品にはその他に、スキムミルク、チーズ、ヨーグルト、豆腐・納豆、コマツナ、干しワカメ、シイタケ、しらす干し、イワシ、サンマ、サケ、シシャモ、桜エビ、炒りゴマ、卵などがあります。

魚やキクラゲに含まれるビタミンDはカルシウムの吸収を促し、良質のたんぱく質は吸収率を高めます。

ホウレンソウに含まれるシュウ酸は、カルシウムの吸収を阻害するため、ゆでこぼして水にさらしてから食べましょう。アルコールはカルシウムの吸収を低下させるだけでなく、ビタミンDの働きも抑えます。また、インスタント食品などに含まれるリン酸や、塩分もカルシウムの利用を低下させるので、とり過ぎには注意しましょう。

カルシウムは毎日約200～300mgが尿や便中に排泄されていきます。体内では作られないので、失われた分は食べ物として外から体内に取り入れなければなりません。成人が1日に必要なカルシウムは600～800mg。カルシウムは吸収されにくいミネラルで食事からの吸収率は多くても50％、低いときは10％以下にしかならないときもあります。一度に必要量よりずっと多くの量をとっても、尿や便中に排泄されてしまうため、毎日必要量を確保していく習慣が重要なのです。

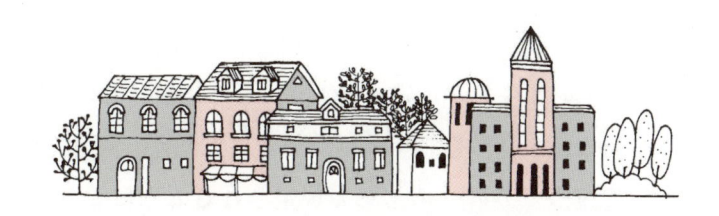

第X章 レギュラトリーサイエンスと専門職の倫理

10-1 評価科学──科学技術の実践と倫理意識

10-1-1 過剰摂取・食品の安全性とリスク分析の方向性

　20世紀も半ば過ぎまでは、疾患の原因は人間を取り巻く環境の汚染や、ヒトからヒトへ伝染するという考え方が主流を占めていました。1935(昭和10)年当時は、わが国の全死因の半数近く、あるいはその上位を肺炎・気管支炎・結核などの感染症疾患が占めていました。

　しかし、1960年代(昭和30年代)後半から経済の高度成長政策(55年体制)は経済構造の変化や生活様式の欧米化等国民生活の上にも大きな変化を投げかけ、栄養素の欠乏から過剰へと推移する中で、大多数の国民の罹患する疾患も高血圧、糖尿病、脂質異常症などをはじめとする生活習慣病へと移り変わっていきます。

　人間が必要な栄養素を充足させる上で必要となる栄養素の量は、厚生省が1969(昭和44)年に「栄養所要量」を策定するようになってからは、以後5年ごとに改定が行われています。

　その厚生省が策定するようになる以前においては、欠乏症予防対策という観点から栄養問題は考慮されてきましたが、厚生省の策定以後では、健康増進、健康づくりの一環として策定されるようになります。また、過剰摂取による

図10-1 食事摂取基準の各指標を理解するための概念図

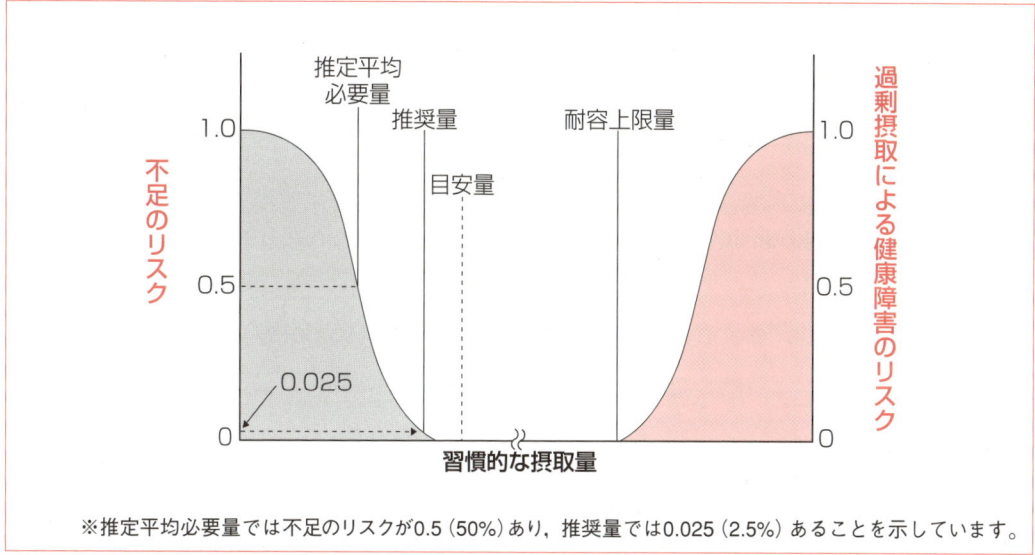

（グラフ：横軸「習慣的な摂取量」、左縦軸「不足のリスク」、右縦軸「過剰摂取による健康障害のリスク」。左から「推定平均必要量」（不足のリスク0.5）、「推奨量」（0.025）、「目安量」、「耐容上限量」を示す。）

※推定平均必要量では不足のリスクが0.5（50％）あり，推奨量では0.025（2.5％）あることを示しています。

出典）日本人の食事摂取基準2010年版

- 推定平均必要量……日本人の当該性・年齢階級に属する人々の50％が必要量を満たすと推定される1日の摂取量
- 推奨量……ある性・年齢階級に属するほとんどの人（97～98％）が1日の必要量を満たすと推定される摂取量
- 目安量……ある一定の栄養状態を維持するのに十分な量で，不足状態を示す人がほとんど観察されない量
- 耐容上限量……過剰摂取による健康障害を起こすことのない栄養素摂取量の最大限の量（2010年版で上限量から耐容上限量と改められた）

　生活習慣病予防の観点から策定されるようになります。また、第六次改定（1999（平成11）年）からは従来の栄養所要量は見直し検討が行なわれて、「平均必要量」「栄養所要量」「許容上限摂取量」の数値を総称して「食事摂取基準」としています。

　そして、それ以後の"食事摂取基準"からは次のような考え方で策定されていきます。

　ある対象集団において測定された必要量の分布に基づき、多集団（たとえば、30～49歳の男性）における必要量の平均値の推定値を示すものとして「推定平均必要量」を定義しています。つまり、当該集団に属する50％の人が必要量を満たす（同時に、50％の人が必要量を満たさない）と推定される摂取量です。

■ 図10-2　人体の栄養状態

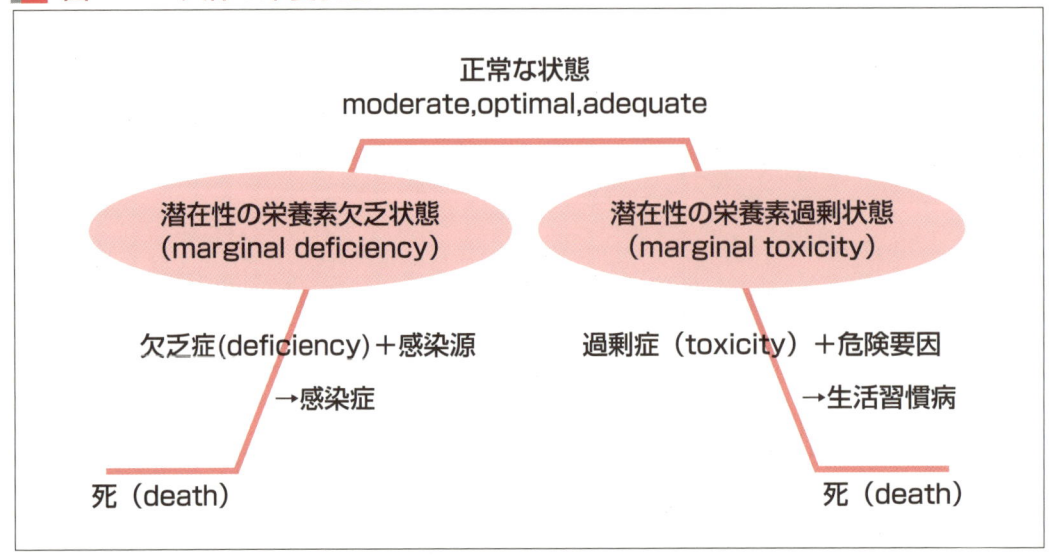

```
                    正常な状態
              moderate, optimal, adequate

    潜在性の栄養素欠乏状態              潜在性の栄養素過剰状態
    (marginal deficiency)             (marginal toxicity)

    欠乏症(deficiency)＋感染源          過剰症(toxicity)＋危険要因
         →感染症                            →生活習慣病

    死（death）                        死（death）
```

　「推奨量」は、ある対象集団において測定された必要量の分布に基づき、母集団に属するほとんどの人（97〜98％）が充足している量として定義されたものです。

　「目安量」は、特定の集団における、ある一定の栄養状態を維持するのに十分な量として定義します。実際には、特定の集団において不足状態を示す人がほとんど観察されない量として与えられます。「推奨量」が算定できない場合に限って算定するものとします。基本的には多数の人を対象として栄養素摂取量を観察した疫学的研究によって得られます。

　「耐容上限量」は、健康障害をもたらすリスクがないと見なされる習慣的な摂取量の上限を与える量。これを超えて摂取すると潜在的な健康障害のリスクが高まるものと考えられます。ただし、この場合の健康障害は過剰摂取によるもので欠乏症によるものは含みません。

　こうした栄養の過剰摂取、主として脂肪の摂取過剰が重要視される一方で、近年国際的にも大きな注目を集めているのが「食品の安全性」の問題です。

　近年は食品の生産・保存技術の進展の中で、農薬や食品添加物の使用や加工食品の氾濫、食品や農産物の流通の広域化、遺伝子組み換えやクローンなどの技術開発など、人間と食を取り巻く周辺環境も大きな変化を遂げ、食の安全性

の確保がますます深刻化を迎えています。

　具体的には環境ホルモンなどの科学技術の進展による有害物質の影響や遺伝子組み換え食品の問題、あるいは中国産加工食品などに見られる食品流通のグローバリゼーションなどに起因する多様な健康障害があげられるでしょう。

　食物は健康保持のために必要不可欠なものですが、食品中にはさまざまなリスクが存在し、人体へ悪影響を及ぼす可能性があります。この食品中の危害要因が許容しうる限度内のものか、禁止などの制限が必要なものなのかは科学的に評価し、判定を下す必要があるわけです。

　WHO（世界保健機関）は食品衛生について「生育、生産、あるいは製造時から最終的に人に摂取されるまでのすべての段階において食物の安全性、健全性（有益性）、健常性（完全性）を確保するために必要なあらゆる手段である」としています。

10-1-2　安全性に関する情報を共有し、システム化すること

　こうした食品のリスクをできうる限り減少し回避するには、科学的評価を行って多方面から検討・評価し、必要な場合には規制を行わなくてはなりません。そのため、食品の安全性に関する科学的評価・検討として、「リスク分析の適用」が推進されることになります。

　リスク分析は1999（平成11）年に国連食糧農業機関（FAO）と世界保健機関（WHO）の合同による食品規格計画コーデック委員会が、「食品の安全性の問題に関する国内法を制定あるいは改廃する際に、リスク分析の原則の採用を奨励する」との勧告を決議して以来、国際的に高い信頼性を確立した最も新しい食品の安全の対応策といえるものです。

　リスク分析は①食品を摂取することにより、人の健康に及ぼす影響を科学的に評価するリスク評価、②リスク評価の結果に基づいて、食生活の状況や費用対効果、国民感情等を勘案して、添加物や農薬などの残留基準、安全確保のための諸規制の実施などを決定するリスク管理、③リスク評価、リスク管理の両

分野に関して情報の提供、意見の交換などを行うリスク・コミュニケーション（リスク情報交換、60頁参照）の3つに分類されます。

　日本では2003（平成15）年に食品安全委員会が設置され、関係省庁から独立してリスク評価（食品健康影響評価）を行い、これに基づいて厚生労働省、農林水産省などがリスク管理し、それぞれが必要なリスク・コミュニケーションを行うという体制が作られています。

　さまざまなリスク・コミュニケーションを実施することにより、行政・事業者・消費者が食の安全性に関する情報を共有し、システム化することが方向づけられていく中で、2000（平成12）年に通商産業省産業構造審議会が答申した「21世紀経済産業政策の課題と展望」の中には科学技術と国民の関係が次のように示されています。

　「我が国は、先進国へのキャッチアップ過程で海外市場ですでに実証済みの技術を専ら導入してきた歴史を有しているため、これまでは自ら技術を評価するシステムが十分ではなかった。今後更なる技術の進展が予想される中、専門家のみに任せるのではなく、国民が技術を理解し、育み、科学技術に対して夢がもてるような21世紀にふさわしい『技術統治（ガバナンス）』が求められる。」

　この答申では、そうした技術統治の実現のためには、安全・規制研究の充実、評価手法の策定、データベース整備等による危険性の適切な評価・管理が重要であると指摘しています。

　安全・規制研究とは、国民の安全、環境保全に関する各種の規制・ルールの科学的根拠を提供するための研究ということです。

10-1-3　社会的コンセンサスと倫理面でのルールづくり

　また、2001（平成13）年に閣議決定された第二期科学技術基本計画では、科学技術には負の側面もあるため、その適切な対応とリスク低減が不可欠であり、「豊かで安心・安全で快適な社会を実現するために、社会の抱えているリスクを低減する研究開発や国民の利便性を向上させ、質の高い生活を実現するための

研究開発」が重要としています。

　このようなリスク低減のための科学技術活動が推進されるためには、科学技術と社会とのコミュニケーションが求められます。そして、科学技術に携わる者は社会と人類に対する責任を自覚し、高い「倫理観」を持たなければならないとして、「今後、生命科学、情報技術など科学技術が一層発展し、社会と個人に大きな影響を及ぼすことが予想されるので、社会的コンセンサスの形成に努めることや倫理面でのルールづくりを行うことが不可欠である」としています。

　また、こうした取り組みでは情報公開の推進により透明性を確保すること、倫理等に関し有識者が検討する場や国民の意見を聴取する場を設けることが大切であると述べています。

　これは要するに、リスク評価にあたっては重要な点は科学性と中立性であり、それらにかかわる専門職の倫理意識の基盤形成が求められるということでしょう。職業（天職）は英語でいうcallingですが、そこには神から与えられた「使命感」という意味合いも含まれています。専門職には、自分の適性や技能を社会的な行為として選択する「自己実現」としての側面と、一定の分野に特定される「社会的使命」というものが同時に含まれているのです。

10-2　評価科学の振興と有効性や安全性の評価

10-2-1　包括的な領域の実現と消費者としての国民参加

　栄養の領域においては、国民・生活者の健康状態に不利益をもたらすものの検証を評価科学の対象としています。有害物質や疾病などによって障害された場合、その状態から元の正常状態に引き戻し、復帰させるためには、評価科学によって開発した評価方法を用い、有効性や安全性の評価・予測がされていく

ことになります。

　科学には根拠を作り出す学術・研究分野（栄養の場合は nutrition science）と、根拠に基づいて目標を達成する実践分野（nutrition practice）があります。

　正しい調整を行うためには可能な限りの資料・情報を集成して検討し、十分な学術論争を行うことが不可欠といってよいでしょう。その上で目的によって予測を立てて、栄養の実際活動において十分な効果が得られるかどうか、また、国民の生活者のためになっていくかどうか十分な評価・論争をしていかなければなりません。その過程においてはさまざまな視点から検討・評価論争を徹底させて多面的な検討と客観的な認識が加えられることが必要となります。

　その過程では、専門家によるシステム分析も必要になり、またそれを実際に施行する専門職と呼ばれる人たちの意見を聴取することも必要です。

　それらに基づいて、意志決定者であるところの政策立案者は法令にしたがって、種々の政策を調整して策定していくことになります。

　評価科学として、栄養に関連する学術研究、評価研究を推進していくことが必要になっていきます。また、必要に応じて再調整していくことも必要になります。

　こうした評価科学の振興には、行政の政策を支援するもの、意志決定を支援するものに加えて、さらに評価科学それ自体の振興といったものが必要となっていきます。

　このような包括的な領域の実現においては、いわゆる研究・技術者や個々の専門職の判断のみならず、一般の国民・生活者についても消費者として参加し、複合的な形で推進されていくことが必要とされています。

10-2-2 「機能性食品と特定保健用食品」と倫理の問題

　たとえば、現在の日本で国際的に疑義が持たれているものに「機能性食品」があります。

　機能性食品は1984（昭和59）年に日本で「食物・栄養」の視点から学術用語

として命名されたわけですが、しかしながら、経口摂取する栄養素・栄養成分、食品などで体内で機能しないものはありません。さらに問題となるのは機能性食品の概念には機能性食品成分も含めてしまっているので、サプリメントと機能性食品の区分が不明瞭になっていることです。このため、アメリカでは機能性食品の存在を否定し、EU（欧州共同体）では概念・定義・規定・取り扱い等を変更しています。

日本ではこうした機能性食品としているものの中で、人間栄養学の観点からヒト試験を実施して保健の用途に適すると判定されたものは「特定保健用食品」として認可され、科学的根拠があるとされています。

日本における「食品と医薬品の区分」では、まず医薬品を規定し、それ以外は食品とする見方が定着していますが、それにともなっていろいろな混乱が引き起こされています。このような概念規定は日本だけの慣習といってよいものです。

諸外国ではこのような曖昧模糊とした対応は存在せず、個々の「医薬品、サプリメント、栄養素」については、それぞれを精製・純化した単品のレベルでその化学的性質を明らかにして、そのものを明確に定義して区分しています。また、その上で配合・複合・重合などをしたものについても、その区分を規定、法制化しています。

このような厳密な手続きにより高い信頼性を獲得しているサプリメントは、欧米先進国において、生活習慣病予防のリスクの低減・除去のために積極的に用いられ、国民の健康生活増進に有効に活用されています。また、経口栄養補助成品 oral nutritional supplements, ONS（ビタミン、無機質、アミノ酸、栄養素の代謝産物など）は、欧米では、過去四分の一世紀の間、保健・医療の領域において、栄養の専門職によって科学的根拠に基づいて、経腸栄養の素材として幅広く活用されています。サプリメントの法制化を見送って健康食品が存在するかのような期待を国民に与え、混乱を生じさせているのは日本だけのようです。

一方、日本においては、食品に対する間違った取り組みとして、"酸性食品・アルカリ性食品"の問題もありました。

そのため、栄養の問題を人間栄養学に基盤を置いて、評価科学の観点から多面的に検討を重ね、国民・生活者に広く貢献していくことは、学術研究者、教育関係者、政治・行政の政策関係者、さらには企業関係者など広範な研究・教育・業務に携わるものの責務であり、また、倫理にもかかわるものであるといってよいでしょう。

10-3 専門職における倫理と課題

10-3-1 栄養の領域における専門職の倫理

ある分野において、対象となるものの検討・評価が行われる場合には、さまざまな研究成果と科学的根拠に基づく技術の専門性が要求されることになることでしょう。このような識見、能力を持つ場合を「技術職」といっています。

科学技術の進展により、20世紀後半の食品の生産・加工過程はそれまでに体験しなかった大きな変化、転換期を迎えました。たとえば農業生産物では品種改良、栽培管理、化学肥料・土壌等の効率的研究が急速に可能となり、水産物においても同様に加工食品、冷凍・乾燥保存技術が浸透し、多種多様な食品生産の展開が行われています。

これらの食品生産物の各過程には、科学・化学・農学・水産・畜産学等の多くの専門職が関与し、研究、分析、評価、計画などが積極的に行われ、食品の生産、加工、流通等の各分野でそれぞれの業務の安定や衛生管理が図られています。

食品の消費的側面における専門職を見てみると、食品を調理する調理師、栄養管理・栄養教育をする管理栄養士・栄養士、食品の衛生面を管理する食品衛生監視員等がおります。食品の流通・消費量の急増と多様化が進むと、それぞ

れの過程・分担において、専門的な知識と技術を修得するのみではなく、それらの知識と技術を根本において支える「専門職としての倫理」を兼ね備えておく必要が対応として求められてくるでしょう。

この場合、「倫理」とはたとえば単なる栄養管理・栄養教育における留意点や心構えといったことではなく、専門職としての社会的役割と責務を明確にしたものと考えられます。前述したように、専門職には、個々における「自己実現」としての意味合いと、「社会的使命」という意味合いが含まれているからです。

食物にかかわる専門職には、具体的には、食品を調理する調理師、食物の摂取による栄養の指導・管理を担う栄養士または管理栄養士があり、さらに食品の衛生面を管理する食品衛生監視員など、各種の技能職、技術職があります。そして、食品の生産、加工、調理、栄養管理、教育指導、衛生管理等のそれぞれの分野で、身に付けた専門性を高度に発揮し、他職種と連携することによって食の品質の向上と安全性、機能性を維持推進しているわけです。

栄養管理や栄養教育に必要とする手立て、食事摂取基準（栄養所要量）、食品成分表、指針等は、国のレベルあるいは公的機関等で調整され、これらに関与する専門職の人たちの場合には、それらを活用することによって成果をあげることになります。成果をあげられない場合には、自分自身の力量を吟味、検討すると同時に対象者への対応を検討し直すことになるわけですが、こうした展開の仕方の基底部に「専門職における倫理」という重要な課題が大きく関与しているのです。

10-3-2 専門職の倫理と他職種との連携について

人間栄養の実際活動は、現代の医療・保健・福祉の一環として取り組むこととされています。その実現のためには、チームによる組織的連携・援助が強く求められているといっても過言ではありません。

患者に対して最適の栄養管理 nutritional care を行うことを栄養補給サービス nutrition support service, NSSと呼んで、チーム医療の一環として活動していま

す。このためには、医師、臨床（登録）栄養士（日本の臨床栄養を専門とする管理栄養士）、看護師、薬剤師などの専門職種の人たちが、病院の中などで、一つの医療班（チーム）を結成しているものを、栄養の評価・補給の医療班 nutrition support team, NSTと呼んでいます。NSTの目標は、患者にとって安全で効果的な栄養補給を行うことです。

　米国では、1970年のはじめ頃から、州立大学の付属病院でNSTが作られ始めました。これにともない、栄養を専門識とする人たちの能力が問われるようになり、自己研鑽して、役割と責務を明確にして、まかされる存在になっています。

　日本においても2007（平成20）年頃からNSTの必要性が認識され、現在、日本の病院でも1,000以上のNSTが組織されています。この場合、臨床栄養を専門とする管理栄養士が主体性をもって取り組むことが求められています。

　この場合、「チーム」とは何でしょうか。WHOのHealth Teamの定義では「チームメンバーが援助方針を共有し、各メンバーの能力や援助技術を機能的コーディネイトの中で用い、チームの目標達成のために貢献するグループ」とされています。

　これは組織内の専門職間の連携はもちろんのことですが、時によっては組織を越えて他機関・職種に所属する複数の専門職と協調をとりながら管理計画などを設定する場合もあるでしょう。

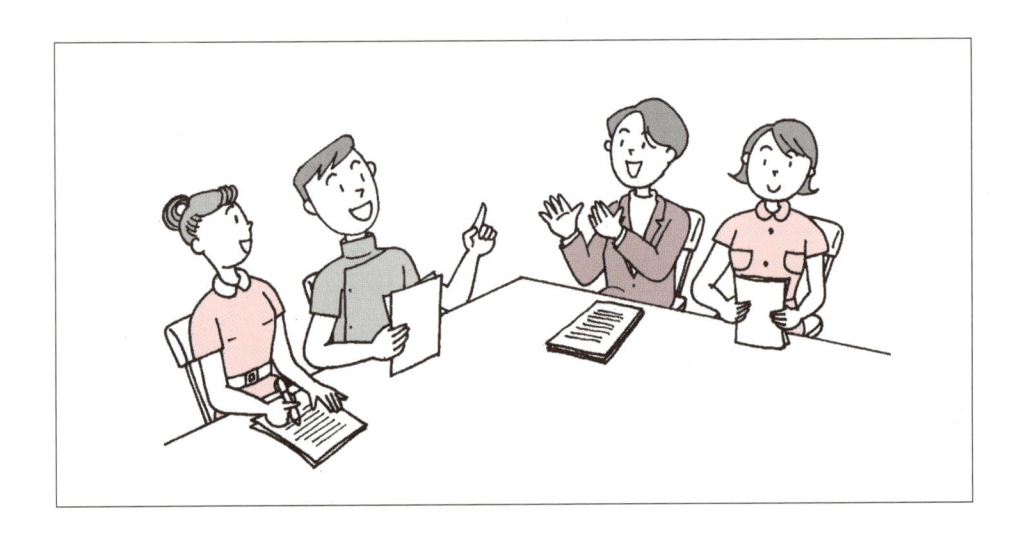

> **「管理栄養士・栄養士倫理綱領」**
>
> （平成14年4月27日）
>
> 1. 日本栄養士会は、本会会員が、管理栄養士・栄養士としての使命と職責を自覚し、常に自らを修め、律する基準として、ここに倫理規定を設ける。
> 2. 管理栄養士・栄養士は国籍、人種、宗教、思想、信条、門地、社会的な地位、年齢、性別等によって差別を行わない。
> 3. 管理栄養士・栄養士は、国民の保健・医療・福祉のため、自己の知識、技術、経験をもてる限り提供する。
> 4. 管理栄養士・栄養士は、社会の期待と信頼にこたえるため、常に人格の陶冶及び関係法の遵守に努める。
> 5. 管理栄養士・栄養士は、業務の遂行にあたり、知識及び技術の向上及び最新情報の収集を行い、適切な情報提供と個人情報の管理、秘密の保持に努める。
> 6. 日本栄養士会は、会員が上記規定に違反する行為があった時は、審査委員会を開催し定款8条の規定により、会員名簿から除名を行う。
>
> （付則）本綱領の変更は理事会の承認を得なければならない。

　高度情報化時代といわれる現代社会は、その反面において個別専門化を迎えた情報の分断化の時代でもあり、そうした谷間の矛盾を補い乗り越えて、過不足なく対応していくキーワードが「他職種との連携」であるということもできるからです。

　現代の日本の医療の仕組みや現場の体制は、情報や判断が縦割りに遮断される空間となっていることがあり、「適切・柔軟・精緻・敏速」な対応がとりにくくなっています。こうした形態を長くとり続けていると、専門職としての自覚や対応までが「型通り」になって、本来の使命感も可能性も薄れてしまうことになりかねません。

　近年では「統合医療 integrated medicine」という考え方が広まりつつあります。これは患者さんの個々の診断や治療に関するすべての方法を全体的な視点の中で位置付け、最適な方法により連携対処していくというやり方です。

　それは「専門性」を"縦割り"や"部分"として閉ざし止まるのではなく、"横の

軸"において連携し、"全体性"を共有しようという新しい取り組みの理想です。

　日本の医療の進展は個別に専門化し、高いレベルを獲得し国民生活の安全性を実現するに至ったわけですが、一方では病気という「部分」への集中であり、病気を抱え込む人間の全体を置き去りにしてきた感があるのです。栄養の場において、それは"食物・栄養"へのこだわりに終始し、"人間栄養"の視点を置き去りにしてきたかのごとくです。

　私たちは、人間の全体を見通すという視点を取り戻し、それ自体を科学として方法化し、対象となる現場や患者さんに向き合っていかなくてはなりません。

　「統合医療」という全体性への展望は、同時に、対象者一人ひとりのニーズやストーリーと出会う「個別医療」へ続く道でもあるはずです。

　そして、そうした状況を創造し、推進させる契機となるものは、「専門職の倫理とその矜持」をおいてほかにありません。

　守るべき倫理内容は所属領域・組織によっても異なり、それぞれに固有の倫理規程が定められていますが、栄養の領域にある専門職は、他職種との連携の上からもそうした種々の倫理規程を参考として、自分自身の職業倫理の確認に役立てるとよいでしょう。

　ここでは、その一例として日本栄養士会によって平成14年4月27日に制定された「管理栄養士・栄養士倫理綱領」をあげて本書の結びとします。

人間栄養とレギュラトリーサイエンス

資　料
検査の基準値

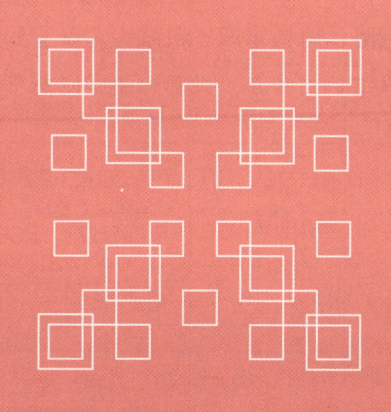

検査の基準値

1 体重管理

検査項目	基準値	備考
BMI（Body Mass index）kg/m²	22	体重(kg)÷身長(m²)
BMI(%)	100	低栄養：高リスク＜70％、中等度リスク70～79％、低リスク80～93％
カウプ（Kaup）指数		体重(kg)＝身長(cm)²×10⁴、主に小児に適応
ローレル（Rohrer）指数		体重(kg)＝身長(cm)³×10⁷、主に学童期の小児に適応
ブローカ（Broca）指数		体重(kg)＝身長(cm)－100、成人に適応
ブローカー桂変法		体重(kg)＝{身長(cm)－100}×0.9、成人に適応
IBW（kg）標準体重		(身長m²×22)＋10％内を標準値内
%LBW ％ loss of body weight 体重減少率（％）		体重減少率＝((健康時体重－測定時体重)÷健康時体重)×100 低栄養：＞－3％/週、＞－5％/月、＞－7.5％/3カ月、＞－10％/6カ月 注）ただし肥満者は該当せず
体脂肪率（％）	男：17～23 女：25～27	高値では皮下脂肪蓄積型、運動不足 標準体重でも体脂肪率高値は隠れ肥満を推測 男：(4.57÷(1.0913－0.00116×(TSF))－4.142)×100 女：(4.57÷(1.0897－0.00113×(TSF))－4.142)×100
ウエスト周囲径（cm）	男：＜85 女：＜90	男：≧85、女：≧90は、臍レベル腹部CTスキャンによる、腹腔内脂肪面積≧100cm²に相当、ウエスト周囲径は立位、軽呼気時に臍レベルで測定

出典）足立香代子：検査値に基づいた栄養アセスメントとケアプランの実際～低栄養から静脈・経腸栄養までかかわれるために～，チーム医療，2006.

検査の基準値

2　身体計測

検査項目	基準値	備考
TSF（mm） triceps skinfold thickness 上腕三頭筋皮下脂肪厚		体脂肪量、貯蔵エネルギー量を推定
TSF（％）		高値は体脂肪量多い。低栄養:高リスク＜60％、中等度リスク60〜79％、低リスク80〜89％
AC（cm） midupper arm circumference 上腕周囲径		体脂肪量と筋肉量を推定
AMC（cm） midupper arm muscle circumference 上腕筋周囲長	男：24.8 女：21.0	AMC（cm）＝AC（cm）－（0.314×TSF（mm）） 経時変化により筋肉のタンパク質蓄積量を推定
AMC（％）	100	（AMC測定値÷AMC標準値）×100 TSF（％）高値でAMC（％）低値では、運動不足の肥満 TSF（％）低値でAMC（％）高値では、筋運動が多い筋肉質型 低栄養：高リスク＜60％、中等度リスク60〜79％、低リスク80〜89％
AMA（cm²） midupper arm muscle area 上腕筋面積		全体の筋肉量を推測する $AMA (cm^2) = (AMC (cm))^2 \div 4\pi$

3　筋タンパク質の検査

検査項目	基準値	備考
3-Mhis（μmol/日） 3-methylhistidine 尿中3-メチルヒスチジン排泄量	男：135〜550 女：70〜370	筋収縮タンパク質の分解率を反映
CHI（mg/kg） creatinine height index クレアチニン・身長係数	男：23 女：18	

検査の基準値

4　内臓タンパク質の検査

検査項目	基準値	備考
TP（g/dℓ）　total protein 血清総タンパク質	6.7～8.3	
Alb（g/dℓ）　serum albumin アルブミン	3.8～5.3	
A/G比（%）	1.1～2.0	アルブミンと総グロブリンの比
PA（mg/dℓ）　pre-albumin プレアルブミン	男：23～42 女：22～34	生物学的半減期3～4日
Tf（mg/dℓ）　transferrin トランスフェリン	男：190～300 女：200～340	生物学的半減期約7日 動的タンパク質合成能を示す
RBP（g/dℓ） retinol binding protein レチノール結合タンパク質	3.0～7.0	生物学的半減期約12時間 動的タンパク質合成能を示す
NB　　nitrogen-balance 窒素出納	正	N-balance（g/日）＝タンパク質摂取量÷6.25－（尿中窒素排泄量＋4）
UN（g/日） urea nitrogen 尿中-尿素窒素	7～14	
U-CRE（g/日） urine creatinine 尿中-クレアチニン	1.0～1.5	

5　脂質の検査

検査項目	基準値	備考
TC（mg/dℓ） total cholesterol 総コレステロール	128～ 220未満	〈栄養食事療法開始基準〉 冠動脈疾患（－）：LDL＞140、TC＞220 冠動脈疾患（＋）：LDL＞100、TC＞180
HDL（mg/dℓ） high density lipoprotein HDL-コレステロール	40～ 100未満	

検査の基準値

検査項目	基準値	備考
TG(mg/dℓ)　triglyceride トリグリセライド	30〜150未満	動脈硬化危険因子としては低HDLの合併が重要
LDL(mg/dℓ) low density lipoprotein LDL-コレステロール	140未満	
B-LP(mg/dℓ)　β-lipoprotein β-リポタンパク質 アポA-1 アポB アポE	200〜500 105〜160 50〜120 2.5〜5.0	
LP(a)(mg/dℓ)　lipoprotein リポタンパク質(a)	40以下	動脈硬化の独立した因子。血管病変枝数増加に伴い増加
レプチン(ng/dℓ)　leptin	男：0.9〜13.0 女：2.5〜21.8	脂肪組織から分泌され、摂食抑制やエネルギー消費を促進するホルモン。体脂肪量と相関し、肥満者で高値傾向を示す。

6　肝機能の検査

検査項目	基準値	備考
AST(GOT)(IU/ℓ) aspartate aminotransferase アスパラギン酸アミノトランスフェラーゼ	13〜33	アルコール性肝硬変は値と機能一致しない 高値：肝臓機能障害、胆石、胆道がん、心臓、消化器がん初期、骨格筋・腎臓の細胞破壊により高値 ＞500：急性肝炎、劇症肝炎、ショック 200〜500：急性肝炎、慢性肝炎、アルコール性肝炎、心筋梗塞 35〜200：慢性肝炎、肝硬変、アルコール性肝障害、心筋梗塞、脂肪肝、胆汁性肝硬変、薬物性肝障害
ALT(GPT)(IU/ℓ) alanine aminotransferase アラニンアミノトランスフェラーゼ	男：8〜42 女：6〜27	高値：肝臓機能障害の指標だがASTと異なり肝臓で特異的 ＞500：急性肝炎、劇症肝炎、ショック 200〜500：急性肝炎、慢性肝炎 35〜200：脂肪肝、慢性肝炎、肝硬変、アルコール性肝障害、胆石発作、薬物性肝障害
AST/ALT	0.87	
γ-GTP(IU/ℓ) γ-glutamyltranspeptidase γ-グルタミルトランスペプチダーゼ	10〜47	高値：飲酒、肥満、脂肪肝、肝疾患、胆汁うっ滞、長期ステロイド服用、薬剤性肝障害、心筋梗塞、飲酒者はγ-GTP正常でもAST、ALTは高め 軽度高値：慢性膵炎、糖尿病、心筋梗塞

検査の基準値

6 肝機能の検査

検査項目	基準値	備考
ChE (IU/ℓ) cholinesterase コリンエステラーゼ	3,500～8,000	
γ-Glb (%) γ-グロブリン	9～22.3	
ヒアルロン酸 (ng/mℓ) hyaluronic acid	50以下	
T-Bi (mg/dℓ) total bilirubin 総ビリルビン	0.2～1.0	老化赤血球の破壊で上昇。肝障害では重症度診断になる。2：眼が黄色、3：皮膚呈色 T-Bil×17/γ-GTP＝＞1では生存率12%
D-Bi (mg/dℓ) direct bilirubin 直接ビリルビン	0.3	肝臓内が閉塞し血中にD-Biが増加。 胆石、胆のう炎、膵がんなどでは胆道が閉塞し血中にD-Biが逆流する。 高値：急性肝炎、慢性肝炎、肝硬変、胆汁うっ滞症、脂肪肝、肝がん、胆管結石、胆道通過障害（胆石、胆のう炎、がん）
I-Bi (mg/dℓ) indirect reacting bilirubin 間接ビリルビン	0.1～0.7	溶血によって赤血球が壊れて血中にビリルビンが増える 高値：溶血性貧血、鉄欠乏症貧血、悪性貧血、心不全、大量の内出血、肺梗塞、敗血症、甲状腺機能低下症、慢性骨髄白血病
TTT (kumkel単位) tymol turbidity test チモール混濁反応	0～4.0	
ZTT (kumkel単位) zinc sulfate turbidity test 硫酸亜鉛混濁反応	4～12	
NH_3 (μg/dℓ) ammonia 血中アンモニア （GLDH・UV法）	40～80	
ALP (IU/ℓ) alkaline phosphatase アルカリフォスファターゼ	115～360 未満	高値：γ-GTPともに高値は胆道疾患、骨疾患、肝疾患、慢性腎不全 ①胆汁流出障害の有無 ②骨の新生状態 ③肝の機能状態 ④胆盤の機能 ⑤がんマーカー

検査の基準値

LAP（IU/ℓ） leucine aminopeptidase ロイシンアミノペプチターゼ	30〜70	
LDH（IU/ℓ） lactate dehydrogenase 乳酸脱水素酵素	150〜400	
LDHアイソザイム（%） lactate dehydrogenase isoenzymes		
CK（IU/ℓ） 　creatine kinase 　クレアチンキナーゼ	男：62〜287 女：45〜163	逸脱酵素で心筋細胞の虚血、壊死、変性、崩壊で上昇 高値：筋タンパク質崩壊、骨折、脳血管障害急性期、アルコール中毒、心筋梗塞急性期、肺疾患、糖尿病、全麻後、甲状腺機能低下症
Plt=PLT（×10³）（/μℓ） 　platelet count 　　血小板	130〜390	高値：骨髄増殖症候群、慢性感染症（結核、潰瘍性大腸炎）、急性感染症の回復期、鉄欠乏症貧血、急性出血、術後、血小板減少症回復期、悪性腫瘍、アドレナリン投与時 低値：肝硬変、血小板産生低下（再生不良性貧血、巨赤芽球性貧血、白血病、悪性腫瘍、多発性骨髄腫）、血小板破壊亢進（特発性血小板減少性紫斑病、SLE、薬物アレルギー）
フィッシャー比 Fischer比	2.6〜4.6	分枝鎖アミノ酸（BACC）と芳香族アミノ酸（AAA）のモル比（BACC/AAA＝フィッシャー比） BACC（分枝鎖アミノ酸）：イソロイシン、ロイシン、バリン AAA（芳香族アミノ酸）：フェニルアラニン、チロシン 低値：肝不全（急性、慢性肝炎、肝硬変、劇症肝炎、肝性脳症、肝性昏睡など）
PT（秒） 　prothrombin time 　プロトロンビン時間	9.5〜12	
PT-INR prothrombin time international normalized ratioプロトロンビン時間国際標準比	0.85〜1.15	
PT活性（%） 　プロトロンビン活性	80〜120	

検査の基準値

6　肝機能の検査

検査項目	基準値	備考
APTT（秒）　activated partial thromboplastin time　活性化部分トロンボプラスチン時間	23.5〜42.5	
FIB（mg/dℓ）　fibrinogen　フィブリノゲン	150〜410	血栓形成の指標 高値：感染症、悪性腫瘍、脳梗塞、心筋梗塞、糖尿病、ネフローゼ症候群、妊娠後期など 低値：先天性疾患、無フィブリノゲン血症、低フィブリノゲン血症、異常フィブリノゲン血症

7　膵臓・尿酸の検査

検査項目	基準値	備考
amy（IU/ℓ）　amylase　血清アミラーゼ	50〜190	
LP（IU/ℓ）　lipase　リパーゼ	9〜43	膵臓の細胞の壊死・変性時に上昇。組織の破壊・繊維化で低値 高値：膵臓疾患（慢性膵炎の再発時）、開腹術後、肝疾患、消化性潰瘍、イレウス、腸炎、腹膜炎、腎不全 低値：肝臓全摘、慢性膵炎末期

8　電解質・ミネラルの検査

検査項目	基準値	備考
Na（mEq/ℓ）　serum sodium　血清ナトリウム	137〜150	
Cl（mEq/ℓ）　serum chloride　血清クロール	96〜107	
K（mEq/ℓ）　serum potassium　血清カリウム	3.5〜5.0	
IP（mg/dℓ）　inorganic phosphorus　血清リン	2.0〜4.0	
Ca（mg/dℓ）　serum calcium　血清カルシウム	8.5〜10.5	

検査の基準値

Mg（mg/dℓ） serum magnesium 血清マグネシウム	1.7〜3.0	
Zn（μg/dℓ） serum zinc 血清亜鉛	59〜135	

9　腎疾患の検査

検査項目	基準値	備考
BUN（mg/dℓ） blood urea nitrogen 尿素窒素	8〜20	高値：腎機能障害、タンパク質過剰、タンパク質異化（飢餓）、糖尿病性アシドーシス、消化管出血、大手術後、発熱時、心不全、絶食、感染症、重症疾患、甲状腺機能亢進症、溶血性貧血、脳血管障害、SLE、脱水（BUN/Cr＞25） 低値：低タンパク質高炭水化物食、肝不全、妊娠末期、末端巨大症、尿崩症 透析患者：透析前「65〜100」が目標 透析前と透析後の平均値が65以上は、透析不足かタンパク質過剰
Cr（mg/dℓ）　creatinine クレアチニン	男：0.7〜1.1 女：0.5〜0.8	Cr＞2：1/Crと相関 筋肉量と相関（高齢者・長期臥床者では低下）
Ccr（mℓ/分） creatinine clearance クレアチニンクリアランス	男：86〜130 女：82〜120	排泄機能低下。低値＜75：腎症だが＞70歳はCcr＜70が多い ＜50：腎機能低下。＜20：重篤な低下。 ＜10尿毒症の危険
尿中β2-MG（μg/日）（μg/ℓ） urinary β2-microglobulin 尿中ベータ2-マイクログロブリン	30〜140 随時尿270 未満	
UA（mg/dℓ）　uric acid 尿酸	3.0〜7.0未満	高値：痛風、腎機能障害、熱傷、急激な体重減少、多血症、各種高脂血症患者、悪性貧血、悪性リンパ腫、慢性骨髄性白血病 低値：アルコール中毒、肝疾患 透析患者：透析前「9.0以下」が目標
尿タンパク質（mg/日） urine protein	40〜80	腎前性タンパク質尿：発熱、心不全、がん、静脈うっ血、溶血性貧血、骨格筋の崩壊 腎性タンパク質尿：腎症、ネフローゼ症候群（＞3.5g/日） 腎後性タンパク質尿：尿管炎、膀胱炎、尿道炎、性器炎症、結石、がん 非病的（＜1g/日）：発熱、激しい運動、ストレス、うっ血性心不全、高血圧 偽陽性：肉眼的血尿、高度の濃縮尿、アルカリ尿、細菌増殖による尿アルカリ化

検査の基準値

9　腎疾患の検査

検　査　項　目	基準値	備　　考
NAG（U/ℓ）　N-acetyl-β-D-glucosaminidase　Nアセチル-β-D-グルコサミニダーゼ	0.3〜11.5	
PCR（g/kg/日）　protein catabolic rate　タンパク質異化率	0.9	
EPO（mU/mℓ）　erythropoietin　エリスロポエチン	12〜32	
pH　　　　　　acidity	4.6〜8.0	
比重　　　specific gravity	1.008〜1.03	
潜血　　　　occult blood	−	

10　糖尿病の検査

検　査　項　目	基準値	備　　考
FPG（mg/dℓ）　plasma glucose　空腹時血糖値　1時間後血糖値　2時間後血糖値	69〜110未満　　　　　　<160　<120	HbA1cに比しFPG高値：夕食過食、夕食遅い、検査数日前過食 糖尿病基準：FPGが≧126mg/dℓあるいは2時間値≧200mg/dℓ FPGに比し1時間値高い：食後過血糖、食物繊維不足 2型では一般に食後血糖が高値
HbA1c（%）　hemoglobinA1c　グリコヘモグロビン	4.3〜5.8	高値：検査前1〜2カ月間の食事のとり方がムラ
1,5AG（μg/mℓ）　1,5-anhydroglucitol　1,5-アンヒドログルシトール	14〜40	低値：検査前10日間の食事のとり方がムラ 　　　高血糖の頻度を反映
GA（%）　glycoalbumin　グリコアルブミン	11〜16	半減期が約20日間より短期の血糖の指標

検査の基準値

IRI（μU/mℓ） immuno reactive insulin 血中インスリン	食前5〜15	
CPR（ng/mℓ）C-peptide immunoreactivity 血清C-ペプチド	1.6±0.4	インスリンの前駆物質でインスリン分泌量を表す
坑GAD（U/mℓ） anti-glutamic acid decarboxylase antibody 抗グルタミン酸脱炭酸酵素抗体	0〜1.4	
微量アルブミン尿 （mg/g CRE）	＜30	高値：糖尿病性腎症の早期発見
高感度CRP(mg/dℓ)	0〜0.2	
尿糖　urine glucose	－	正常（－）：0〜29mg/dℓ 境界値(±)：30〜100 弱陽性（＋）：100〜250 中等度陽性（＋＋）：250〜500 強陽性（＋＋＋）500〜
ケトン体　ketone body	－	グルコース利用不足による脂質、タンパク質の崩壊、燃焼の亢進

11　貧血系の検査

検　査　項　目	基準値	備　　考
RBC（×10^6）（/μℓ） red blood cell count 赤血球数	男：4.1〜5.3 女：3.8〜4.8	
Hb（g/dℓ）hemoglobin 血色素量(ヘモグロビン)	男：14〜18 女：12〜16	
Ht（％） packed red cells volume/hematocrit ヘマトクリット	男：40〜48 女：34〜42	

検査の基準値

11　貧血系の検査

検査項目	基準値	備考
MCV（fl） mean corpuscular volume 平均赤血球容積	86〜99	
Fe（μg/dl）serum iron 血清鉄	男：50〜190 女：30〜170	
フェリチン（ng/ml） ferritin	男：10〜240 女：5〜60	貯蔵鉄の量を表す数値で、鉄欠乏症や鉄過剰の判定に用いる
TIBC（μg/dl）total iron binding capacity 総鉄結合能	男：270〜420 女：280〜430	

12　甲状腺の検査

検査項目	基準値	備考
TSH（μIU/ml） thyroid-stimulating hormone 甲状腺刺激ホルモン	0.24〜3.7	甲状腺機能検査
FT3（pg/ml） free triiodothyronine 遊離トリヨードサイロニン	2.4〜4.3	
FT4（ng/dl） free thyroxine 遊離サイロキシン	0.9〜1.8	

13　炎症・免疫・アレルギーの検査

検査項目	基準値	備考
CRP（mg/dl） C-reactive protein C反応性タンパク質	0〜0.5	半減期は0.8日

検査の基準値

項目	基準値	備考
高感度CRP（mg/dℓ）	0～0.2	冠動脈疾患の予知因子や炎症性の動脈硬化症の診断などに利用
WBC（mm³） white blood cell count 白血球数	4,000～9,000	
EOG（％） eosinophil 好酸球	0～7	
NEU（％） neutrophil 好中球	40～74	
TLC（mm²） total lymphocyte 総リンパ球数	2,000以上	細胞性免疫機能の指標 TLC＝WBC×リンパ球％÷100
PPD purified protein derivatives of tuberculin 遅延型皮膚反応	陰性	細胞性免疫機能の指標。ツベルクリン注射の反応を見る検査でもある。 陽性：金属アレルギー、接触性皮膚炎 陰性：感染症、がん、肝疾患、腎不全、外傷、免疫状態低下
免疫グロブリン immunoglobulin IgG（mg/dℓ）	760～1,920	体内に侵入してきた微生物、異物と戦い、補体（タンパク質）を活性化する
IgA（mg/dℓ）	88～402	唾液や消化液、痰などに存在
IgM（mg/dℓ）	32～205	抗原による刺激後、最も早く出現して微生物、異物と戦い、補体（タンパク質）を活性化する
IgE（IU/mℓ）	200以下	アレルギーに関係する
ESR（mm/時） erythrocyte sedimentation rate 血沈1時間値（赤沈）	男：10以下 女：15以下	血沈は、病気のふるい分け検査として使う
CH-50（U/mℓ） serum complement titer 血清補体価	30～40	自己免疫疾患（膠原病）、腎疾患、易感染性など補体系の関与が推測される疾患

検査の基準値

14　肺疾患の検査

検　査　項　目	基準値	備　　考
β-D-グルカン（pg/mℓ） β-D-glucan	11以下	
KL-6（U/mℓ） シアリル化糖鎖抗原KL-6	500未満	
SP-D（ng/mℓ） pulmonary surfactant protein-D 肺サーファクタントプロテインD	100以下	
ADA（IU/ℓ） adenosine deaminase アデノシンデアミナーゼ	6〜19	

索　引

[人名索引]

アリストテレス　　87
アントワーヌ・ラヴォアジエ　　68, 88
ヴァスコ・ダ・ガマ　　7
ウイリアム・ハーベイ　　87
内山充　　40, 45
エイクマン　　6
ガレノス　　87
北里柴三郎　　16
小林信一　　40
佐伯　矩　　16
ジェームズ・リンド　　5, 7
ジャサノフ　　45
ジョージ・アンソン　　7
鈴木梅太郎　　6
スタンリー・ダドリック　　70
スティーブン・ヘイムズフィールド　　70
高木兼寛　　3, 4
ヒポクラテス　　5
ブラック　　88
プラトン　　87
フンク　　7
ベルナール　　88
ホーク　　87
マーク・ヘグステッド　　17
森林太郎（鴎外）　　2, 4
ローワー　　87
ロバート・ボイル　　68, 87
ワインバーグ　　45

[事項索引]

[あ]

悪性貧血　　5
アクティブ80ヘルスプラン　　19
アトウォーター係数　　47, 178
アメリカ糖尿病学会　　180
安静時エネルギー消費量　　191
安静時代謝，年代区分別の　　192
安全性評価　　58

[い]

胃潰瘍　　211, 212
移行域　　149, 150
異常域　　149, 150
一価不飽和脂肪酸　　105, 106
遺伝子栄養学　　89
インスリン依存型のⅠ型　　179
インスリン非依存型のⅡ型　　179

[う]

ウエスト周囲径　　22
ウェルニッケ脳症　　5

[え]

FAO/WHO合同食品汚染モニタリング計画　　61
FAO/WHO合同食品規格計画コーデックス委員会　　162, 163, 221
HDL-コレステロール　　158, 203
LDL-コレステロール　　158, 203
栄養アセスメント　　147
栄養疫学　　17
栄養カウンセリング　　146
栄養化学　　85
栄養管理の過程　　148
栄養管理の手順　　43
栄養機能食品　　127
栄養教育　　146
栄養強調表示　　163
栄養ケアプラン　　146
栄養ケアマネジメント　　146

栄養サポートチーム　　92
栄養指標　　161
栄養状態の評価・判定　　152, 153
栄養所要量　　219
栄養所要量策定　　32
栄養スクリーニング　　148
栄養成分強調表示　　49
栄養成分摂取調査　　57
栄養成分値　　170
栄養成分の区分　　37
栄養成分表示　　49
栄養生理学　　85
栄養素等摂取量の推移　　14
栄養調査　　57
栄養の質的評価　　162, 178
栄養パラメーター　　70
栄養表示基準　　95
栄養補助成品・成品　　163
江戸わずらい　　3
エネルギー価　　47
エネルギー換算係数　　47, 168

[お]
O-157　　54, 55
応用科学　　41
オリザニン　　6, 7

[か]
壊血病　　5, 7, 8
化学概論　　68
脚気　　3, 5
脚気論争　　2, 4
カリウム　　116, 118
カルシウム　　118
カルシウムの食事摂取基準　　125
間接熱量測定値　　152
管理栄養士・栄養士倫理綱領　　229

[き]
危害因子　　55

危害同定（有害性の確認）　　58
危害特性の明確化　　58
危害分析重要管理点システム　　60
危険度　　55
危険度解析　　56
危険度評価　　57, 58
規制緩和　　41
基礎科学　　41
機能性食品　　50, 224
QOL　　147, 151
吸収　　128
急性腸炎　　213
行政科学　　41, 42

[く]
空腹時血糖値　　196
グリセミック・インデックス　　182, 188
グルコース　　110, 134
くる病　　5

[け]
経口栄養補助食品　　51
血液検査　　156
血液・生化学的指標　　152
血色素　　214
血清脂質値　　203
血糖上昇曲線下面積　　182
血糖上昇能　　182
欠乏症　　2, 4, 5
健康強調表示　　48, 49, 50, 163
健康障害（被害）　　58
健康づくりのための運動指針　　19
健康づくりのための休養指針　　19
健康づくりのための食生活指針　　18, 19
健康日本21　　18

[こ]
抗脚気因子　　6
公共政策　　42
高血圧症　　200

高血圧の分類　201
高GI食品　184，187
恒常性の維持　84
高たんぱく質・高脂質食　179
高リスク　150
高齢者の医療の確保に関する法律　19
国際放射線防護委員会　72
国民栄養調査　63，64
国民健康・栄養調査　64，97
国連食糧農業機関（FAO）　221
五大欠乏症　5
5段階モデルと身体計測　79
骨粗鬆症　215
骨粗鬆症検診　216
五訂増補日本標準食品成分表　94
個別的栄養状態　140，144
コレステロール結石　210

[さ]
細胞膜　76
酸性度　132
三大栄養成分　36，93，94，107
三大栄養素　34，72

[し]
GI　182〜190
CHO　182
自己実現　223，227
脂質異常症　202，203
脂質の食事摂取基準　104
脂肪肝　208，209
脂肪酸　103，106
使命感　223
社会的使命　223，227
社会のための科学技術　45
十二指腸潰瘍　211，212
消化　128
消化管　132
消化・吸収の過程　131
脂溶性ビタミン　111，112

小腸微絨毛　133
少糖類　107
食育　18
食育基本法　18
食塩相当量　116
食後血糖上昇能　182
食事記録法　159
食事摂取基準　219
食事摂取量調査　170
食事調査　158
食事の調査方法　159
食事バランスガイド　18
食事秤量法　159
食事歴調査　159
食品汚染物モニタリングプログラムの確立・強化に関するガイドライン　61
食品関連有毒作用の潜在的原因として想定しえるもの　57
食品規格計画コーデック委員会　221
食品群別摂取量の推移　15
食品成分表　168
食品成分（栄養成分）の相互作用　176
食品摂取の三角形　175
食品添加物1日摂取量調査方式　61
食品の安全性　220
食品の栄養成分　36
食品保健　52，53
食物摂取頻度調査　159
食物繊維　139
身体活動指針　19
身体計測　155
身体計測指標　152
身体構成　82
身体構成と栄養パラメーター　80
身体組成　80
人体の栄養状態　220
人体の栄養成分　96
身体の構成部分の5段階モデル　71

[す]
推奨量　219, 220
推定平均必要量　219
水分の働きと必要量　83
水溶性ビタミン　111
スクリーニング　62

[せ]
生化学　84, 85
生活習慣病　12, 19
正常域　149, 150
成人病　12, 18
静的栄養指標　152
生物化学　85
成品（サプリメント）　50, 51
生理化学　85
生理・生化学検査　154
世界保健機関（WHO）　13, 221
専門職の倫理　223, 226～229

[そ]
相加作用　172
総合的栄養指標　152
相殺現象　173
相殺作用　172
相乗現象　173
相乗効果　172
総摂取エネルギー量　209

[た]
第1次国民健康づくり対策　18, 19
第2次国民健康づくり対策　19
第3次国民健康づくり対策　19
代謝　128
代謝作用　134
体組成　80, 81
耐容上限量　219, 220
第六次改定日本人の栄養所要量　36
多価不飽和脂肪酸　105, 106
他職種との連携　229

多糖類　107
多発性神経炎　2, 7
多量ミネラル　115, 116
単純脂質　103, 104
炭水化物　134, 182, 183
胆石症　210
単糖類　107
タンパク質とたんぱく質　99
たんぱく質の食事摂取基準　102

[ち]
窒素含有率　99
窒素・たんぱく質換算係数　99
中性脂肪　105
中性脂肪（トリグリセライド）　157, 158, 202, 203, 204
中リスク　150
腸炎　213
腸管出血性大腸菌　54
腸内細菌　136

[て]
低アルブミン血症　157
低栄養　4
低エネルギー・バランス食　179
低GI食（食品）　184, 185, 187
定性的リスク評価　58
低蛋白血症　157
低糖質・高脂肪食　181
低リスク　150
定量的リスク評価　58
鉄の食事摂取基準　126

[と]
統合生物学　90
動的栄養指標　153
糖尿病　174～182, 185～191, 195～197
糖尿病治療のための食品交換表　144, 174
糖尿病の栄養ケア計画　191

糖尿病の食事療法　179
動脈硬化　205
特定検診・特定保健指導　19, 20
特定保健用食品　50, 127, 225
特別食加算　141
トータルダイエット調査　61, 62
トリグリセライド（中性脂肪）　157, 158, 202, 203, 204

[な]
ナイアシン（ニコチン酸）　114
ナイアシン欠乏症　6
内臓脂肪型肥満　22, 198
内臓脂肪症候群　20
ナトリウム　116
ナトリウムの食事摂取基準　124
難消化性糖質　136

[に]
Ⅱ型糖尿病　179
21世紀経済産業政策の課題と展望　222
21世紀における国民健康づくり運動（健康日本21）　64
24時間思い出し法　159
日常食からの汚染科学物質摂取量調査ガイドライン　61
二糖類　107
日本栄養アセスメント研究会　92
日本人男性の安静時代謝　193
日本人女性の安静時代謝　194
日本糖尿病学会　144, 174
日本の栄養計画　29
入院時食事療養制度　141, 145
尿検査　156
人間栄養　12, 23, 37〜39
人間栄養学　26

[ね]
年代区分別の安静時代謝　192

[の]
農業貿易開発援助法　17
脳血管疾患（障害）　205
脳梗塞　205
脳出血　205
脳卒中　205

[は]
排泄　128
排便の機構　137
暴露評価　59
ハザード　55, 56
発酵　136
パントテン酸　114

[ひ]
BMI（体格指数）の算出方法　199
非栄養素　34
ビオチン　114, 115
皮下脂肪型肥満　198
ビタミン（活性アミン）　7
ビタミン（有機化合物）　36
ビタミンA　112
ビタミンAの食事摂取基準　120
ビタミンB_1　113
ビタミンB_1欠乏症　2, 5
ビタミンB_1の食事摂取基準　121
ビタミンB_2　113
ビタミンB_6　113
ビタミンB_6の食事摂取基準　122
ビタミンB_{12}　114
ビタミンC　115
ビタミンCの食事摂取基準　123
ビタミンD　112
ビタミンE　112
ビタミンK　113
必須脂質　81
必須脂肪酸　105
皮内反応　152
非必須脂質　81

肥満　198
肥満症　198
肥満度の判定基準　199
肥満の診断基準　199
評価科学　41, 42, 43, 218
微量栄養素　34, 36
微量ミネラル　115, 116
ビリルビン結石　210
貧血　214

[ふ]
複合脂質　103, 104, 105
不定愁訴　13
ブドウ糖　110, 134
フードガイドピラミッド　175
フード・セーフティ　54
不飽和脂肪酸　105, 106
分子栄養学　89

[へ]
米国栄養士会　43
米国の食事目標　17
ヘモグロビン　214
ペラグラ　5, 6

[ほ]
飽和脂肪酸　105, 106

[ま]
膜消化　130
マグネシウム　118
マーケット・バスケット方式　61
慢性腸炎　213

[み]
ミクロ栄養素　88
ミネラル（無機化合物）　36

[め]
メタボリック症候群（メタボリックシンドローム）　20, 21, 66
目安量　219

[も]
モニタリング　42, 62

[ゆ]
誘導脂質　103, 104

[よ]
葉酸　114

[り]
リスク　55
リスク・アセスメント（リスク評価）　54, 56, 58
リスク・アナリシス　56
リスク管理（リスク・マネジメント）　52, 56, 59, 60, 62
リスク情報交換（リスク・コミュニケーション）　52, 56, 59, 60
リスク特性の明確化　59
リスク判定　59
リスク評価（リスク・アセスメント）　54, 56, 58, 60
利用効果　172
利用効率　164, 165
リン　119
臨床診査　158
倫理観　223, 227

[れ]
レギュラトリーサイエンス　39, 40, 45
レベルⅠ（原子）　70
レベルⅡ（分子）　72
レベルⅢ（細胞）　76
レベルⅣ（組織・器官）　77
レベルⅤ（固体）　78

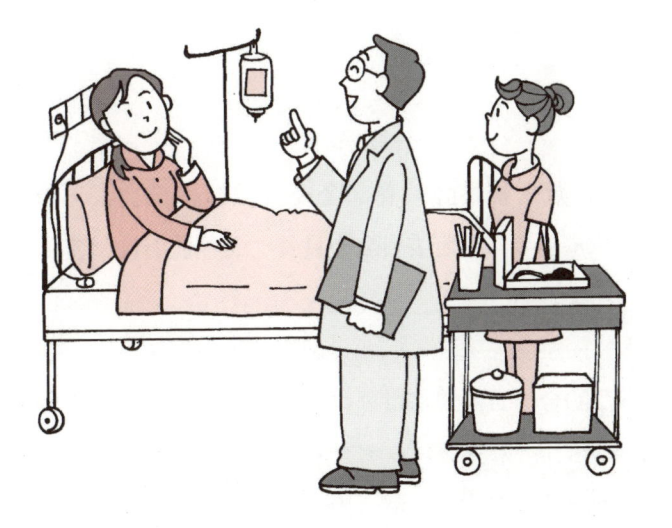

■著者紹介

細谷　憲政（ほそや　のりまさ）（東京大学名誉教授・医学博士）

◎略歴
　1925年　　　　千葉県に生まれる。船橋市小学校　県立千葉中学校　成蹊高等学校理科乙類
　1945　　　　　東京大学医学部入学
　1949　　　　　東京大学医学部医学科卒業
　1950　　　　　医師
　1955　　　　　東京女子医科大学助教授
　1960　　　　　東京大学医学部衛生看護学科助教授
　1965　　　　　東京大学医学部保健学科助教授
　1971－1986　　東京大学医学部教授　保健栄養学講座担任
　1986　　　　　東京大学名誉教授
　1988－1992　　国際学院埼玉短期大学副学長
　1991－2000　　茨城県健康科学センター長
　1993－1996　　女子栄養大学大学院教授、研究科委員長
　1996－2006　　財団法人日本健康・栄養食品協会理事長
　2006－2008　　帝京平成大学教授

◎歴任
　厚生省公衆衛生審議会栄養部会委員並びに部会長　厚生省食品衛生調査会委員
　日本人の栄養所要量策定委員会委員長　他各種委員会委員など

◎海外活動
　FAO／WHO合同食品規格計画コーデックス委員会、出席25回　東南アジア国際医療団（SEAMIC）、栄養のコーディネーター15年間　ハーバード大学在職　1958～9年、1972年、バージニア大学在職　1962年　海外出張95回

◎主な著書

著書：人間栄養の実際，日本医療企画，2008.

　　　人間栄養学，調理栄養教育公社，1990/1993/1996/2000.

　　　ごはんおいしく食べよう——米飯の食事学，全国米穀協会，1990.

　　　おしゃれ食事学のすすめ，河出書房新社，1983.

　　　栄養学概論——栄養学の新指標，第一出版，1974.

監訳：医薬品—栄養素の相互作用，第一出版，2007.

監修・著：サプリメントと栄養管理，日本医療企画，2006.

共著：サプリメント「健康・栄養食品」と栄養管理，チーム医療，2005.

編著：栄養管理のための人間栄養学，日本医療企画，2005.

監修：杉山みち子，五味郁子著：高齢者の栄養管理，日本医療企画，2005.

日本語訳監修代表：ヒューマン・ニュートリション，基礎・食事・臨床，医歯薬出版，2004.

監修・著：栄養緑書，これでいいのか日本の栄養問題，日本医療企画，2003.

監修・著：新しい糖尿病の食事，栄養療法，チーム医療，2002.

編著：健康強調表示，第一出版，2001.

編著：今なぜエネルギー代謝か，第一出版，2000.

監修：杉山みち子著：更年期の保健学——半健康状態と生活習慣の改善，第一出版，1995.

編著：生活習慣病の一次予防，第一出版，1999.

編著：臨床栄養師，第一出版，1998.

編著：高齢者の栄養管理サービス，第一出版，1998.

編著：臨床栄養管理，第一出版，1997.

編著：新病態栄養学双書，糖尿病，第一出版，1882.

編著：病態栄養学双書，糖尿病，第一出版，1979.

その他に著書約100篇、報文、エッセイ等約400篇

人間栄養とレギュラトリーサイエンス
－食物栄養学から人間栄養学への転換を求めて－

平成22(2010)年3月30日　　初版第1刷発行

著　者　　細　谷　憲　政

発行者　　安　斎　正　郷

発行所　　第一出版株式会社

〒101-0051
東京都千代田区神田神保町1－39
日本健康・栄養会館
振替口座　　00170-3-23838
電　話　　(03)3291－4576(代)
ＦＡＸ　　(03)3291－4579

URL：http://www.daiichi-shuppan.co.jp

制　作　　　　(株)栗田書店
東京都千代田区神田神保町1－39

著者の了解により
検印は省略

印刷・製本　　モリモト印刷

定価はカバーに表示してあります。
乱丁・落丁本は，お取替えいたします。

Ⓒ Norimasa Hosoya, 2010

JCOPY ＜(社)出版者著作権管理機構 委託出版物＞
本書の無断複写は著作権法上での例外を除き禁じられています。複写される場合は，そのつど事前に，(社)出版者著作権管理機構(電話 03-3513-6969，FAX 03-3513-6979, e-mail: info@jcopy.or.jp)の許諾を得てください。

ISBN978-4-8041-1214-5　C1047

第一出版 刊行目録(抄)

医薬品－栄養素の相互作用
人間栄養に必要な医薬品の知識

Yvonne Coleman 著　細谷憲政 監訳

医薬品が栄養状態・健康状態に及ぼす影響を，約600の医薬品について具体的に解説。

3,500円

日本人の食事摂取基準(2010年版)
厚生労働省「日本人の食事摂取基準」策定検討会報告書

国民の健康を維持・増進するために，エネルギー・栄養素の摂取量の基準を示す。2010年4月から使用の最新版。

2,800円

国民健康・栄養の現状
平成18年厚生労働省国民健康・栄養調査報告より

健康・栄養情報研究会 編

国民の栄養素等摂取状況や食生活の実態を知る唯一の資料。栄養のみならず運動，休養，飲酒，喫煙，歯の健康等，生活習慣全般も調査。

3,800円

厚生労働省・農林水産省決定 食事バランスガイド
フードガイド(仮称)検討会報告書

何を，どれだけ食べたらよいのか？平成17年7月に発表されたフードガイド(仮称)検討会報告書の全内容を収載。

1,800円

「食事バランスガイド」を活用した栄養教育・食育実践マニュアル

(社)日本栄養士会 監修　武見ゆかり・吉池信男 編

バランスガイドの活用法を対象別に詳しく解説。便利なQ&Aや120種以上の料理イラストを含むコマ作成CD付き。

CD付

2,800円

食生活指針

(独)国立健康・栄養研究所 監修　田中平三・坂本元子 編

文部科学省・厚生労働省・農林水産省3省決定の「食生活指針」の解説書。各項目についてデータを用いて説明。栄養教育・指導に最適。

1,200円

ビタミン・ミネラルの安全性　第2版

ジョン・ハズコック 著　橋詰直孝 監訳

長期間，毎日摂取するための最高用量を設定することを目的に，栄養素・食品等の安全性問題のエキスパートが解説。

3,800円

図表でわかる 臨床症状・検査異常値のメカニズム

奈良信雄 著

臨床症状や検査異常値が現れるメカニズムを，豊富な図表でわかりやすく解説。チーム医療や保健指導に役立つ。

2,800円

身体診察による栄養アセスメント
症状・身体徴候からみた栄養状態の評価・判定

奈良信雄・中村丁次 著

食事療法や栄養療法が重要な病態・疾患を中心に，症状や身体徴候をどのように捉えて判断し，栄養アセスメントを進めればよいかを解説。

2,500円

成分表の専門家がユーザーのために編集した 五訂増補 日本食品標準成分表　3分冊

安本教傳・渡邊智子・安井明美・西牟田守・竹内昌昭 編

- Ⅰ 五訂増補日本食品標準成分表編　食品成分表に，ナイアシン当量，マンガン欠損値を追加。　1,500円
- Ⅱ 脂肪酸成分表編　1,000円
- Ⅲ 五訂増補日本食品標準成分表・脂肪酸成分表　解説編　3,500円
  キーワードの詳細な説明を加えることで解説を充実させた。簡易食品事典としても利用できる。

第一出版　検索

★表示はすべて本体価格で，消費税が別に加算されます。
★当社ホームページでも，ご注文を受け付けております。